Lü Shaojie
Akupunktur bei neurologischen Störungen

Biographien

Lü Shaojie ist Chefarzt und Direktor der Akupunktur-Abteilung des Xiangyang-Krankenhauses, Provinz Henan. Er wurde 1956 als Kind einer Familie geboren, deren Mitglieder seit Generationen traditionelle chinesische Medizin praktizieren. Er studierte bei seinem Vater und unter der direkten Betreuung durch Dr. Cheng Yiangsheng, Professor der Yiangfan Medical School, absolvierte anschließend das Hubei College of Traditional Chinese Medicine. Er arbeitete als Arzt in der Akupunktur-Abteilung des Xiangyang-Krankenhauses. Dann, nach 20 Jahren klinischer Praxis, hat Lü Shaojie begonnen, weitreichende klinische Forschung auf dem Gebiet der TCM zu betreiben, besonders zu den Themen Folgeerkrankungen von kardiovaskulären Erkrankungen, Spondylosis und Schmerz. Er hat eine Reihe von Büchern veröffentlicht, so auch „Akupunktur bei Muskel- und Skelettstörungen" (in deutscher Übersetzung erschienen 2005 bei Elsevier Urban & Fischer) und „Akupunktur in der Orthopädie".

Mao Shuzhang ist emeritierter Professor der Mikrobiologie am Peking Union Hospital. Er hat eine Reihe von Büchern zu westlicher und traditioneller chinesischer Medizin übersetzt und ist ein Hauptübersetzer für das Journal of Traditional Chinese Medicine, herausgegeben von der Academy of Traditional Chinese Medicine.

Robert J. Dickie, FRCGP, DRCOG, BMedBiol, medizinischer Bearbeiter bei diesem Werk, graduierte 1978 an der Aberdeen University. Nachdem er einige Jahre Pathologie lehrte, absolvierte er die Fortbildung zum Allgemeinarzt. Seit 1985 praktiziert er auf der Isle of Lewis mit Tätigkeitsschwerpunkt auf Dermatologie und Forensik. Seit vielen Jahren behandelt er seine Patienten mit Homöopathie und Akupunktur. Er ist auch eingebunden in die Ausbildungen von Medizinstudenten und angehenden Ärzten sowohl in Großbritannien und Übersee.

Lü Shaojie

Akupunktur bei neurologischen Störungen

Deutsche Übersetzung von Sigrid Kuntz und Gabriele Schmid

ELSEVIER
URBAN & FISCHER

URBAN & FISCHER
München · Jena

Zuschriften und Kritik an:
Elsevier GmbH, Urban & Fischer Verlag, Lektorat Komplementäre und Integrative Medizin,
Karlstraße 45, 80333 München

Titel der Originalausgabe:
Handbook of Acupuncture in the Treatment of Nervous Systems Disorders, 1. Edition
Erschienen bei Donica Publishing

Wichtiger Hinweis für den Benutzer
Die Erkenntnisse in der Medizin unterliegen laufendem Wandel durch Forschung und klinische Erfahrungen. Der Autor dieses Werkes hat große Sorgfalt darauf verwendet, dass die in diesem Werk gemachten therapeutischen Angaben dem derzeitigen Wissensstand entsprechen. Das entbindet den Nutzer dieses Werkes aber nicht von der Verpflichtung, anhand weiterer schriftlicher Informationsquellen zu überprüfen, ob die dort gemachten Angaben von denen in diesem Buch abweichen und seine Verordnung in eigener Verantwortung zu treffen.

Bibliografische Information Der Deutschen Bibliothek
Die Deutsche Bibliothek verzeichnet diese Publikation in der Deutschen Nationalbibliografie; detaillierte bibliografische Daten sind im Internet unter http://dnb.ddb.de abrufbar.

1. Auflage 2005

Der Urban & Fischer Verlag ist ein Imprint der Elsevier GmbH.

05 06 07 08 5 4 3 2 1

Planung und Lektorat: Christl Kiener, München
Projektmanagement: Christl Kiener, Petra Münzel-Kaiser, München
Übersetzung: Sigrid Kuntz, Köln, Dr. med. Gabriele Schmid, München
Bildredaktion: Doris Schultze-Naumburg, Übersee
Herstellung: Christine Kosel, München, Kadja Gericke, Arnstorf
Bildmaterial modifiziert nach: Kubiena/Sommer: Praxishandbuch Akupunktur. 3. Auflage. Elsevier Urban & Fischer, München 2004, und Focks/Hillenbrand: Leitfaden Chinesische Medizin. 4. Auflage. Elsevier, Urban & Fischer, München 2003.
Satz: Mitterweger & Partner, Plankstadt
Druck und Bindung: Stürtz AG, Würzburg
Umschlaggestaltung: SpieszDesign, Neu-Ulm
Titelfotografie: Caroline Woodham/GettyImages München
Gedruckt auf Nopacoat edition 115 g 1,1f.Vol.

ISBN 3-437-57310-1

Aktuelle Informationen finden Sie im Internet unter **www.elsevier.de** und **www.elsevier.com**

Vorwort des medizinischen Bearbeiters

In den letzten 30 Jahren hat sich die Akupunktur im Westen rasant entwickelt und sich als weithin akzeptierte, in vielfältiger Weise einsetzbare Therapie etabliert. Die Schwierigkeiten, auf die westliche Akupunkteure beim Studium der chinesischen Originaltexte stoßen, schränken jedoch den Zugang zum Erfahrungsreichtum, der von Ärzten in China, der Heimat der Akupunktur, über Jahrhunderte erworben wurde, ein.

Ein Praxis-orientiertes Buch zur Anwendung der Akupunktur bei der Behandlung neurologischer Erkrankungen findet sich sehr selten. Eines der Probleme bei der Behandlung dieser Krankheitsformen ist die Tatsache, dass die Schädigung des Nervengewebes derart fortgeschritten ist, dass sie zunächst nicht mehr behoben werden kann. Im Laufe der Zeit können Besserungen auftreten, besonders bei vorübergehender, heilbarer Schädigung der Nervenbahnen oder sonst durch alternative Nervenbahnen, die die beeinträchtigten Funktionen übernehmen. Obwohl Forschungen gezeigt haben, dass die Akupunktur verschiedene Wirkungen auf das Nervensystem hat, ist der genaue Wirkmechanismus nicht ganz geklärt.

Deshalb war es für mich von größter Bedeutung bei der Herausgabe dieses Buches, das den Versuch einer einheitlichen chinesisch-westlichen Bewertung und Behandlung einer Anzahl von neurologischen Krankheiten unternimmt, so weit wie möglich dafür zu sorgen, dass keine ungesicherten Behauptungen über die Wirkungen der Akupunkturbehandlung gemacht werden. In den kommenden Jahren wird in diesem Zusammenhang eine strenge Auswertung der Techniken tiefere Erkenntnisse bringen. Die Behandlungsverfahren und -techniken in diesem Buch basieren auf der langjährigen klinischen Erfahrung des Autors und bieten als solche einen wertvollen Einblick in die Akupunkturanwendung bei der Behandlung neurologischer Erkrankungen. Das Buch unterbreitet Möglichkeiten der Akupunkturanwendung zur Linderung, Besserung oder sonstigen Behandlung dieser Erkrankungen und zeigt in geeigneter Weise auf, wie die Akupunktur als Bestandteil einer breiter gefächerten Behandlung dienen kann.

Bei der Bearbeitung dieses Buches konnten, aufgrund der gelegentlich vorhandenen Unterschiede zwischen den chinesischen und westlichen Verhältnissen, einige Differenzen bei der Beschreibung klinischer Syndrome festgestellt werden. In diesen und anderen Fällen, besonders bei den Untersuchungstechniken, war es notwendig, den Text teilweise anzupassen, um die klinischen Merkmale anzugleichen und dem klinischen Standard im Westen zu entsprechen.

Die lange bestehende Tradition der Akupunktur in China bedeutet, dass die Patienten dort im Allgemeinen mehr Kenntnisse von der Art der Behandlung haben und möglicherweise den angewendeten Techniken gegenüber aufgeschlossener sind als viele Patienten im

Westen. Deshalb hielt ich es für notwendig, an manchen Stellen Anmerkungen zu machen, damit der Akupunkteur dem Patienten mitteilen kann, welche Wahrnehmungen bei der Nadelung auftreten können, wie lange die Therapie dauert und welchen Nutzen er zu erwarten hat. Ich habe gleichermaßen an wichtige anatomische Strukturen erinnert, die während der Akupunkturbehandlung gebraucht werden, um zu gewährleisten, dass die Durchführung jederzeit sicher bleibt. Diese Änderungen am Originaltext wurden nach Rücksprache mit dem Autor durchgeführt.

Als medizinischer Bearbeiter dieses Buches hoffe ich, dass es den Kollegen in der Praxis Hilfestellung gibt bei der Behandlung einer Reihe von neurologischen Erkrankungen, die Vorteile der Akupunktur bei diesen Erkrankungen besser verständlich macht und den Patienten eine effektive und sichere Therapie zur Verfügung stellt. Ich bin dem Autor dankbar, dass er mir die Möglichkeit gegeben hat, bei diesem Projekt mitzuwirken.

Stornoway, Oktober 2001 — Robert J. Dickie

Vorwort des Autors

Die Akupunktur mit ihrer über 4000-jährigen Geschichte ist ein unentbehrlicher Bestandteil der traditionellen chinesischen Medizin. Sie hat sich in den letzten 50 Jahren in China rasant entwickelt und wird auch weiterhin umfassend in der klinischen Praxis angewendet. Laut Berichten spezieller medizinischer Zeitschriften in China ist ein signifikanter Anteil der Patienten, die eine Akupunkturpraxis aufsuchen, neurologisch erkrankt. Nach meiner Erfahrung ist die Akupunktur besonders gut zur Behandlung von neurologischen Erkrankungen geeignet. Viele dieser Erkrankungen können mit Medikamenten wegen ihrer Nebenwirkungen und der hohen Kosten der Behandlung nicht zufriedenstellend behandelt werden. Akupunktur hingegen ist nicht teuer, sehr wirksam und hat keine Nebenwirkungen.

1971 habe ich damit begonnen, die Akupunktur anzuwenden. Nach der Behandlung tausender Patienten und auch nach Selbstversuchen war ich in der Lage, eine systematische Analyse der praktischen Akupunkturanwendung bei der Behandlung von neurologischen Erkrankungen zu erstellen, zum Teil auf der Basis moderner medizinischer Diagnosemethoden.

Beim Schreiben dieses Buches studierte ich sorgfältig die Texte bedeutender Ärzte der Geschichte und tauschte Erfahrungen mit meinen Lehrern aus. Ich verband dies mit einer modernen und realistischen Annäherung an das Thema und untersuchte jede Erkrankung und jeden Akupunkturpunkt, indem ich eine Vielzahl klinischer Studien und Daten berücksichtigte. Ich hoffe aufrichtig, dass dieses Buch den Lesern eine neue Perspektive bei der Behandlung neurologischer Erkrankungen eröffnet und sie folglich fähig macht, die Effektivität der Behandlung der Patienten zu verbessern.

Dieses Buch hätte ohne die konstante Unterstützung und Ermutigung durch Liu Yunzhen und Wei Jiarang, den jetzigen bzw. den früheren Präsidenten des Xiangyang-Hospitals, und meine Frau Zhou Yucui nicht geschrieben werden können. Ich bin ihnen zu tiefem Dank verpflichtet.

Xiangyang, April 2001 — Lü Shaojie

Inhalt

Einführung

In dieses Handbuch für die Praxis ist die gesamte einzigartige klinische Erfahrung des Autors bei der Beurteilung und Akupunkturbehandlung von 57 neurologischen Erkrankungen eingeflossen; es liefert darüber hinaus wertvolle klinische Hinweise, die tiefere Einblicke in die jeweilige Behandlung ermöglichen.

Als erstes Werk dieser Art in englischer Sprache soll dieses Buch neue Wege erschließen; es wendet sich vor allem an Ärzte und andere, die im Gesundheitswesen arbeiten und hauptsächlich in westlicher Medizin ausgebildet sind, aber ihre Behandlungsmethoden durch Akupunktur ergänzen oder erweitern. Das Buch eignet sich aber auch für andere Personen aus diesem Kreis, die sich zwar dafür interessieren, welche Vorteile die Akupunktur bei der Behandlung neurologischer Krankheiten bietet, diese Therapie jedoch selbst nicht anwenden. Sie können dieses Buch zu Rate ziehen, um zu entscheiden, ob und wann sie einen Patienten wegen eines neurologischen Leidens zu einer Akupunkturbehandlung überweisen, oder sie können sich über die möglichen Ergebnisse einer solchen Behandlung klar werden und dies mit berücksichtigen, wenn oder sobald eine weitere, auf westlichen Methoden basierende Behandlung erforderlich ist, um den Zustand eines Patienten zu verbessern oder die Behandlung zu ergänzen. Generell werden alle Akupunkteure von der Beschreibung der klinischen Symptome und Manifestationen profitieren, wenn sie sich das Behandlungsverfahren und die Punktauswahl zunutze machen wollen, die für jede Erkrankung erörtert werden.

Mit der wachsenden Anzahl an englischen Fachbüchern stehen nun auch im Westen Texte über Akupunktur, Diagnostik, Musterdifferenzierung und Behandlungsstrategien zur Verfügung; doch für einzelne Fachbereiche fehlt noch eine zusammenhängende Textsammlung zu diesem Thema. Der Autor hofft daher, mithilfe dieses Buchs über den Einsatz von Akupunktur in einem Spezialgebiet dazu beizutragen, diese Lücke zu schließen.

In China ist es gang und gäbe, neurologische Erkrankungen, vor allem zerebrovaskulärer Art, samt ihrer Folgen mit Akupunktur zu behandeln. Zur Frage, warum oder wie man durch die Stimulierung bestimmter Akupunkturpunkte eine bestimmte Wirkung erzielen kann, gibt es sowohl in China als auch im Westen bereits umfassende wissenschaftliche Untersuchungen. Obwohl noch mehr Zeit nötig ist, um eine wissenschaftlich abgesicherte Basis zu formulieren, die den Zusammenhang zwischen Akupunktur und Nervensystem erklärt, haben klinische Befunde bereits gezeigt, dass eine solche Beziehung tatsächlich in der einen oder anderen Weise besteht.

Dieses Buch basiert auf den Erfahrungen, die der Autor bei der Behandlung von Patienten mit neurologischen Erkrankungen gesammelt hat. Es ist daher ein Buch für die Praxis, in dem Techniken zur Sprache kommen, die der Autor über Jahre hinweg perfektioniert hat. Das soll nicht heißen, dass man mit Akupunktur generell bessere Ergebnisse erzielt als mit anderen Behandlungsansätzen. Welchen Erfolg man bei neurologischen Erkrankungen mit Akupunktur hat, hängt von einer Reihe von Faktoren ab: dazu zählen etwa die Dauer und die Schwere der Erkrankung, die Frage, inwieweit sie überhaupt heilbar ist und wie weit der betroffene Bereich des Nervensystems bereits geschädigt oder degeneriert ist, ferner der Allgemeinzustand des Patienten und die Begleitsymptome, das Stadium, in dem der Patient den Akupunkteur zur Behandlung aufsucht, Art und Umfang der Behandlung (einschließlich einer Behandlung mit westlichen Verfahren), die der Patient bereits erhalten hat, sowie die Bereitschaft des Patienten zu zusätzlichen Therapieansätzen, die als Ergänzung der Akupunkturbehandlung vorgeschlagen werden. Außerdem spielt es eine wichtige Rolle, wie präzise die entsprechenden Akupunkturpunkte getroffen werden und wie häufig die Behandlung durchgeführt wird; ein weiterer Schlüssel zum Erfolg liegt darin, die Nadeln in der richtigen Tiefe zu setzen. Darüber hinaus soll die Akupunkturbehandlung bei einigen in diesem Buch erörterten Erkrankungen die Erholungsphase nach neurochirurgischen Eingriffen verkürzen. Nach den Erfahrungen des Autors kann die Akupunktur auch in dieser Hinsicht viel leisten.

Das Interesse der westlichen Welt an der Akupunktur hat in den vergangenen 30 Jahren rapide zugenommen. Beim ersten Kontakt begegneten die westlichen Ärzte der Akupunktur noch mit einer gewissen Skepsis. In den folgenden Jahrzehnten hat man anerkannt, dass es eine wissenschaftliche Grundlage für die Akupunktur gibt, und gezeigt, dass man diese Methode in Verbindung mit der herkömmlichen westlichen Medizin anwenden kann. In Großbritannien praktizieren inzwischen viele Ärzte Akupunktur sowohl im Rahmen der Primärversorgung als auch (in geringerem Umfang) bei einer sekundären medizinischen Versorgung. Die Bedeutung der Akupunktur für die Schmerzbehandlung wird mittlerweile generell anerkannt; hierfür gilt das Verfahren gegenwärtig als wirksame und erfolgreiche Therapie. Der Gerechtigkeit halber muss man allerdings sagen, dass der Einsatz der Akupunktur bei neurologischen Störungen noch nicht allgemein akzeptiert wird - vor allem, weil es an entsprechenden Lehrbüchern und Anleitungen für die Praxis mangelt. Dieses Buch wird hoffentlich entscheidend dazu beitragen, dass auf diesem Gebiet häufiger Akupunkturverfahren angewandt werden.

Ein Grund, warum es länger gedauert hat, bis die Akupunktur bei der Behandlung dieser Erkrankungen anerkannt wurde, könnte der sein, dass es für Ärzte, die in westlicher Medizin ausgebildet sind, schwierig ist, sich auf einen völlig anderen Denkansatz für den Ursprung von Krankheiten und deren Behandlung mithilfe der Akupunktur einzulassen, wie man ihm in der traditionellen chinesischen Medizin (TCM) begegnet. Es ist daher interessant festzustellen, dass die traditionelle Medizin in China heute bei der Behandlung der meisten Arten von Krankheiten und Funktionsstörungen eher zu einem pragmatischen Ansatz tendiert. Das bedeutet, dass viele Ärzte der jüngeren Generationen eine Medizin praktizieren, die man als eine Synthese westlicher und chinesischer Medizin ansehen kann. In diesem Zusammenhang scheinen die traditionellen diagnostischen Methoden, die früher zum festen Bestandteil der TCM gehörten, teilweise zugunsten eines mehr westlichen Diagnoseansatzes vernachlässigt zu werden. Viele aus der älteren Ärztegeneration in China verweigern sich diesem Trend, der auch bei denen, die im Westen TCM praktizieren, auf heftigen Widerstand gestoßen ist.

Trotzdem ist aufgrund bestimmter Aspekte der gegenwärtigen Situation im chinesischen Gesundheitswesen zu vermuten, dass sich dieser Trend zur Integration von westlicher und chinesischer Medizin in naher Zukunft wahrscheinlich nicht umkehren wird. TCM und westliche Medizin werden in China in erster Linie als zwei Seiten derselben Medaille angesehen. Alle Ärzte durchlaufen dieselbe medizinische Grundausbildung und spezialisieren sich erst danach auf TCM oder westliche Medizin. Aufgrund ihrer gründlichen und umfassenden medizinischen Ausbildung sind die Akupunkteure in China in der Anwendung von Techniken geschult, deren Vermittlung viel Erfahrung erfordert, die man im Westen, der bezüglich der Akupunktur erst am Anfang steht, möglicherweise nicht so häufig findet.

Darüber hinaus arbeiten fast alle Ärzte in China in Kliniken oder Ambulanzen von Krankenhäusern. Dadurch können sie sich selbst auf einem Niveau, das dem westlicher Allgemeinärzte entspricht, stärker spezialisieren, was aber auch bedeutet, dass jeder Einzelne von ihnen täglich sehr viele Patienten behandeln muss. Es liegt vor allem anderen daran, dass man von der zeitaufwändigeren TCM-Diagnostik zu westlichen Methoden übergegangen ist. Diese Entwicklung wurde zusätzlich durch die Tatsache begünstigt, dass die Kliniken inzwischen besser mit teueren medizinischen Geräten ausgestattet sind.

Doch selbst in den Fällen, wo diese beiden Faktoren dazu geführt haben, dass westliche Diagnostikverfahren stärker mit einbezogen werden, verlassen sich viele Ärzte und Patienten bei der Verschreibung der Heilmittel noch immer lieber auf die TCM. Weil die Situation in der Klinik und die Verfügbarkeit der medizinischen Versorgung es zulassen, suchen die Patienten ihren Arzt häufig täglich auf, bis ihre Beschwerden auskuriert sind. Da alle Ärzte ein solides Grundwissen in medizinischer Theorie und Praxis erhalten haben, haben sie auch eine größere Routine darin, Nadeln tiefer einzustechen, als westliche Akupunkteure dies in der Regel tun. Patienten in China nehmen es als selbstverständlich hin, dass sie häufiger zum Arzt gehen müssen und die Nadeln tiefer gesetzt werden - ja sie erwarten es sogar. Dadurch ist es allerdings schwerer, diese Art der Behandlung direkt von China in den Westen zu übertragen.

Aus all diesen Gründen wurden die in China üblichen Verfahren in diesem Buch zum Teil in der einen oder anderen Form abgeändert. Diese Modifikationen beziehen sich vor allem auf die Tiefe der Nadelung. Aus Sicherheitsgründen und aufgrund rechtlicher Überlegungen muss man in Großbritannien äußerste Vorsicht walten lassen, wenn Nadeln in der Nähe von Blutgefäßen, Nerven, Körperhöhlen und Gelenken gesetzt werden und wenn im Bereich der Augen und Kopfhaut akupunktiert wird. In Fällen, in denen es mit der Tiefe der Nadelung, die bei der traditionellen chinesischen Medizin üblich ist, Probleme geben könnte, wurde eine geringere Nadelungstiefe angegeben, um möglichst wenig Risiken einzugehen, ohne allerdings die klinische Wirksamkeit zu gefährden.

Therapeuten, die die in diesem Buch beschriebenen Techniken übernehmen wollen, müssen immer sichere klinische Verfahren anwenden: Dazu gehört auch, dass Einmalnadeln verwendet werden, um das Risiko, den Patienten über die Hautoberfläche zu infizieren, möglichst gering zu halten.

Die Häufigkeit der Behandlungen entspricht in diesem Buch den Gegebenheiten in China. Natürlich gibt es die verschiedensten Gründe, warum viele Patienten im Westen nicht täglich eine Klinik aufsuchen. In solchen Fällen dauert es länger, bis die Behandlung Wirkung zeigt, als wenn die Nadeln täglich gesetzt würden.

Bei einer Reihe von Fällen muss die Akupunkturbehandlung durch andere Therapien ergänzt werden, vor allem durch Injektionen an Akupunkturpunkten und Übungen. Für Großbritannien sollte man darauf hinweisen, dass nur entsprechend qualifizierte Personen Substanzen an Akupunkturpunkten injizieren dürfen. Dazu gehören in der Regel keine TCM-Akupunkteure - es sei denn, sie haben die nötige medizinische Qualifikation, um Injektionen zu verabreichen.

Entsprechende Übungen sind häufig eine wertvolle Hilfe, um eine Akupunkturbehandlung erfolgreich abzuschließen. Gegebenenfalls ist dies im Text vermerkt. Die behandelnden Ärzte und Akupunkteure sollten ihre Patienten immer anhalten, sich für ihre Gesundheit verantwortlich zu fühlen und die empfohlenen Übungen auch durchzuführen.

Dieses Buch hat vier Kapitel. Die ersten drei befassen sich mit speziellen Bereichen des Körpers (Erkrankungen von Hirnnerven, des Hirns und der Spinalnerven), während im vierten Kapitel diverse andere neurologische Erkrankungen abgehandelt werden. Bei jedem Leiden oder jeder Krankheit werden zuerst die entsprechenden Symptome und klinischen Manifestationen beschrieben. Die Beschreibungen der klinischen Beschwerden einschließlich ihrer ursächlichen Faktoren können etwas von denen in westlichen medizinischen Lehrbüchern abweichen, sie werden Praktikern aber einen Einblick in die Art und Weise geben, in der TCM-Praktizierende in China eine Reihe von klinischen Problemen verstehen, beurteilen und behandeln. Daher wurden die vom Autor angeregten Untersuchungen so bearbeitet, dass sie dem derzeitigen Standard in Großbritannien entsprechen.

Bei jeder Krankheit folgt auf die Beschreibung der Symptome und klinischen Manifestationen eine Tabelle, in der genau aufgeführt wird, welche Akupunkturpunkte und welcher Nadeltyp zur Behandlung der Beschwerden benutzt werden müssen. Für jeden Akupunkturpunkt ist im Einzelnen angegeben, wie tief und in welcher Richtung die Nadeln gesetzt werden sollten. Sofern es im Text nicht extra aufgeführt ist, beziehen sich diese Richtungsangaben auf die Hautoberfläche. Wenn von senkrechtem Einstechen die Rede ist, werden die Nadeln somit in einem Winkel von etwa 90° zur Hautoberfläche eingeführt, während die Nadeln beim horizontalen Einstechen annähernd parallel zur Hautoberfläche durch das Subkutangewebe verlaufen sollen, nachdem sie die Hautschicht durchstoßen haben. Andere Einstichwinkel werden im Text gesondert angegeben.

Die Standardakupunkturpunkte werden mit dem Buchstaben- und Zahlencode bezeichnet, der in der Nationalen Standard-Akupunkturnomenklatur der Volksrepublik China verwendet und vom CSBTS (China State Bureau of Technical Supervision) herausgegeben wird. Punkte, die nicht zum Standardrepertoire gehören, vor allem solche in druckempfindlichen Bereichen, werden ausführlicher beschrieben. Im Anhang gibt es eine Reihe von Diagrammen, die zeigen, wo die in diesem Buch verwendeten Punkte liegen. Akupunkteure müssen wissen, wie sie die Akupunkturpunkte exakt finden können, und sollten immer auch die anatomischen Strukturen kennen, auf die sie bei der Akupunktur treffen könnten. Der Akupunkteur muss dafür Sorge tragen, dass er beim Setzen der Nadeln auf keinen Fall wichtige Strukturen wie Nerven, Gelenke, Blutgefäße und innere Organe trifft oder schädigt. Dies gilt besonders für die Behandlung neurologischer Erkrankungen, da hier die Nadeln oft in der Nähe der betroffenen Nerven gesetzt werden.

Wenn die Nadeln erst einmal sitzen, wird der Patient bei jedem Akupunkturpunkt eine spezifische Empfindung haben, die in jedem Abschnitt jeweils angegeben ist. Man tut gut daran, den Patienten davon in Kenntnis zu setzen, welche Art von Empfindung das sein könnte.

Nach der Tabelle mit den Akupunkturpunkten wird beschrieben, welche Akupunktur-Methoden man anwenden sollte. Dort ist aufgeführt, welche Stellung der Patient einnehmen soll, wie lange die Nadeln an Ort und Stelle bleiben sollen, wie die Nadeln eingestochen und wie viele Nadeln benutzt werden sollen, ob eine Elektroakupunktur angebracht ist, ob eine Schröpftherapie[1] angewandt werden soll, wenn die Nadeln wieder entfernt wurden, wie lange die Therapie dauern, wie oft sie angewandt und in welchen Abständen sie wiederholt werden soll.

Die Anmerkungen geben bei jeder Erkrankung Hinweise darauf, wie wirksam eine Akupunkturbehandlung ist, wann sie am besten durchgeführt wird, ob eventuell Kontraindikationen bestehen und ob es zusätzliche Therapien gibt, um die Akupunktur zu unterstützen.

Der Autor hofft, dass die in diesem Buch beschriebenen Behandlungsprinzipien auf die eine oder andere Weise das Verständnis dafür fördern können, welche Bedeutung die Akupunktur für die Behandlung verschiedener neurologischer Erkrankungen haben kann, und dazu beitragen werden, dass diese Therapie bei diesen Krankheitsbildern häufiger angewandt wird.

[1] Bei der Schröpfbehandlung erzeugt man durch Wärme in speziell geformten kleinen Glasglocken (Schröpfköpfen) einen Unterdruck. Die Köpfe werden dann an den entsprechenden Akupunkturpunkten umgedreht auf die Haut aufgesetzt und saugen sich dort fest.

I Erkrankungen von Hirnnerven

1 Funktionsstörungen der Nervi olfactorii

Für Funktionsstörungen der Nn. olfactorii können viele verschiedene Faktoren verantwortlich sein; zu den häufigsten gehören Schnupfen, Rhinitis allergica, Rhinitis atrophicans, Nasenpolypen, epileptische Aura, Schizophrenie, Hysterie und Neurasthenie. Zu weiteren Ursachen zählen Arhinenzephalie, altersbedingte Degeneration des Riechorgans, Meningeom, Hypophysentumoren, chronische Basalmeningitis, Hirndrucksteigerung sowie Primärtumoren und Metastasen von Karzinomen des Gyrus parahippocampalis oder des Uncus des Temporallappens.

Klinik

- Anosmie: Das Geruchsvermögen nimmt ab oder ist erheblich vermindert, oft begleitet von einer Abnahme des Geschmacksempfindens.
- Hyperosmie: Die Patienten reagieren auf jede Art von Geruch höchst empfindlich und fühlen sich äußerst unwohl; ein selten zu beobachtender Zustand.
- Dysosmie: Die Patienten empfinden einen bestimmten Geruch als unangenehm; dieses Symptom ist häufig zu beobachten, wenn eine Anosmie zurückgeht. Es kann auch bei Kopftraumen oder Tabes sowie vereinzelt (möglicherweise aufgrund endokriner Faktoren) bei Schwangeren auftreten.
- Parosmie: Als Sinnestäuschung glauben die Patienten einen in der Regel unangenehmen Geruch wahrzunehmen; dieses Symptom ist bei epileptischer Aura, Schizophrenie, Hysterie und Depression zu beobachten.

Behandlung

Akupunkturpunkte und -techniken

Suliao (Du 25)

■ **Punktionsort:** median ■ **Gauge/Ø:** 32/0,28 mm ■ **Nadellänge:** 25 mm
Stichtechnik:
- schnell subcutan einstechen
- die Nadel entlang dem Nasenknorpel 0,3–0,5 cun in Richtung des Knochens schieben ohne die Nadel zu drehen
- schnell einstechen, um Schmerzen zu vermeiden

Nadelsensation: sich ausbreitender und brennender Schmerz am Nasensattel

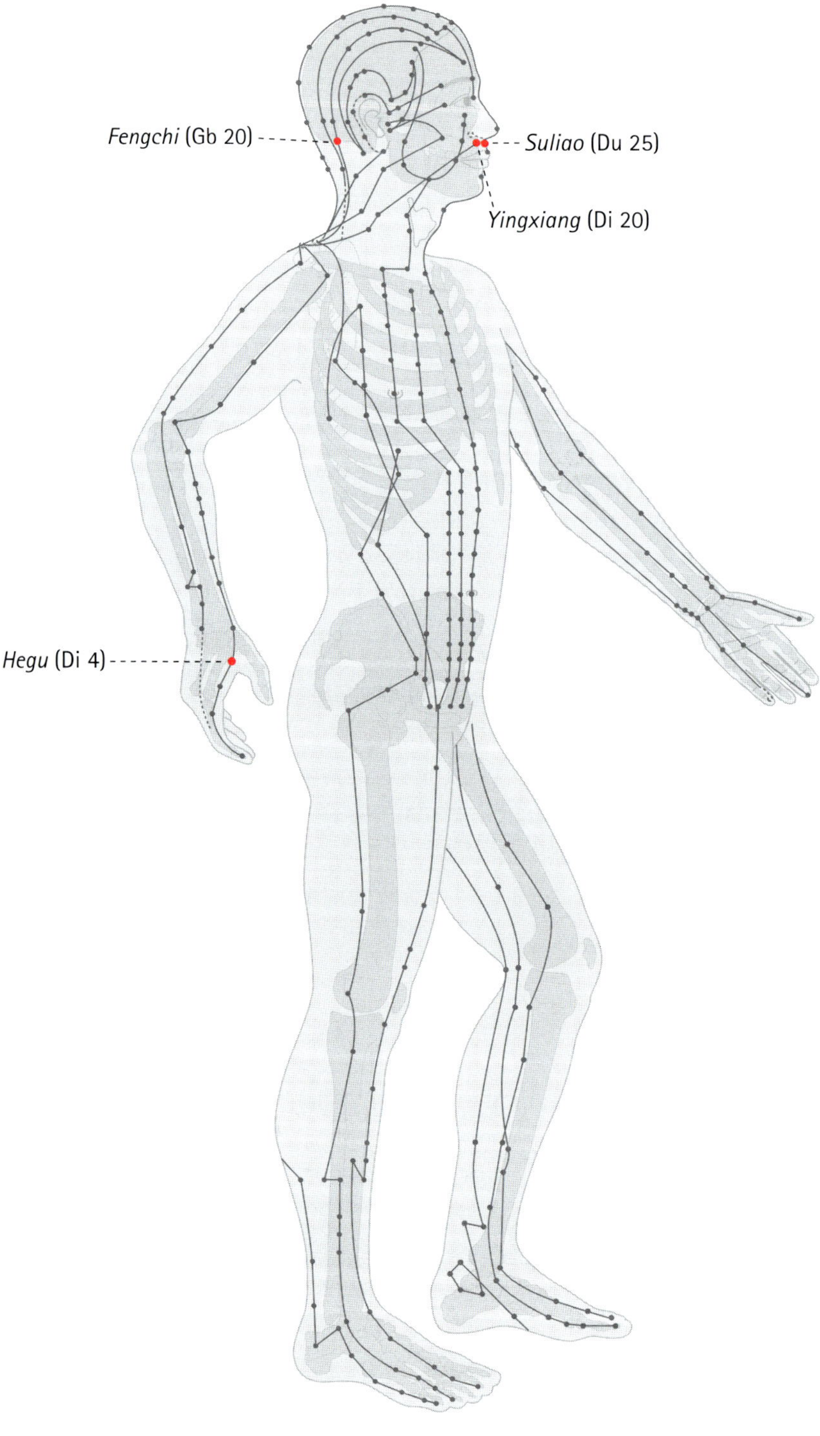

Fengchi (Gb 20)
Suliao (Du 25)
Yingxiang (Di 20)
Hegu (Di 4)

Yingxiang (Di 20)

■ **Punktionsort:** beidseitig ■ **Gauge/Ø:** 30/0,32 mm ■ **Nadellänge:** 25 mm
Stichtechnik:
- 0,3–0,5 cun leicht schräg in Richtung Nasenflügel einstechen
- die Punktur an diesem Punkt ist schmerzhaft, es sollte eine ähnliche Technik verwendet werden wie bei Du 25

Nadelsensation: sich ausbreitender und brennender Schmerz im Oberkiefer

Fengchi (Gb 20)

■ **Punktionsort:** beidseitig ■ **Gauge/Ø:** 30/0,32 mm ■ **Nadellänge:** 50 mm
Stichtechnik:
- einstechen
- die Nadel 1,0–1,3 cun in Richtung Wirbelsäule schieben
- da die Haut an dieser Stelle dick ist, schnell einstechen und die Nadel langsam in die benötigte Tiefe schieben (verhindert ein Verbiegen)

Nadelsensation: sich ausbreitender Schmerz im Nacken mit Ausstrahlung zum Hinterkopf

Hegu (Di 4)

■ **Punktionsort:** beidseitig ■ **Gauge/Ø:** 30/0,32 mm ■ **Nadellänge:** 40 mm
Stichtechnik: ungefähr 1,0 cun Richtung *Yuji* (Lu 10) einstechen
Nadelsensation: lokal sich ausbreitender Schmerz im Daumenballen

Verfahren

- Patient in sitzender Position
- Nadelung der Akupunkturpunkte für 40 min; während dieser Zeit einmalige Nadelstimulation durch Drehen
- Akupunkturanwendung einmal täglich an 6 aufeinander folgenden Tagen (1 Behandlungszyklus)
- bei Bedarf Wiederaufnahme der Behandlung nach 3 Tagen

Anmerkungen

Die Akupunktur ist wirksam bei der Behandlung von Funktionsstörungen der Nn. olfactorii. Vor Durchführung der Akupunktur sollte jedoch die Ursache der Funktionsstörungen gefunden und adäquat behandelt werden, z. B. durch Entfernung nasaler Polypen oder Behandlung von Infektionen oder Tumoren. Bei gewöhnlichen Entzündungen und bei Hysterie ist darüber hinaus Hypnose sehr hilfreich. Die Akupunktur ist sehr gut geeignet zur Behandlung von Funktionsstörungen der Nn. olfactorii, die mit Depression und Schizophrenie einhergehen.

2 Periphlebitis retinae

Bei der Periphlebitis retinae (auch als Eales-Krankheit oder juvenile rezidivierende Netzhaut- und Glaskörperblutung bezeichnet) vermutet man einen Zusammenhang mit Tuberkulose oder Fokalinfektionen. Es kommt verzögert zu einer Überempfindlichkeit gegenüber Licht, weil das Gewebe in der Gefäßwand der Netzhautvene durch das Protein der Tuberkelbakterien sensibilisiert wird. In den meisten Fällen kann man jedoch keinen aktiven systemischen tuberkulösen Herd finden. Die Periphlebitis retinae kann auch mit anderen Fokalinfektionen oder endokrinen Erkrankungen zusammenhängen. Die Entzündungsschäden der retinalen Venenwand und des umgebenden Gewebes führen zu einer Venenthrombose oder Ruptur der Wand und zu einer Blutung in der Netzhaut und im Glaskörper.

Klinik

Oft bei jungen männlichen Patienten an beiden Augen zu beobachten.

- Im ersten Stadium kann es aufgrund der Glaskörperblutung zu „mouches volantes“ und einer verminderten Sehschärfe kommen; bei starken Blutungen tritt der Visusverlust plötzlich ein und ist dann so stark, dass die residuale Wahrnehmung nur noch gering ist.
- Im Fundus ist Exsudat oder eine weiße Gefäßeinscheidung der betroffenen retinalen Vene zu erkennen, die gewunden und deformiert aussieht.
- Im angrenzenden Netzhautbereich treten punktförmige Blutungen auf.
- In schweren Fällen kann es zu Gefäßproliferationen (Retinitis proliferans) und sekundärer Netzhautablösung kommen.

Behandlung

Akupunkturpunkte und -techniken

Jingming (Bl 1)

■ **Punktionsort:** betroffene Seite ■ **Gauge/Ø:** 30/0,32mm ■ **Nadellänge:** 25 mm

Stichtechnik:

- 0,2–0,3 cun senkrecht in die Augenhöhle einstechen, nachdem der Augapfel leicht zur Seite gedrückt wurde
- Einstechen und Entfernen sollte sanft erfolgen, keine Manipulation während der Nadelung
- der Punkt sollte nach dem Entfernen der Nadel für 1 min gedrückt werden, um ein Lidhämatom zu vermeiden
- Cave!

Nadelsensation: sich ausbreitender Schmerz am Augapfel und in der periokülären Region

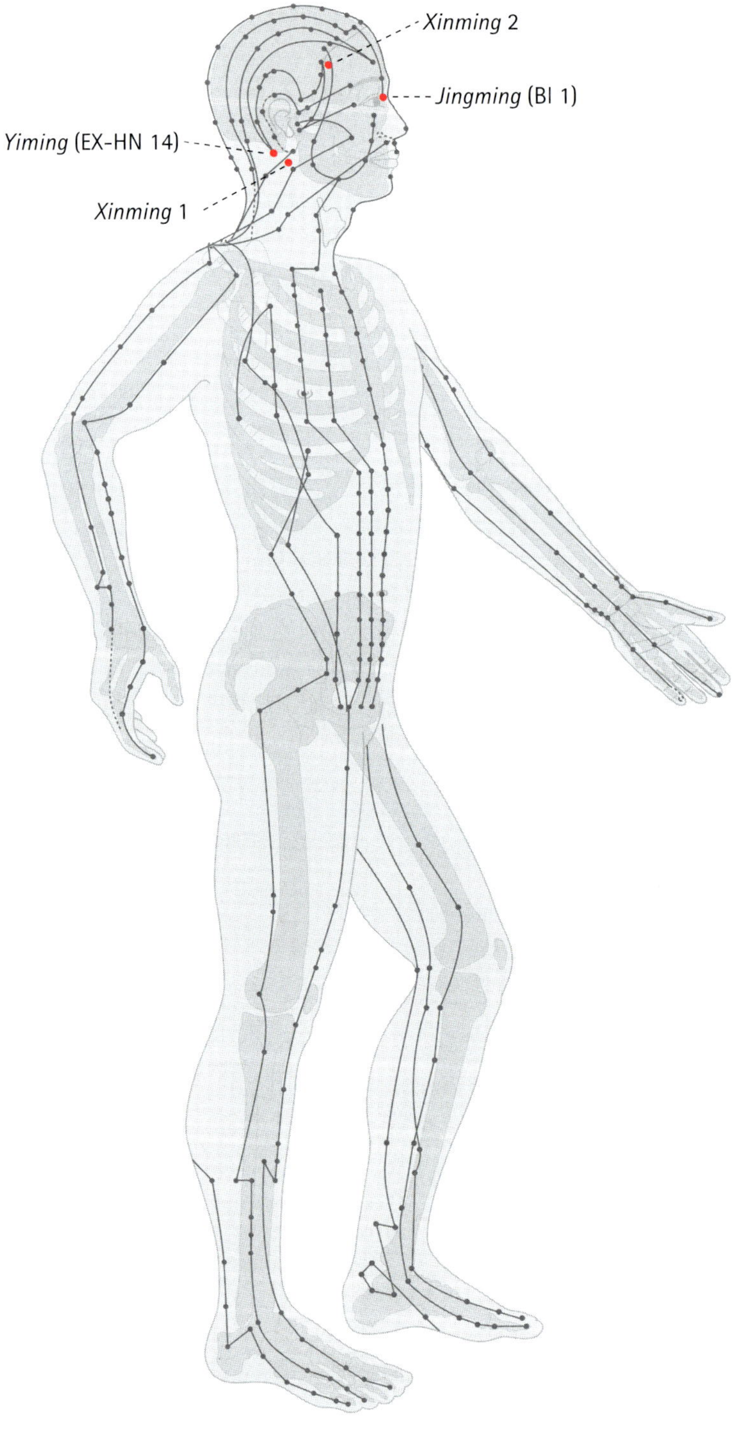
Xinming 2
Jingming (Bl 1)
Yiming (EX-HN 14)
Xinming 1

Yiming (EX-HN 14)

■ **Punktionsort:** betroffene Seite ■ **Gauge/Ø:** 30/0,32 mm ■ **Nadellänge:** 25 mm
Stichtechnik: 0,5 – 0,8 cun senkrecht einstechen
Nadelsensation: lokal sich ausbreitender Schmerz

Xinming 1

Der Mittelpunkt der Fläche hinter dem Ohrläppchen und 0,5 cun vor und über SJ 17
■ **Punktionsort:** betroffene Seite ■ **Gauge/Ø:** 30/0,32 mm ■ **Nadellänge:** 65 mm
Stichtechnik:

- leicht schräg einstechen (in einem Winkel von 15°)
- ungefähr 2,0 cun in Richtung *Tongziliao* (Gb 1) entlang dem Os zygomaticum schieben bis zu der lateralen Grenze des äußeren Augenwinkels
- der Einstichwinkel ist sehr wichtig, um den gewünschten Effekt zu erzielen

Nadelsensation: breitet sich im Auge aus

Xinming 2

In der Vertiefung 1 cun über und 0,5 cun seitlich des lateralen Augenbrauenendes
■ **Punktionsort:** betroffene Seite ■ **Gauge/Ø:** 30/0,32 mm ■ **Nadellänge:** 40 mm
Stichtechnik:

- leicht schräg einstechen (in einem Winkel von 15°)
- ungefähr 1,0 cun subcutan in Richtung der Stirn schieben
- schnell und gezielt einstechen, um Schmerz zu vermeiden

Nadelsensation: breitet sich im Auge aus

Verfahren

- Patient in sitzender Position
- vor Nadelung von Bl 1 sollte der Patient die Augen schließen und sie so weit wie möglich auf die zu nadelnde Seite richten
- Auswahl einseitiger oder beidseitiger Akupunkturpunkte entsprechend der betroffenen Seite bzw. Seiten
- Nadelung der Akupunkturpunkte für 1 Stunde; während dieser Zeit einmalige leichte Nadelstimulation durch Drehen
- Akupunkturanwendung einmal täglich an 10 aufeinander folgenden Tagen (1 Behandlungszyklus)
- bei Bedarf Wiederaufnahme der Behandlung nach 5 Tagen

Anmerkungen

Obwohl die Wirksamkeit der Akupunktur bei der Behandlung der Periphlebitis retinae nachgewiesen wurde, muss doch sehr genau auf korrekte Lokalisation der Akupunkturpunkte, Einstichwinkel und Stichrichtung geachtet werden, um eine sichere Behandlung und zufriedenstellende Ergebnisse zu erzielen.

3 Neuritis Nervi optici

Die Sehnervenentzündung, eine relativ häufige Erkrankung, kann akute oder chronische Sehstörungen verursachen, die gelegentlich zur Erblindung führen.

An der Pathogenese können viele verschiedene Faktoren beteiligt sein, so dass sie recht kompliziert ist. Man kann die Faktoren in 2 Kategorien unterteilen:

- Lokale Faktoren: Sinusitis, Tonsillitis, Zahnkaries und entzündliche Augenerkrankungen wie Cellulitis orbitae, Uveitis und Chorioretinitis
- Systemische Faktoren: dazu gehören akute Infektionskrankheiten wie beispielsweise Meningokokkenmeningitis, Enzephalitis, Grippe, Mumps, Masern und Typhus; chronische Infektionskrankheiten wie Tuberkulose und Syphilis; Vergiftungen durch Nikotin, Alkohol, Methylalkohol, Blei oder Arsen; Erkrankungen, bei denen es zu einem Zerfall der myelinhaltigen Nervenscheiden kommt, wie die Neuritis Nervi optici und Multiple Sklerose; Ernährungs- und Stoffwechselstörungen wie Vitaminmangel, postpartale Anämie, Diabetes mellitus sowie Krankheiten, die während einer Schwangerschaft auftreten

In chronischen Fällen nimmt die Sehschärfe ab; die Prognose ist relativ schlecht.

Klinik

Papillitis

- kann ein- oder beidseitig auftreten
- setzt akut ein, mit rasch abnehmender Sehschärfe
- ziehender Schmerz in der Augenregion, wenn das betroffene Auge bewegt oder gedrückt wird
- Mithilfe der Perimetrie kann man ein zentrales Skotom sowie eine konzentrische Einengung des Gesichtsfeldes erkennen
- schwache Pupillarreflexe, bei denen die Pupillen nur einen kurzen Moment lang verengt bleiben
- beim völligen Verlust der Sehkraft ist die Pupille erweitert, und es erfolgt keine direkte Lichtreaktion mehr

Veränderungen des Augenhintergrundes

- im Frühstadium kann es an der Papilla nervi optici zu einem Ödem und einer Stauung kommen
- der Rand des Discus n. optici ist unscharf; die Papillenprominenz nimmt im Allgemeinen um höchstens 3 Dioptrien zu
- die Netzhautvenen können geringfügig erweitert sowie geschlängelt sein

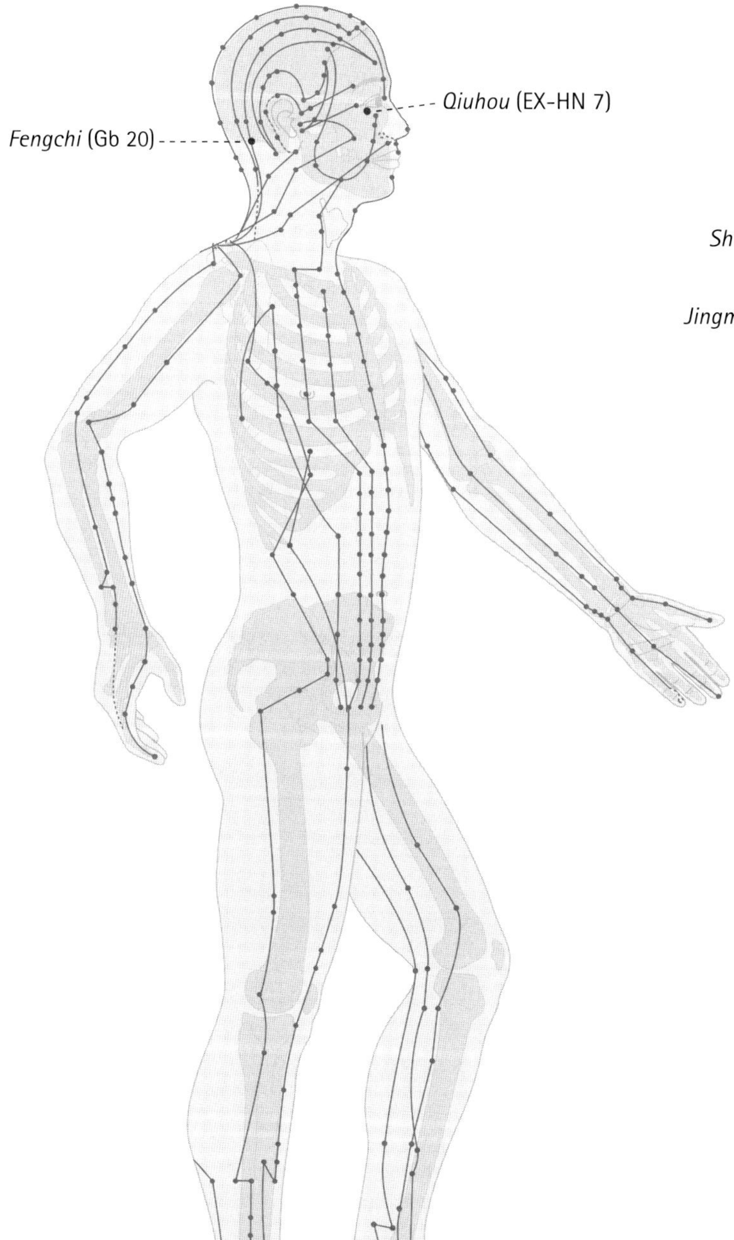
Qiuhou (EX-HN 7)
Fengchi (Gb 20)

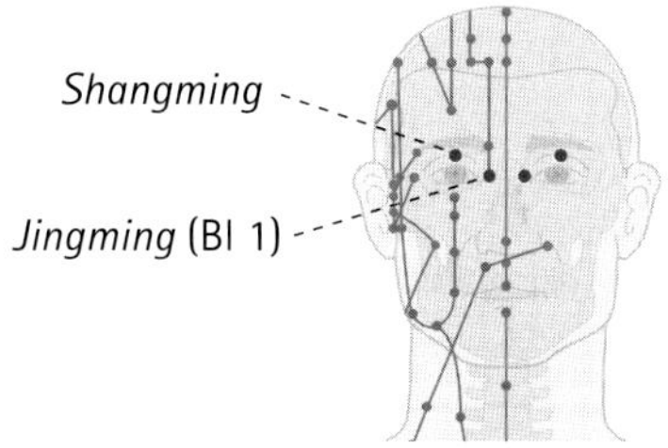
Shangming
Jingming (Bl 1)

- im Augenhintergrund zeigen sich ein leichtes Netzhautödem, flammenförmige Blutungspunkte und wenig Exsudat rund um die Papille
- im fortgeschrittenen Stadium tritt eine Atrophie des N. opticus ein

Retrobulbäre Neuritis

- die Sehschärfe lässt erheblich nach
- im Gesichtsfeld kommt es zu einem zentralen oder hantelförmigen Skotom mit peripherer Verengung
- bei Rotationsbewegungen des betroffenen Auges kann ein ziehender Schmerz auftreten
- im Frühstadium ist der Fundus im Allgemeinen normal; es ist höchstens eine leichte Stauungspapille zu bemerken; im fortgeschrittenen Stadium kann sich die Papille ganz oder teilweise weiß verfärben (Optikusatrophie).

Behandlung

Akupunkturpunkte und -techniken

Jingming (Bl 1)

■ **Punktionsort:** betroffene Seite oder Seiten ■ **Gauge/Ø:** 30/0,32 mm
■ **Nadellänge:** 25 mm

Stichtechnik:

- 0,2–0,3 cun schräg in die Augenhöhle einstechen, nachdem der Augapfel leicht nach lateral gedrückt wurde
- Einstechen und Entfernen der Nadel sollte sanft erfolgen, keine Manipulation während der Nadelung
- der Punkt sollte nach dem Entfernen der Nadel gedrückt werden, um ein Lidhämatom zu vermeiden
- Cave!

Nadelsensation: sich ausbreitender Schmerz am Augapfel und in der Augenregion

Shangming

In der Mitte des Supraorbitalrandes auf der Verbindungslinie zwischen der Mitte der Augenbraue und der Pupille

■ **Punktionsort:** betroffene Seite oder Seiten ■ **Gauge/Ø:** 30/0,32 mm
■ **Nadellänge:** 25 mm

Stichtechnik:

- 0,5–0,8 cun senkrecht in die Augenhöhle einstechen, nachdem der Augapfel leicht nach oben gedrückt wurde
- Technik und Achtsamkeit wie bei Bl 1
- langsames Einstechen und Entfernen
- Cave!

Nadelsensation: sich ausbreitende starke Empfindung im Auge

Qiuhou (EX-HN 7)

▪ **Punktionsort:** betroffene Seite oder Seiten ▪ **Gauge/Ø:** 30/0,32 mm
▪ **Nadellänge:** 25 mm

Stichtechnik:

- 0,4–0,5 cun senkrecht in die Augenhöhle einstechen, nachdem der Augapfel leicht nach oben gedrückt wurde
- Technik und Achtsamkeit wie bei Bl 1
- Cave!

Nadelsensation: lokal sich ausbreitender Schmerz

Fengchi (Gb 20)

▪ **Punktionsort:** betroffene Seite oder Seiten ▪ **Gauge/Ø:** 30/0,32 mm
▪ **Nadellänge:** 50 mm

Stichtechnik:

- einstechen und 1,0–1,3 cun in Richtung Wirbelkanal schieben
- da die Haut an dieser Stelle dick ist, sollte der Einstich schnell erfolgen und dann langsam in die gewünschte Tiefe geschoben werden (um ein Verbiegen der Nadel zu vermeiden)

Nadelsensation: sich ausbreitender Schmerz im Nacken mit Ausstrahlung zum Hinterkopf

Verfahren

- Patient in sitzender Position
- vor Nadelung von Bl 1 sollte der Patient die Augen schließen und sie so weit wie möglich auf die zu nadelnde Seite richten
- Auswahl einseitiger oder beidseitiger Akupunkturpunkte entsprechend der betroffenen Seite bzw. Seiten
- Nadelung der Akupunkturpunkte für 1 Stunde; während dieser Zeit einmalige leichte Nadelstimulation durch Drehen
- Akupunkturanwendung einmal täglich oder einmal jeden 2. Tag für 10 Sitzungen (1 Behandlungszyklus)
- bei Bedarf Wiederaufnahme der Behandlung nach 5 Tagen

Anmerkungen

Die Akupunktur ist im Allgemeinen bei der Behandlung der Neuritis Nervi optici wirksam. In der Akutphase kann auch orale Medikation verabreicht werden. Während der Akupunkturbehandlung können subcutane Lidblutungen auftreten. In diesem Fall sollte weitere Akupunktur für ca. 5 Tage aufgeschoben werden. Zur Behandlung der Blutung ist in den ersten 24 Stunden eine kalte Kompresse aufzulegen, danach eine heiße. Während der Absorption des Hämatoms kann sich als normale Reaktion die Lidhaut für einige Tage rötlich-blau verfärben.

4 Optikusatrophie

Aufgrund der Rückbildung des Sehnervs lässt bei diesem Krankheitsbild charakteristischerweise die Sehschärfe nach, und das Gesichtsfeld verkleinert sich.

Bei der Optikusatrophie unterscheidet man eine primäre und eine sekundäre Form. Bei der primären Optikusatrophie betrifft die Rückbildung nur die Nervenfasern des N. opticus. Dafür ist häufig eine retrobulbäre Neuritis verantwortlich. Eine primäre Optikusatrophie kann aber auch eine frühe Manifestation einer Tabes sein; das gilt für etwa ein Drittel der Patienten. Als weitere Ursachen kommen eine Verletzung des Sehnervs durch einen Schädelbruch, eine Kompression durch einen Tumor, Fehl- oder Mangelernährung, Anämie sowie ein Verschluss der A. centralis retinae in Frage.

Bei der sekundären Optikusatrophie kommt es neben der Atrophie der Nervenfasern noch zu einer Bindegewebswucherung auf der Papille. Dies tritt häufig nach einer Neuritis nervi optici, einer Papillitis oder einem Ödem der Papille und bestimmten Chorioretinopathien auf.

Klinik

- Die Sehschärfe nimmt langsam oder plötzlich ab, wobei die verbleibende Wahrnehmung manchmal nur noch gering ist.
- Gesichtsfeldeinengung, Hemianopsie oder Farbenfehlsichtigkeit, erst für grün, dann für Rot; in den späteren Stadien ist die Pupille des betroffenen Auges erweitert.

Untersuchung des Augenhintergrunds

- Bei der primären Optikusatrophie erscheint die Papilla nervi optici weiß, gräulich oder bläulich-weiß verfärbt. Sie ist etwas kleiner als eine normale Papille und hat einen klar abgegrenzten, regelmäßigen Rand; die oberflächlichen Mikrogefäße sind nicht zu sehen; die umgebende Retina und die Netzhautgefäße sind normal, obwohl die Netzhautarterien etwas schwächer erscheinen können.
- Bei der sekundären Optikusatrophie ist die Sehnervenpapille richtig weiß oder gräulichweiß, der Rand unscharf und unregelmäßig, die Oberfläche ist mit Bindegewebe überzogen; die Lamina cribrosa sclerae und die Mikrogefäße der Oberfläche sind nicht eindeutig zu erkennen; die Netzhautarterien sind eng, die Netzhautvenen dagegen normal, vielleicht etwas schwächer und gewunden; manchmal findet man an den Netzhautgefäßen in Papillennähe weiße Einscheidungen.

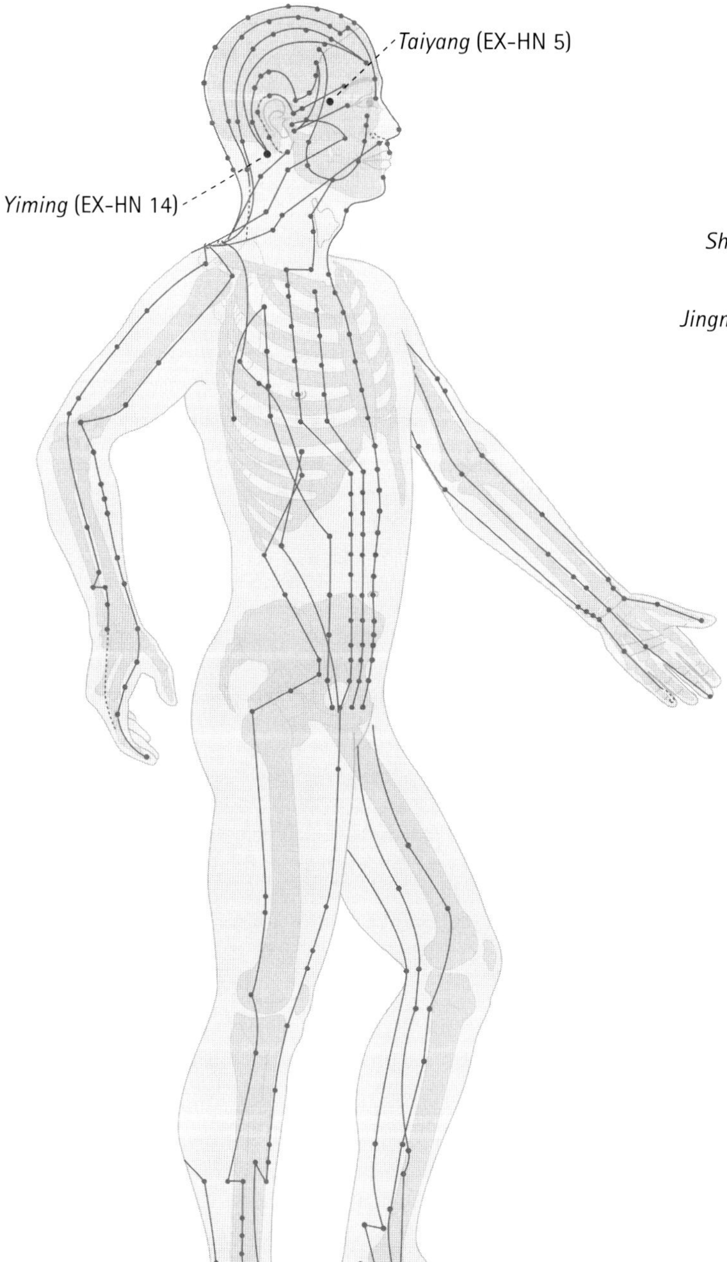
Taiyang (EX-HN 5)
Yiming (EX-HN 14)

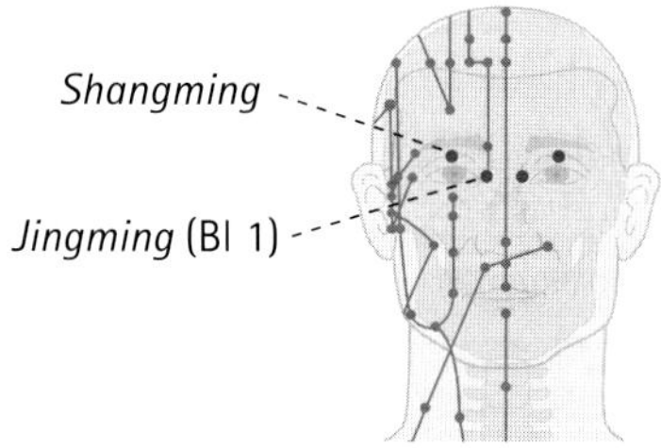
Shangming
Jingming (Bl 1)

Behandlung

Akupunkturpunkte und -techniken

Jingming (Bl 1)

■ **Punktionsort:** betroffene Seite ■ **Gauge/Ø:** 30/0,32 mm ■ **Nadellänge:** 25 mm
Stichtechnik:
- 0,2–0,3 cun senkrecht in die Augenhöhle einstechen, nachdem der Augapfel leicht zur Seite gedrückt wurde
- Einstechen und Entfernen sollte sanft erfolgen, keine Manipulation während der Nadelung
- der Punkt sollte nach dem Entfernen der Nadel für 1 min gedrückt werden, um ein Lidhämatom zu vermeiden
- Cave!

Nadelsensation: sich ausbreitender Schmerz am Augapfel und in der Periocular-Region

Shangming

In der Mitte des Supraorbitalrandes, in der Mitte der Verbindungslinie zwischen Augenbraue und Pupille
■ **Punktionsort:** betroffene Seite ■ **Gauge/Ø:** 30/0,32 mm ■ **Nadellänge:** 25 mm
Stichtechnik:
- 0,5–0,8 cun senkrecht in die Augenhöhle einstechen, nachdem der Augapfel leicht nach oben gedrückt wurde
- Technik und Achtsamkeit wie bei Bl 1
- langsames Einstechen und Entfernen
- Cave!

Nadelsensation: sich ausbreitende starke Empfindung im Auge

Taiyang (EX-HN 5)

■ **Punktionsort:** betroffene Seite ■ **Gauge/Ø:** 30/0,32 mm ■ **Nadellänge:** 25 mm
Stichtechnik: 0,5–0,8 cun nach hinten unten in einem Winkel von 75° einstechen
Nadelsensation: sich ausbreitender Schmerz in der Retrobulbär-Region

Yiming (EX-HN 14)

■ **Punktionsort:** betroffene Seite ■ **Gauge/Ø:** 30/0,32 mm ■ **Nadellänge:** 25 mm
Stichtechnik: 0,5–0,8 cun senkrecht einstechen
Nadelsensation: lokal sich ausbreitender Schmerz

Verfahren

- Patient in sitzender Position
- vor Nadelung von Bl 1 sollte der Patient die Augen schließen und sie so weit wie möglich auf die zu nadelnde Seite richten
- Nadelung der Akupunkturpunkte an der betroffenen Seite für 1 Stunde; während dieser Zeit einmalige Nadelstimulation durch Drehen
- Akupunkturanwendung einmal täglich an 10 aufeinander folgenden Tagen (1 Behandlungszyklus)
- bei Bedarf Wiederaufnahme der Behandlung nach 5 Tagen

Anmerkungen

Die Optikusatrophie ist schwer zu heilen. Bei frühzeitiger Behandlung ist das oben genannte Verfahren relativ gut wirksam, die Behandlungsdauer jedoch relativ lang. Im Allgemeinen kann die Sehschärfe teilweise oder signifikant wiederhergestellt werden. Obwohl auch bei länger bestehender Erkrankung ein gewisser therapeutischer Effekt erzielt werden kann, ist dieser doch nicht so gut wie bei frühzeitiger Behandlung.

5 Myopie

Die Myopie (Kurzsichtigkeit) ist ein Refraktionsfehler. Das äußere Auge weist im Allgemeinen keine signifikanten Anomalien auf, die Nahsicht ist gut, entfernte Objekte werden jedoch nur verschwommen wahrgenommen. Die Pathogenese dieser Fehlsichtigkeit ist nicht geklärt; Hauptmanifestation ist eine Verlängerung der anterioposterioren Achse des Augapfels. Diese Achsenverlängerung hängt eng mit genetischen Faktoren, der Konstitution, der Tätigkeit und dem Umfeld zusammen. Wichtige prädisponierende Faktoren sind Überanstrengung der Augen, vernachlässigte Pflege oder wenn nicht ausreichend für ihre Gesundheit gesorgt wird (zu langes Lesen, Schreiben oder Zeichnen bei Dämmerlicht). Durch zu häufige Akkommodation und Konvergenz kann es zu einem Ansteigen des Augeninnendrucks kommen, was schließlich zu einer Achsenverlängerung des Bulbus oculi führen kann.

Klinik

- gute Nahsicht, aber schlechte Fernsicht
- keine auffällige Anomalität des äußeren Auges
- Je ausgeprägter die Myopie ist, umso mehr nimmt das Sehvermögen in der Ferne ab.
- Bei Fällen mit relativ starker Kurzsichtigkeit kneifen die Patienten oft ihre Augen zusammen, um ihre Fernsicht zu verbessern; dadurch fallen die Lichtstrahlen nur durch den zentralen Teil der Cornea, so dass das Bild, das auf der Netzhaut entsteht, schärfer wird (analog zur Verwendung einer kleinen Sichtöffnung bei der Augenuntersuchung).
- Eine mittlere oder starke Kurzsichtigkeit hat ihren Ursprung für gewöhnlich in einer Muskelermüdung aufgrund einer mangelnden Koordination von Akkommodation und Konvergenz.
- Bei stark ausgeprägter Myopie oder bei Anisometropie kann es zu Strabismus divergens (Auswärtsschielen) kommen.
- Untersuchung des Augenhintergrundes: Bei starker Kurzsichtigkeit sind im Fundus Merkmale wie der Conus myopicus auf der Temporalseite der Papille, eine tigroide (oder gesprenkelte) Retina, Netzhautdegeneration, Makulablutung, Glaskörpertrübungen und Netzhautablösung zu erkennen. Durch Fundusveränderungen können die Beeinträchtigung des Visus und der Ausfall des Gesichtsfelds verstärkt werden.

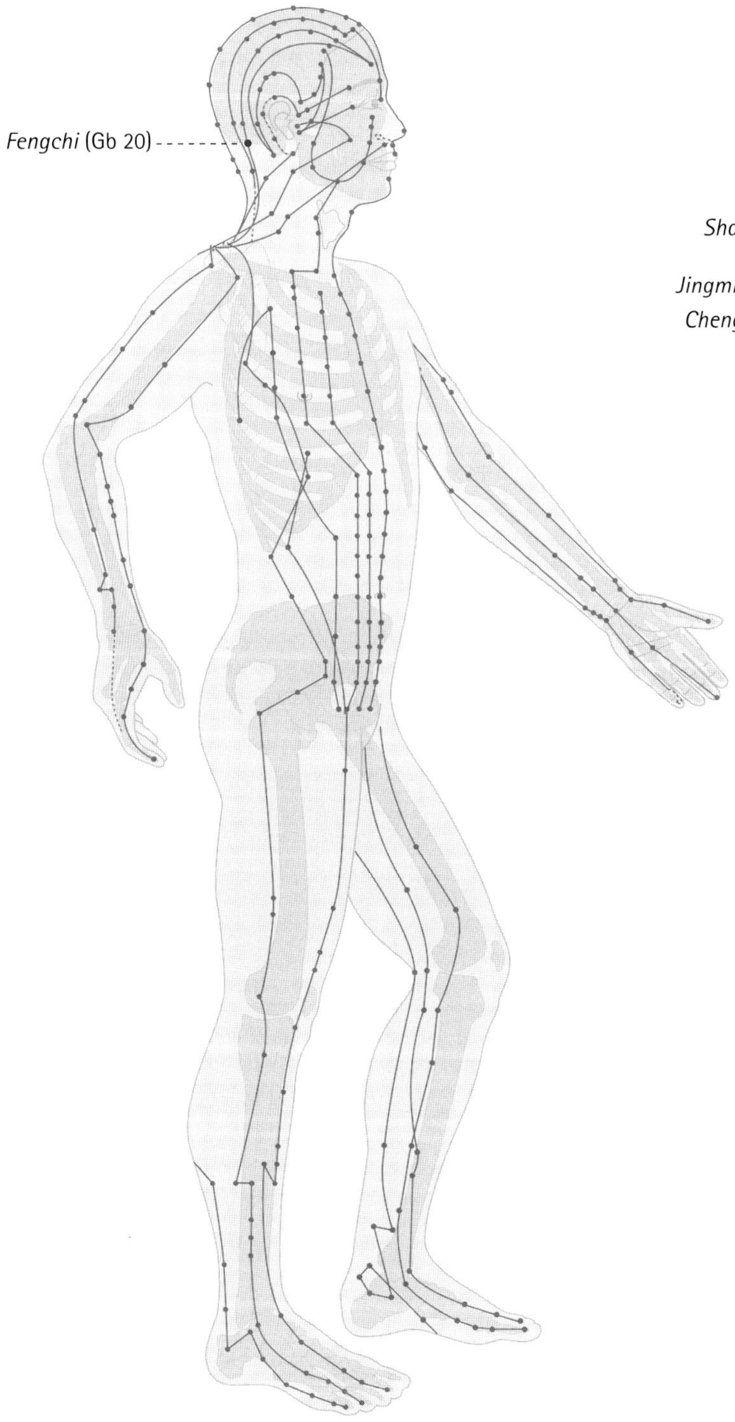
Fengchi (Gb 20)

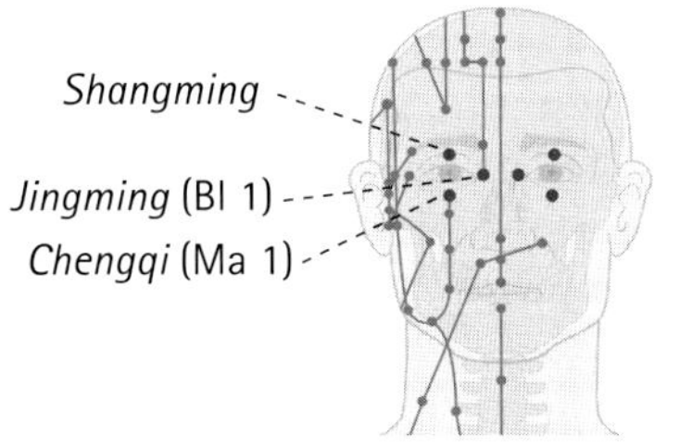
Shangming
Jingming (Bl 1)
Chengqi (Ma 1)

Behandlung

Akupunkturpunkte und -techniken

Jingming (Bl 1)

■ **Punktionsort:** beidseitig ■ **Gauge/Ø:** 30/0,32 mm ■ **Nadellänge:** 25 mm

Stichtechnik:

- 0,2–0,3 cun senkrecht in die Augenhöhle einstechen, nachdem der Augapfel leicht zur Seite gedrückt wurde
- Einstechen und Entfernen sollte sanft erfolgen, keine Manipulation während der Nadelung
- der Punkt sollte nach dem Entfernen der Nadel für 1 min gedrückt werden, um ein Lidhämatom zu vermeiden
- Cave!

Nadelsensation: sich ausbreitender Schmerz am Augapfel und in der Periocular-Region

Chengqi (Ma 1)

■ **Punktionsort:** beidseitig ■ **Gauge/Ø:** 30/0,32 mm ■ **Nadellänge:** 40 mm

Stichtechnik:

- 0,5–0,8 cun senkrecht in die Augenhöhle auf beiden Seiten einstechen nachdem der Augapfel leicht nach oben gepresst wurde
- Cave!

Nadelsensation: sich ausbreitender Schmerz in der Augenhöhle

Shangming

In der Mitte des Supraorbitalrandes auf der Verbindungslinie zwischen Mitte der Augenbraue und Pupille

■ **Punktionsort:** beidseitig ■ **Gauge/Ø:** 30/0,32 mm ■ **Nadellänge:** 25 mm

Stichtechnik:

- 0,5–0,8 cun senkrecht in die Augenhöhle einstechen, nachdem der Augapfel leicht nach oben gedrückt wurde
- Technik und Achtsamkeit wie bei Bl 1
- langsames Einstechen und Entfernen
- Cave!

Nadelsensation: sich ausbreitende starke Empfindung im Auge

Fengchi (Gb 20)

■ **Punktionsort:** beidseitig ■ **Gauge/Ø:** 30/0,32 mm ■ **Nadellänge:** 50 mm

Stichtechnik:

- einstechen
- 1,0–1,3 cun in Richtung Wirbelkanal schieben
- da die Haut an dieser Stelle dick ist, sollte der Einstich schnell erfolgen und dann langsam in die gewünschte Tiefe geschoben werden (um ein Verbiegen zu vermeiden)

Nadelsensation: sich ausbreitender Schmerz im Nacken und/oder zum Hinterkopf ausstrahlender Schmerz

I II III IV

Verfahren

- Patient in sitzender Position
- vor Nadelung von Bl 1 sollte der Patient die Augen schließen und sie so weit wie möglich auf die zu nadelnde Seite richten
- Nadelung der Akupunkturpunkte für 40 min; während dieser Zeit einmalige leichte Nadelstimulation durch Drehen
- Akupunkturanwendung einmal täglich an 10 Tagen (1 Behandlungszyklus)
- bei Bedarf Wiederaufnahme der Behandlung nach 3 Tagen

Anmerkungen

Bei leichter Myopie ist die Akupunktur relativ gut wirksam. Die Sehschärfe kann innerhalb von 3 Behandlungszyklen bei der Mehrzahl der Patienten mit leichter Myopie (Sehschärfe über 6/10 oder 0.6) auf 6/6 oder 1.0 erhöht werden. Bei mäßiger Myopie kann bei sehr langer Behandlungsdauer ein gewisser therapeutischer Effekt erzielt werden. Hierbei wird die Besserung der Sehschärfe nach Beendigung der Therapie wahrscheinlich relativ schnell zurückgehen, die Sehkraft wird trotzdem besser sein als vor der Behandlung. Bei hochgradiger Myopie und Fundusveränderungen ist der therapeutische Effekt nicht zufriedenstellend. Nach der Behandlung sollten die Patienten alle schlechten Sehgewohnheiten abstellen. Nur so können die Behandlungseffekte bestehen bleiben.

6 Okulomotoriuslähmung

Für eine Schädigung des N. oculomotorius können viele verschiedene Faktoren verantwortlich sein:

- Infektionen oder Entzündungen: Virusinfektionen, Cellulitis orbitae (periorbitalis), Periostitis, rheumatisches Fieber, Diphtherie, Neuritis aufgrund einer Mangel- oder Fehlernährung und Basalmeningitis sind häufig daran beteiligt, oft gleichzeitig mit einer Otitis media, Sinusthrombose, Syphilis oder tuberkulösen Enzephalitis. Die Primärerkrankung betrifft direkt den N. oculomotorius oder seinen Kern im Mittelhirn.
- Myasthenia gravis pseudoparalytica und Dystrophia musculorum progressiva: dabei ist häufig der N. oculomotorius betroffen, so dass es zu einer Lähmung des Nervs kommt.
- Traumen: der N. oculomotorius kann durch Schädelbasisfrakturen oder Hämatome aufgrund von Hirnverletzungen so komprimiert oder initiert werden, dass Lähmungserscheinungen auftreten.
- Kompression: Tumoren im Hirn, Hirnstamm, cervicalen Rückenmark oder Cervicalbereich sowie eine Syringobulbie können direkt oder indirekt den Kern des N. oculomotorius im Mittelhirn komprimieren.
- Endokrinopathien: Dysfunktion der Schilddrüse oder der Hypophyse.

Klinik

Entsprechend dem klinischen Erscheinungsbild unterscheidet man zwei Krankheitsformen:

Vollständige Paralyse

- Die 3 wichtigsten Kennzeichen sind schlaffes Herabhängen des Oberlids (Ptosis), Exotropie (Auswärtsschielen) mit einer leichten Hypotropie oder negativen Vertikaldifferenz (bei der das betroffene Auge tiefer abweicht als das nicht betroffene Auge) sowie eine weite, lichtstarre Pupille.
- Weil der Augapfel beinahe vollständig von dem herabhängenden Augenlid bedeckt ist, versucht der Patient eventuell manchmal, das Lid zu heben, indem er das Auge kompensatorisch durch Kontraktion des Venter frontalis des M. occipitofrontalis etwas öffnet; gelegentlich wird dann das Oberlid des gesunden Auges zu stark mitgehoben.
- Der Kopf wird häufig auf die dem betroffenen Auge gegenüberliegende Seite geneigt.

Unvollständige Paralyse (= Parese)

- Eine Parese ist häufiger als eine vollständige Paralyse.
- Die Lähmung ist leicht und betrifft nur einen Muskel – meist den M. rectus medialis; die Diagnose ist schwierig.

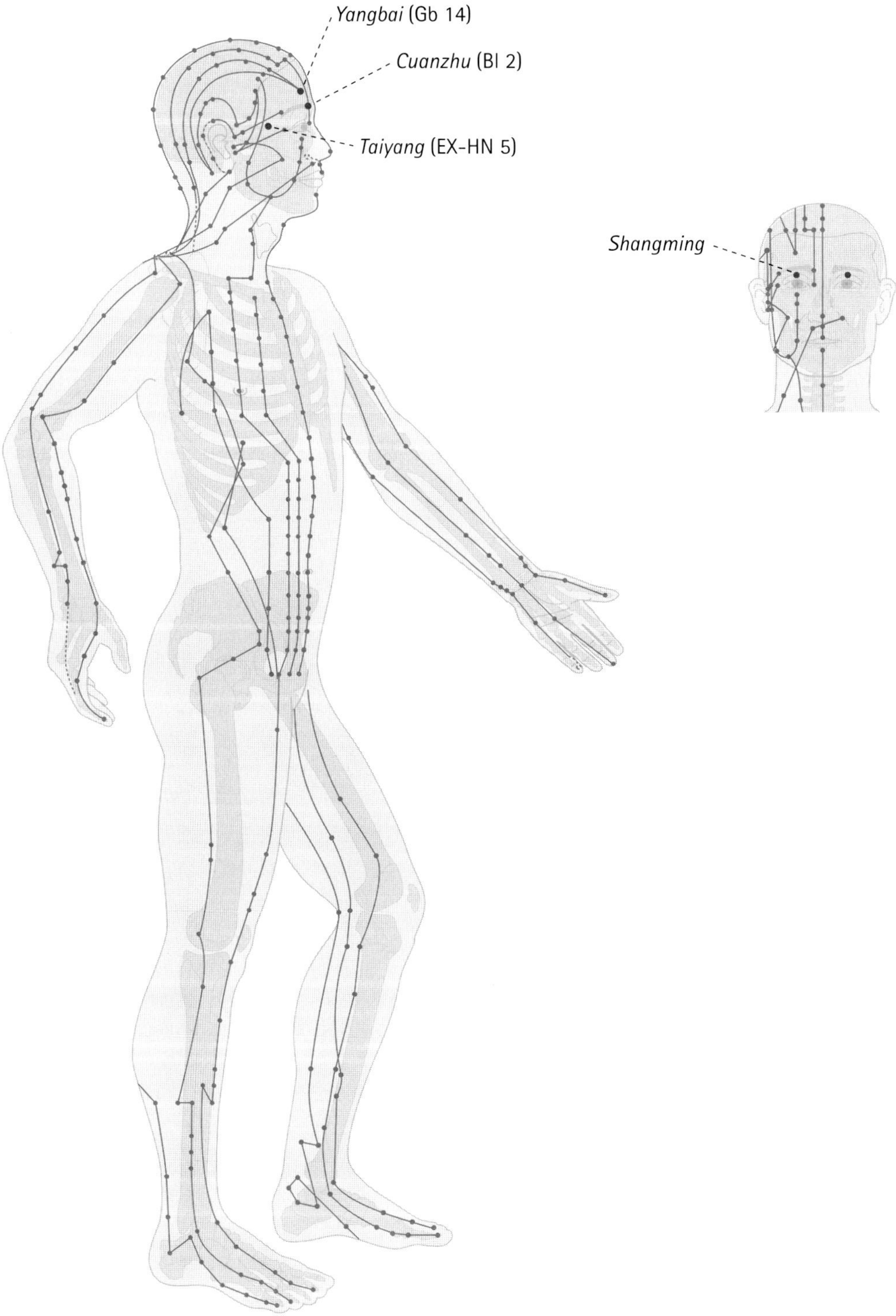
Yangbai (Gb 14)
Cuanzhu (Bl 2)
Taiyang (EX-HN 5)
Shangming

Behandlung

Akupunkturpunkte und -techniken

Yangbai (Gb 14)

■ **Punktionsort:** betroffene Seite ■ **Gauge/Ø:** 30/0,32 mm ■ **Nadellänge:** 40 mm
Stichtechnik:
- waagrecht nach unten in Richtung *Yuyao* (EX-HN 4) und an diesem vorbei bis zum oberen Drittel des Oberlides einstechen
- da dieser Akupunkturpunkt nahe am Os frontale liegt, sollte der Einstich schnell erfolgen, um Schmerzen zu vermeiden

Nadelsensation: sich ausbreitender Schmerz in der Stirn und in der Augenhöhle

I

Cuanzhu (Bl 2)

■ **Punktionsort:** betroffene Seite ■ **Gauge/Ø:** 30/0,32 mm ■ **Nadellänge:** 50 mm II
Stichtechnik:
- die Haut kneifen
- die Nadel leicht schräg (in einem Winkel von 15°) an Bl 2 einstechen
- waagrecht mit SJ 23 verbinden

Nadelsensation: sich ausbreitender Schmerz in der Augenhöhle

Shangming

In der Mitte des Supraorbitalrandes auf der Verbindungslinie zwischen der Mitte der Augenbraue und der Pupille
■ **Punktionsort:** betroffene Seite ■ **Gauge/Ø:** 30/0,32 mm ■ **Nadellänge:** 25 mm
Stichtechnik:
- 0,5–0,8 cun senkrecht in die Augenhöhle einstechen, nachdem der Augapfel leicht nach oben gedrückt wurde III
- Technik und Achtsamkeit wie bei Bl 1
- langsames Einstechen und Entfernen
- Cave!

Nadelsensation: sich ausbreitende starke Empfindung im Auge

Taiyang (EX-HN 5)

■ **Punktionsort:** betroffene Seite ■ **Gauge/Ø:** 30/0,32 mm ■ **Nadellänge:** 25 mm
Stichtechnik: 0,3 cun in einem Winkel von 25° in Richtung der Ohrspitze einstechen
Nadelsensation: sich ausbreitender Schmerz in der Temporal-Region und/oder in den mittleren oberen Teil des Augapfels ausstrahlender Schmerz IV

Verfahren

- Patient in sitzender Position
- Nadelung der Akupunkturpunkte für 40 min mit Anwendung von Elektroakupunktur
- zur Vermeidung von Blutungen nach Entfernen der Nadeln mit steriler Watte auf die Punkte drücken
- Akupunkturanwendung einmal täglich an 6 aufeinander folgenden Tagen (1 Behandlungszyklus)
- bei Bedarf Wiederaufnahme der Behandlung nach 5 Tagen

Anmerkungen

Okulomotoriuslähmungen sind nicht sehr häufig. Die therapeutische Wirkung ist relativ zufriedenstellend, wenn für die Behandlung einer Paralyse, die nicht durch Läsion des cranialen Nucleus ausgelöst wurde, Elektroakupunktur angewendet wird.

Während der Behandlung sollte der Patient das betroffene Auge abdecken, um zu vermeiden, dass Augenbeschwerden und Migräne durch die Pupillenerweiterung ausgelöst werden. Nach der Genesung sollte der Patient den Alkoholkonsum reduzieren, nicht bei Dämmerlicht arbeiten und häufig Übungen durchführen, um Rückfälle zu vermeiden.

Wurde die Okulomotoriuslähmung durch Hirntumor, intracranielle Entzündung, craniocerebrale Läsion und cerebrovasculäre Ereignisse verursacht, sollte zunächst die Primärerkrankung beseitigt und danach mit Akupunktur behandelt werden. Die therapeutische Wirkung ist hier ebenfalls zufriedenstellend. Bei Wiederauftreten der Parese kann diese erneut mit dem oben beschriebenen Verfahren günstig beeinflusst werden.

7 Trochlearislähmung

Bei der Trochlearislähmung fällt aufgrund einer Entzündung, Kompression oder Läsion des IV. Hirnnervs der Augenmuskel M. obliquus superior aus.

Bei der Pathogenese unterscheidet man:

- Intracranielle Läsionen: direkter Druck auf den Trochleariskern etwa durch einen Tumor im Hirnstamm, Basalmeningitis (häufig ausgehend von einer Otitis media), Sinusthrombose, Syphilis, tuberkulöse Enzephalitis oder eine Zugeinwirkung auf den N. trochlearis aufgrund eines erhöhten intracraniellen Drucks.
- Extracranielle Läsionen: direkte oder indirekte Kompression des N. trochlearis oder Schädigung des Nervs infolge von Virusinfektionen, einer Cellulitis orbitae (periorbitalis), Periostitis oder eines Traumas.

Klinik

- Der betroffene Augapfel steht etwas höher als das gesunde Auge.
- Es kommt zu einer Diplopie, wenn das betroffene Auge in eine andere Richtung als seitlich nach oben blickt.
- Aufgrund der Doppelbilder haben die Patienten Probleme, zum Beispiel eine Treppe hinunterzugehen.
- Wenn beide Augen senkrecht nach oben blicken, beträgt die Differenz im Mittel 10°–20° statt wie im Normalfall 3°.
- Das Oberlid des gesunden Auges hängt gelegentlich tiefer als das des betroffenen Auges; eine Trochlearislähmung wird daher manchmal fälschlich für eine partielle Okulomotoriuslähmung des gesunden Auges gehalten. Dieses Phänomen ist vermutlich auf eine übermäßige Erschlaffung des M. levator palpebrae superioris des gesunden Auges zurückzuführen.

Untersuchung

- Signifikante Hypertropie des betroffenen Auges (das heißt, das Auge weicht nach oben ab), wenn der Patient nach oben oder kontralateral (in Richtung des gesunden Auges) blickt.
- Kopfneigetest: Die Augen drehen sich in die entgegengesetzte Richtung, wenn der Kopf geneigt wird. Beim Ausfall des M. obliquus superior weicht das betroffene Auge nach oben ab.
- Um Doppelbilder zu vermeiden, neigen die Patienten ihren Kopf häufig spontan in Richtung der Aktion des paralysierten Muskels. Beim Diplopietest ist die Vertikaldistanz zwischen den beiden Bildern am größten, wenn der Patient die untere kontralaterale Seite fixiert.

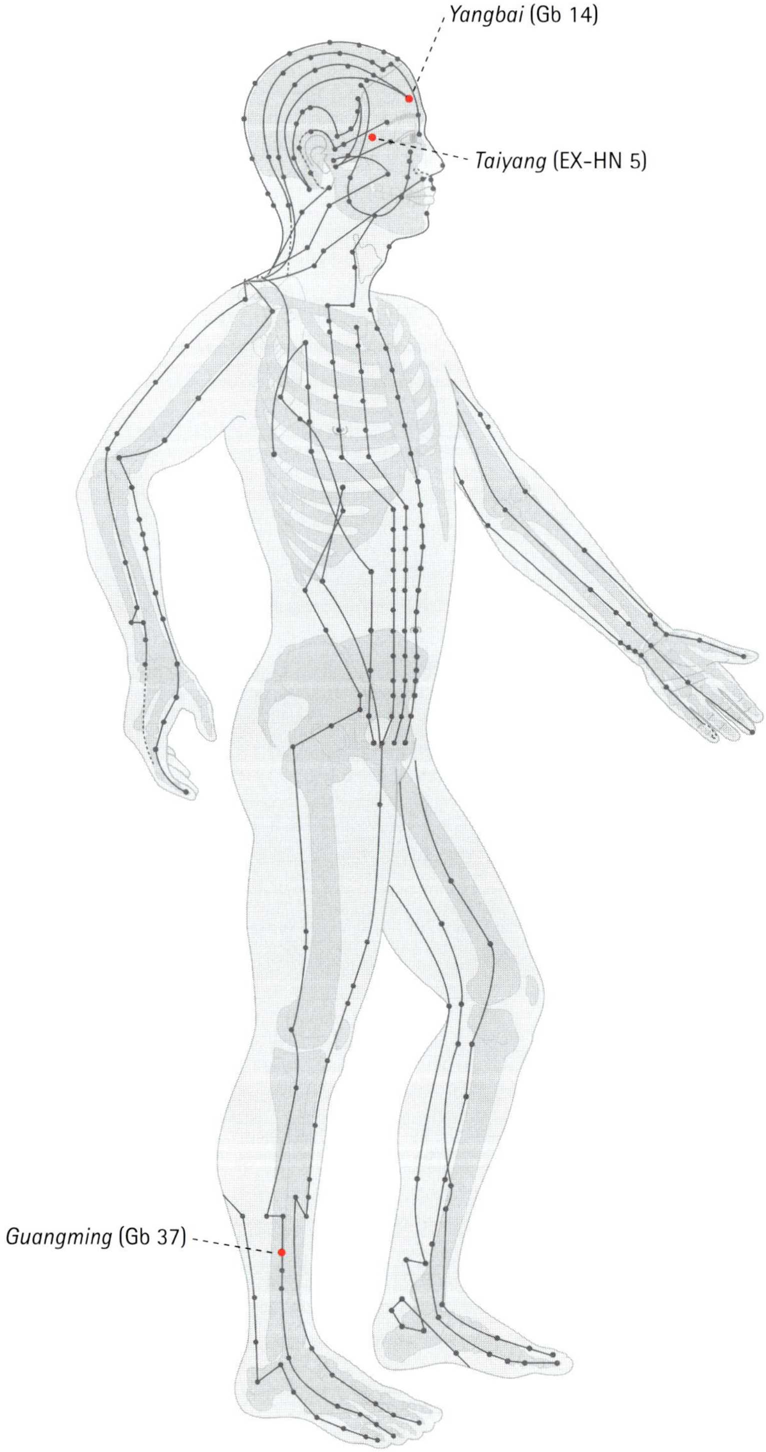
Yangbai (Gb 14)
Taiyang (EX-HN 5)
Guangming (Gb 37)

Behandlung

Akupunkturpunkte und -techniken

Yangbai (Gb 14)

■ **Punktionsort:** betroffene Seite ■ **Gauge/Ø:** 30/0,32 mm ■ **Nadellänge:** 40 mm

Stichtechnik:

- waagrecht nach unten in Richtung *Yuyao* (EX-HN 4) und an diesem vorbei bis zum oberen Drittel des Oberlides einstechen
- da dieser Akupunkturpunkt nahe am Os frontale liegt, sollte der Einstich schnell erfolgen, um Schmerzen zu vermeiden

Nadelsensation: sich ausbreitender Schmerz im Vorderkopf und in der Augenhöhle

Taiyang (EX-HN 5)

■ **Punktionsort:** betroffene Seite ■ **Gauge/Ø:** 30/0,32 mm ■ **Nadellänge:** 50 mm

Stichtechnik:

- waagrecht einstechen
- die Nadel 1,4 cun in Richtung *Touwei* (Ma 8) schieben

Nadelsensation: sich ausbreitender Schmerz in der Temporal-Region und/oder in den mittleren oberen Teil des Augapfels ausstrahlender Schmerz

Guangming (Gb 37)

■ **Punktionsort:** nichtbetroffene Seite ■ **Gauge/Ø:** 30/0,32 mm ■ **Nadellänge:** 50 mm

Stichtechnik: 1,0–1,5 cun senkrecht einstechen

Nadelsensation: ausstrahlender Schmerz in Richtung Fußrücken oder Ferse

Verfahren

- Patient in sitzender Position
- Nadelung der Akupunkturpunkte der betroffenen Seite für 40 min; Elektroakupunktur an Gb 14 und EX-HN 5
- Akupunkturanwendung einmal täglich an 6 aufeinander folgenden Tagen (1 Behandlungszyklus)
- bei Bedarf Wiederaufnahme der Behandlung nach 5 Tagen

Anmerkungen

Die Symptomatik der Trochlearislähmung ist relativ gering ausgeprägt, so dass die Diagnose manchmal schwierig ist. Die Akupunktur ist wirksam bei der Behandlung der einfachen Trochlearislähmung. Wurde die Lähmung durch intracranielle Entzündung oder Tumor verursacht, sollte zuerst die Primärerkrankung behandelt werden; danach können ebenfalls zufriedenstellende Ergebnisse erzielt werden. Während der Behandlung sollte der Patient das betroffene Auge abdecken, um Diplopie zu vermeiden.

8 Trigeminusneuralgie

Die Trigeminusneuralgie (auch als „Tic douloureux“ bezeichnet) ist ein Gesichtsschmerzsyndrom, das sich im mittleren oder höheren Lebensalter entwickelt. Die Ursache ist unbekannt. In vielen Fällen vermutet man als möglichen Grund, dass infolge eines Traumas ein Kurzschluss zwischen den demyelinisierten Fasern der Radix sensoria des Ganglion trigeminale und daran vorbeiziehenden benachbarten motorischen Axonen entsteht. Als weitere ätiologische Faktoren gelten eine arteriosklerotische Veränderung oder Ektopie der Arterie, die den Nerv versorgt, eine Verdickung der Meningen und eine Kompression des Nervs.

Zu den Ursachen des Leidens können auch – jeweils von pathologischen Veränderungen begleitet – Läsionen des N. trigeminus und eine Kompression des angrenzenden Gewebes zählen, wie sie beispielsweise durch Tumoren und Verletzungen an Ohr, Nase oder Zähnen auftreten.

Klinik

- tritt häufig erst nach dem mittleren Lebensalter auf; betrifft häufiger Frauen
- plötzlich auftretender Schmerz ohne prädisponierende Symptome
- Leichte Stimulation eines entscheidenden Triggerpunktes kann unerträglichen Schmerz auslösen; das Leiden bleibt für gewöhnlich auf eine Seite beschränkt und betrifft mit dem N. maxillaris und den N. mandibularis häufig nur den 2. und 3. Trigeminusast, selten alle 3 Äste gleichzeitig.
- in kurzen Episoden von 1 oder 2 min periodisch auftretender stechender, blitzartiger Schmerz entlang dem Verlauf des Nervenastes, der von einem reflektorischen Krampf der Gesichtsmuskeln, anfallsweiser Rötung der Gesichtshaut mit Hitzegefühl (Flush), Bindehautsuffusion, Tränen- und Schweißsekretion begleitet sein kann
- Der Schmerz geht spontan zurück und bleibt unter Umständen einige Wochen lang aus.

Behandlung

Akupunkturpunkte und -techniken

Sibai (Ma 2)

■ **Punktionsort:** betroffene Seite ■ **Gauge/Ø:** 30/0,32 mm ■ **Nadellänge:** 25 mm
Stichtechnik:

- schräg entlang dem Foramen infraorbitale 0,3–0,5 cun einstechen (in einem Winkel von 45°)
- Cave!

Nadelsensation: lokal sich ausbreitender Schmerz

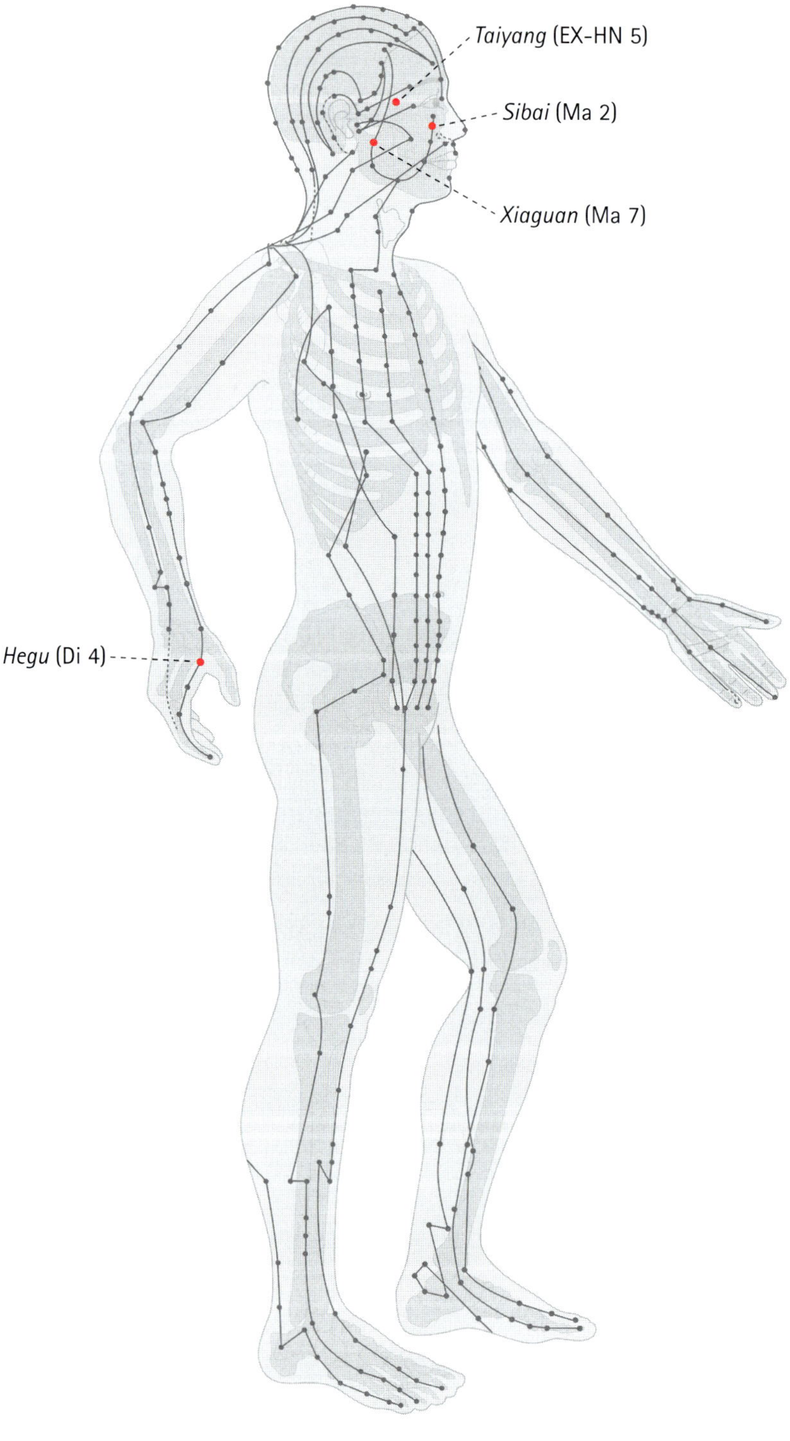
Taiyang (EX-HN 5)
Sibai (Ma 2)
Xiaguan (Ma 7)
Hegu (Di 4)

Hegu (Di 4)

■ **Punktionsort:** betroffene Seite ■ **Gauge/Ø:** 30/0,32 mm ■ **Nadellänge:** 50 mm
Stichtechnik: 1,0–1,5 cun in Richtung *Houxie* (Dü 3) einstechen
Nadelsensation: sich ausbreitender Schmerz in die Handfläche

Taiyang (EX-HN 5)

■ **Punktionsort:** betroffene Seite ■ **Gauge/Ø:** 30/0,32 mm ■ **Nadellänge:** 40 mm
Stichtechnik:

- waagrecht einstechen
- 1,0–1,3 cun in Richtung des Unterkieferwinkels schieben an dem hinteren Teil des Os zygomaticum vorbei

Nadelsensation: lokal sich ausbreitender Schmerz

Xiaguan (Ma 7)

■ **Punktionsort:** betroffene Seite ■ **Gauge/Ø:** 30/0,32 mm ■ **Nadellänge:** 40 mm
Stichtechnik:

- 0,5–1,0 cun senkrecht einstechen
- Cave: N. facialis

Nadelsensation: lokal sich ausbreitender Schmerz

Verfahren

- Patient in sitzender Position
- während jeder Sitzung Nadelung der oben genannten Punkte zusammen mit den beiden *Ahshi*-Punkten* des lokalen empfindlichen Bereichs im Gesicht; Verwendung von filiformen Nadeln Nr. 30, Länge 1 cun; Einstichtiefe ungefähr 0,5 cun
- Nadelung für 40 min ohne Drehen, auch beim Herausziehen
- Akupunkturanwendung einmal täglich an 10 aufeinander folgenden Tagen (1 Behandlungszyklus)
- bei Wirksamkeit der Behandlung erneuter Behandlungszyklus nach ungefähr 5 Tagen

Nachtrag: Implantation von Dauernadeln an den Tender-Point(s)

- zentrale Nadelung an 1–2 ausgewählten Tender- oder Trigger-Punkten im Versorgungsgebiet des N. trigeminus mit sterilen Hautnadeln nach Desinfektion der Haut
- Verbleib der Nadel im Subcutangewebe für 2–3 Tage, geschützt durch ein mit Heftpflaster fixiertes alkoholgetränktes Wattebällchen in der Größe des äußeren Nadelschaftrings
- bei Wirksamkeit der Behandlung Wiederholung der Prozedur nach einem Tag bis zur Heilung

---

* *Ahshi*-Punkte sind Akupunkturpunkte ohne feste Lokalisation. Man findet sie bei Überempfindlichkeit oder Schmerz an den empfindsamsten Stellen. Sie werden nach dem Prinzip genadelt: Wo es schmerzt, befindet sich ein Akupunkturpunkt.

I II III IV

Anmerkungen

Die Trigeminusneuralgie ist schwer zu behandeln. Als erste Wahl bei konservativer Behandlung kann die Akupunktur in leichten Fällen im Frühstadium wirksam sein. In hartnäckigen Fällen mit häufigen täglichen Attacken kann die Akupunktur jedoch nur in Kombination mit lokaler Corticosteroidinjektion wirken. Bei der Anwendung dieser Injektionen ist die richtige Wahl der Indikation der Schlüssel zum Erfolg. Wegen des häufigen Auftretens von Komplikationen bei dieser Therapie muss vorsichtig und genau vorgegangen werden. Wenn die therapeutischen Effekte des oben genannten Verfahrens nicht zufriedenstellend sind, sollte man die Behandlung abbrechen und den Patienten an einen westlich-medizinisch ausgebildeten Spezialisten überweisen, um evtl. chirurgische Maßnahmen, wie z. B. eine Rhizotomie des Trigeminus einzuleiten.

Bei Trigeminusneuralgie mit bekannter zugrunde liegender Ursache, wie Tumor, intracranielle Hypertonie oder Nasenbluten, sollte als erste Maßnahme die Behandlung der Primärerkrankung erfolgen. Danach kann die verbliebene Trigeminusneuralgie relativ zufriedenstellend mit Akupunktur behandelt werden.

Kurzum, die Behandlung dieser Erkrankung ist relativ schwierig, und die Rückfallquote ist nach initialer Heilung hoch. Deshalb sind die Akupunktur, die Corticosteroidinjektion und die Chirurgie nur teilweise hilfreich zur Besserung der Neuralgie.

9 Abduzenslähmung

Bei der Abduzenslähmung ist der Augenmuskel M. rectus lateralis beeinträchtigt. Als Ursache kommen viele verschiedene Faktoren in Frage, die direkt oder indirekt auf den N. abducens einwirken.

Bei den Krankheitsursachen für die Abduzenslähmung unterscheidet man die beiden folgenden Kategorien:

- intracranielle Erkrankungen, die den Nerven betreffen oder Druck auf ihn ausüben, wie beispielsweise ein Hirntumor, ein intracranielles Hämatom, hochdruckbedingte zerebrale Erkrankungen (wie eine Hirnblutung oder ein Hirninfarkt) oder ein erhöhter intracranieller Druck aufgrund einer Enzephalitis oder Meningitis
- extracranielle Erkrankungen, die den N. abducens direkt oder indirekt betreffen; dazu gehören eine Arteriosklerose der Arterie, die den Nerven versorgt, Entzündungen im Bereich des Sinus cavernosus beziehungsweise der A. carotis interna (Kavernosusthrombose, Carotis-Sinus-cavernosus-Fistel), Entzündungen der Orbita, Traumen, Frakturen oder ein Karzinom des Nasenrachenraums.

Klinik

- tritt meist als isolierte Hirnnervenlähmung auf
- Durch den Ausfall des Muskels wird der betroffene Augapfel adduziert; sobald das betroffene Auge einen bestimmten Punkt fixiert, kommt es beim gesunden Auge zu einer ausgeprägten Esotropie (Strabismus convergens, Einwärtsschielen), so dass Doppelbilder entstehen.
- Bei einer leichten Paralyse dreht der Patient seinen Kopf häufig zur gelähmten Seite oder neigt ihn zum Ausgleich leicht nach vorne.
- Durch eine Erhöhung des Hirndrucks kann es zu einer beidseitigen Abduzenslähmung kommen.

Behandlung

Akupunkturpunkte und -techniken

Yangbai (Gb 14)

■ **Punktionsort:** betroffene Seite ■ **Gauge/Ø:** 30/0,32 mm ■ **Nadellänge:** 40 mm

Stichtechnik:

- waagrecht nach unten in Richtung *Yuyao* (EX-HN 4) und an diesem vorbei bis zum oberen Drittel des Oberlides einstechen
- da dieser Akupunkturpunkt nahe am Os frontale liegt, sollte der Einstich schnell erfolgen, um Schmerzen zu vermeiden

Nadelsensation: sich ausbreitender Schmerz in der Stirn und in der Augenhöhle

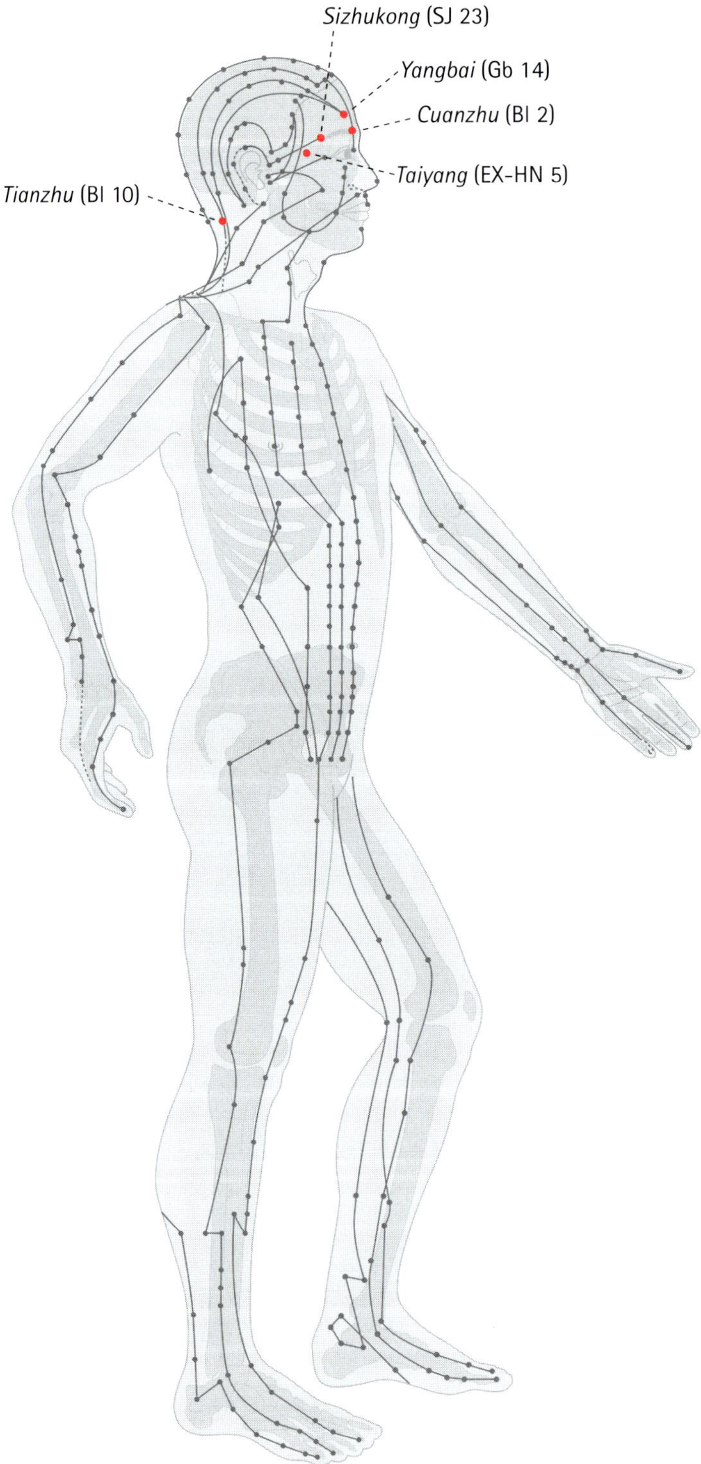
Sizhukong (SJ 23)
Yangbai (Gb 14)
Cuanzhu (Bl 2)
Taiyang (EX-HN 5)
Tianzhu (Bl 10)

Cuanzhu (Bl 2)

■ **Punktionsort:** betroffene Seite ■ **Gauge/Ø:** 30/0,32 mm ■ **Nadellänge:** 50 mm
Stichtechnik:
- die Haut zu einer Falte zusammendrücken
- die Nadel leicht schräg (in einem Winkel von 15°) an Bl 2 einstechen
- waagrecht in Richtung SJ 23 stechen

Nadelsensation: sich ausbreitender Schmerz in der Augenhöhle

Taiyang (EX-HN 5)

■ **Punktionsort:** betroffene Seite ■ **Gauge/Ø:** 30/0,32 mm ■ **Nadellänge:** 50 mm
Stichtechnik: 1,0–1,5 cun waagrecht nach hinten in Richtung *Shuaigu* (Gb 8) einstechen
Nadelsensation: sich ausbreitender Schmerz in der Temporal-Region

Tianzhu (Bl 10)

■ **Punktionsort:** betroffene Seite ■ **Gauge/Ø:** 30/0,32 mm ■ **Nadellänge:** 25 mm
Stichtechnik: 0,5–0,8 cun senkrecht einstechen
Nadelsensation: lokal sich ausbreitender Schmerz

Verfahren

- Auswahl einseitiger oder beidseitiger Akupunkturpunkte entsprechend der betroffenen Seite(n)
- Patient in sitzender Position
- Nadelung der Akupunkturpunkte für 40 min mit Anwendung von Elektroakupunktur
- zur Vermeidung von Blutungen nach Entfernen der Nadeln mit steriler Watte auf die Punkte drücken
- Akupunkturanwendung einmal täglich an 7 aufeinander folgenden Tagen (1 Behandlungszyklus)
- bei Bedarf Wiederaufnahme der Therapie nach 3 Tagen

Anmerkungen

Die therapeutische Wirkung der Akupunktur ist für die einfache, durch Entzündung ausgelöste Abduzenslähmung relativ zufriedenstellend. In Fällen, die durch intracranielle Läsion verursacht wurden, sollte zunächst die Primärerkrankung behandelt und erst danach Akupunktur eingesetzt werden. Wurde die Lähmung durch cerebrale Blutung oder Embolie verursacht, kann die Akupunktur gleichzeitig mit der Behandlung der Primärerkrankung erfolgen. Hierbei wird zusätzlich im Gesichtsbereich behandelt. Während der Behandlung kann der Patient getönte Brillengläser tragen, um Überanstrengung des Auges zu vermeiden, was den therapeutischen Effekt behindern würde.

10 Tic facial

Charakteristisch für den Tic facial sind ein- oder beidseitig auftretende unregelmäßige, unwillkürliche, krampfartige Zuckungen der mimischen Muskulatur; man bezeichnet ihn auch als Tic convulsif oder mimischen Gesichtskrampf.

Wodurch dieses Leiden verursacht wird, ist noch unklar; es tritt häufig bei pathologischer Stimulation der Erregungsleitung des N. facialis auf. In einigen Fällen wird es durch eine Kompression infolge eines Aneurysmas oder einer arteriosklerotisch bedingten Dilatation der Äste des vertebrobasilären Arteriensystems herbeigeführt; oder es entsteht durch eine Demyelinisation aufgrund einer Fazialislähmung, durch entzündliche Läsionen oder Kleinhirnbrückenwinkeltumoren.

Klinik

- kommt häufig bei weiblichen Patienten mittleren Alters vor, ohne dass andere Symptome oder anamnestisch eine Neuritis des N. facialis vorliegen
- Im Frühstadium zuckt nur der M. orbicularis oculi unregelmäßig, doch breitet sich der Tic langsam auf andere mimische Muskeln der gleichen Seite aus und zeigt sich als ein- oder beidseitig auftretende unregelmäßige, krampfartige Zuckungen des Augenlids und des Mundwinkels. Der Tic kann einige Sekunden bis Minuten anhalten und sich durch Müdigkeit oder emotionale Belastung verschlimmern; er tritt aber nicht während des Schlafens auf.
- Im Allgemeinen ist der Tic einseitig, selten werden beide Seiten in Mitleidenschaft gezogen.
- Im Elektromyogramm kann man unter Umständen Fibrillations- und Faszikulationspotentiale erkennen.

Behandlung

Akupunkturpunkte und -techniken

Qianzheng

0,5 cun vor und auf gleicher Höhe mit dem Ohrläppchen

■ **Punktionsort:** betroffene Seite ■ **Gauge/Ø:** 30/0,32 mm ■ **Nadellänge:** 50 mm

Stichtechnik:

- 1,3 cun leicht schräg in Richtung Nasenspitze einstechen
- um die Parotis-Drüse und die Unterkiefergefäße nicht zu verletzen, nicht zu tief einstechen

Nadelsensation: lokal sich ausbreitender Schmerz und starke Empfindung

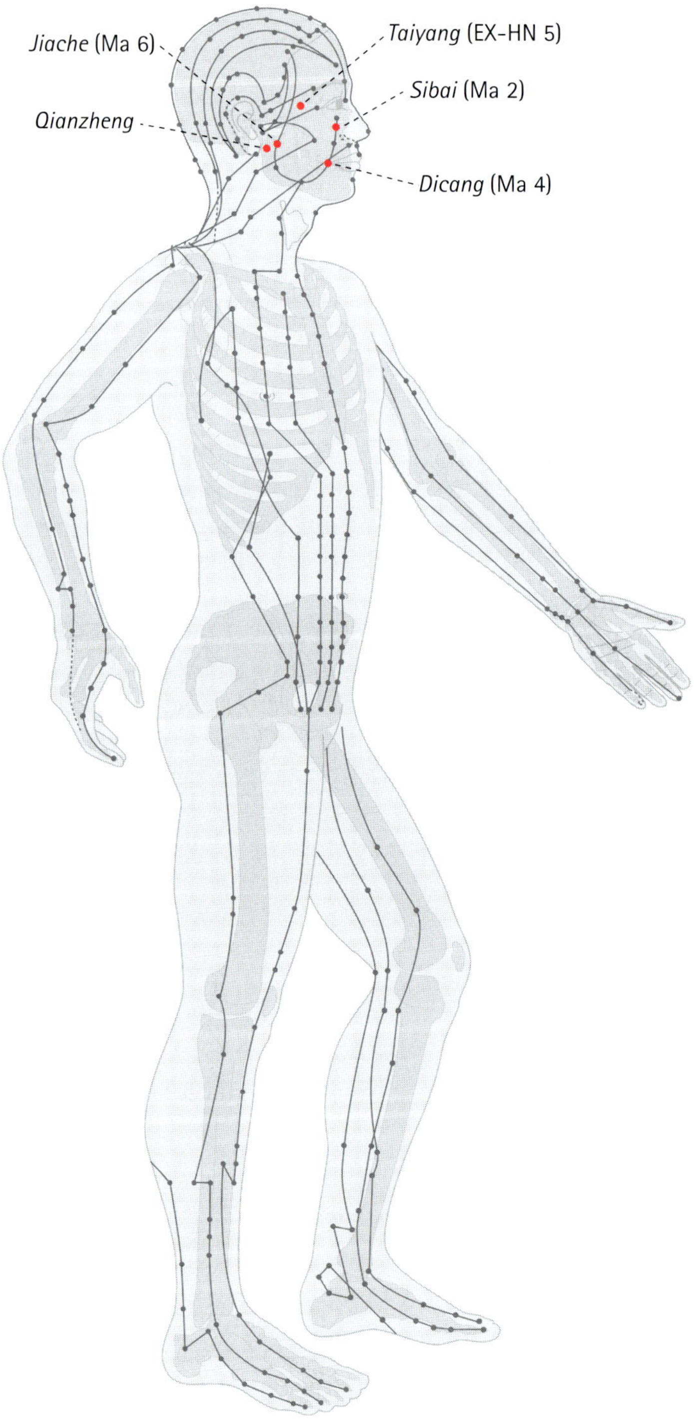
Jiache (Ma 6)
Taiyang (EX-HN 5)
Sibai (Ma 2)
Qianzheng
Dicang (Ma 4)

Taiyang (EX-HN 5)

■ **Punktionsort:** betroffene Seite ■ **Gauge/Ø:** 30/0,32 mm ■ **Nadellänge:** 50 mm
Stichtechnik: 1,0 – 1,5 cun waagrecht nach hinten in Richtung *Shuaigu* (Gb 8) einstechen
Nadelsensation: sich ausbreitender Schmerz in der Temporal-Region

Sibai (Ma 2)

■ **Punktionsort:** betroffene Seite ■ **Gauge/Ø:** 30/0,32 mm ■ **Nadellänge:** 25 mm
Stichtechnik:

- schräg entlang dem Foramen infraorbitale 0,3 – 0,5 cun einstechen (in einem Winkel von 45°)
- Cave!

Nadelsensation: lokal sich ausbreitender Schmerz

Dicang (Ma 4)

■ **Punktionsort:** betroffene Seite ■ **Gauge/Ø:** 30/0,32 mm ■ **Nadellänge:** 50 mm
Stichtechnik:

- waagrecht einstechen
- in Richtung Ma 6 stechen

Nadelsensation: lokal sich ausbreitender Schmerz

Verfahren

- Patient in sitzender Position
- Nadelung der Akupunkturpunkte für 1 Stunde (an einer oder beiden Seiten, abhängig von der Lokalisation des Fazialistics); keine Stimulation der Nadeln
- Akupunkturanwendung einmal täglich an 10 aufeinander folgenden Tagen (1 Behandlungszyklus)
- bei Bedarf Wiederaufnahme der Therapie nach 5 Tagen

Anmerkungen

Es bedarf einer relativ langen Akupunkturbehandlung, um eine wahrnehmbare therapeutische Wirkung bei der Therapie des Fazialistics zu erzielen. Leichte Fälle können geheilt, der Zustand der Patienten mit langer Krankheitsgeschichte und häufigem Auftreten der Störung kann verbessert werden. In diesen Fällen können auch Corticosteroidinjektionen versucht werden. Aufgrund des Risikos dauerhafter Fazialislähmung sollten diese Injektionen jedoch sehr vorsichtig nur an ausgewählten Patienten erfolgen. Bei Vorliegen eines Primärherdes sollte dieser vor Durchführung der Akupunktur behandelt werden. Wenn in hartnäckigen Fällen Akupunktur und Injektionsbehandlung keine Wirkung zeigen, sollte der Patient an einen westlich ausgebildeten Spezialisten überwiesen werden, um evtl. geeignete chirurgische Maßnahmen einzuleiten.

11 Fazialislähmung (Bell-Lähmung)

Bei der Fazialislähmung ist die Funktion des VII. Hirnnervs in dem Bereich, der von seinem außerhalb des Schädels verlaufenden Teil innerviert wird, gestört, beeinträchtigt oder anomal. Für gewöhnlich ist dafür eine Virusinfektion verantwortlich. Man findet auch die Bezeichnungen Fazialisparese oder idiopathische periphere Fazialislähmung.

Zwei Gründe können dabei eine Rolle spielen: Zum einen kann der Nerv selbst betroffen sein (zum Beispiel durch eine Ischämie und Ödeme aufgrund einer Mangelversorgung des Nervs oder durch Spasmen der versorgenden Blutgefäße); zum anderen kann der N. facialis auch aufgrund von Läsionen in seiner Umgebung beeinträchtigt oder komprimiert sein (zum Beispiel durch eine Kompression oder Entzündung umgebender Gewebe bei bakteriellen oder viralen Infektionen oder rheumatischen Erkrankungen). Auch infolge einer Periostitis am Foramen stylomastoideum kann Druck auf den Nerv ausgeübt werden, so dass die Blutversorgung gestört ist und es zu einer Fazialislähmung kommt. Ödem und Degeneration sind die wichtigsten pathologischen Veränderungen; bleibt die Erkrankung längere Zeit unbehandelt, kann der Nerv atrophieren.

Klinik

- Eine Fazialisparese kann in jedem Alter auftreten; sie ist häufig bei weiblichen Patienten im Alter zwischen 18 und 25 Jahren zu beobachten.
- Die meisten Fälle sind auf eine Seite beschränkt, mit meist recht akutem Beginn.
- Die Gesichtsmuskulatur auf der betroffenen Seite ist gelähmt.
- Der Patient ist nicht in der Lage, die Stirn zu runzeln oder die Augenbrauen zusammenzuziehen.
- Wenn der Patient versucht, das Auge zu schließen, gelingt dies nicht vollständig, so dass man die beim Lidschluss physiologische Rotation des Bulbus nach oben und zur Schläfe hin sehen kann (Bell-Phänomen).
- Die Nasolabialfalte wird flacher oder verschwindet, der Mundwinkel fällt gegenüber der gesunden Seite ab.
- Der Patient kann nicht pfeifen; beim Essen bleibt die aufgenommene Nahrung auf der betroffenen Seite leicht zwischen den Zähnen und der Wange stecken.
- Wenn sich die Läsion am oder distal des Foramen stylomastoideum befindet, ist die Lähmung der ipsilateralen Gesichtsmuskulatur das einzige Symptom.
- Liegt die Läsion im Canalis n. facialis zwischen dem Abgang von Chorda tympani und N. stapedius, sind neben der Gesichtslähmung auch noch eine Verminderung oder ein Verlust der Geschmacksempfindung in den vorderen zwei Dritteln der Zunge und eine Beeinträchtigung der Speichelsekretion zu beobachten.
- Tritt die Läsion zwischen dem Abgang des N. stapedius und dem Ganglion geniculi auf, kommt zu den bereits genannten Symptomen noch eine Hyperakusis hinzu.

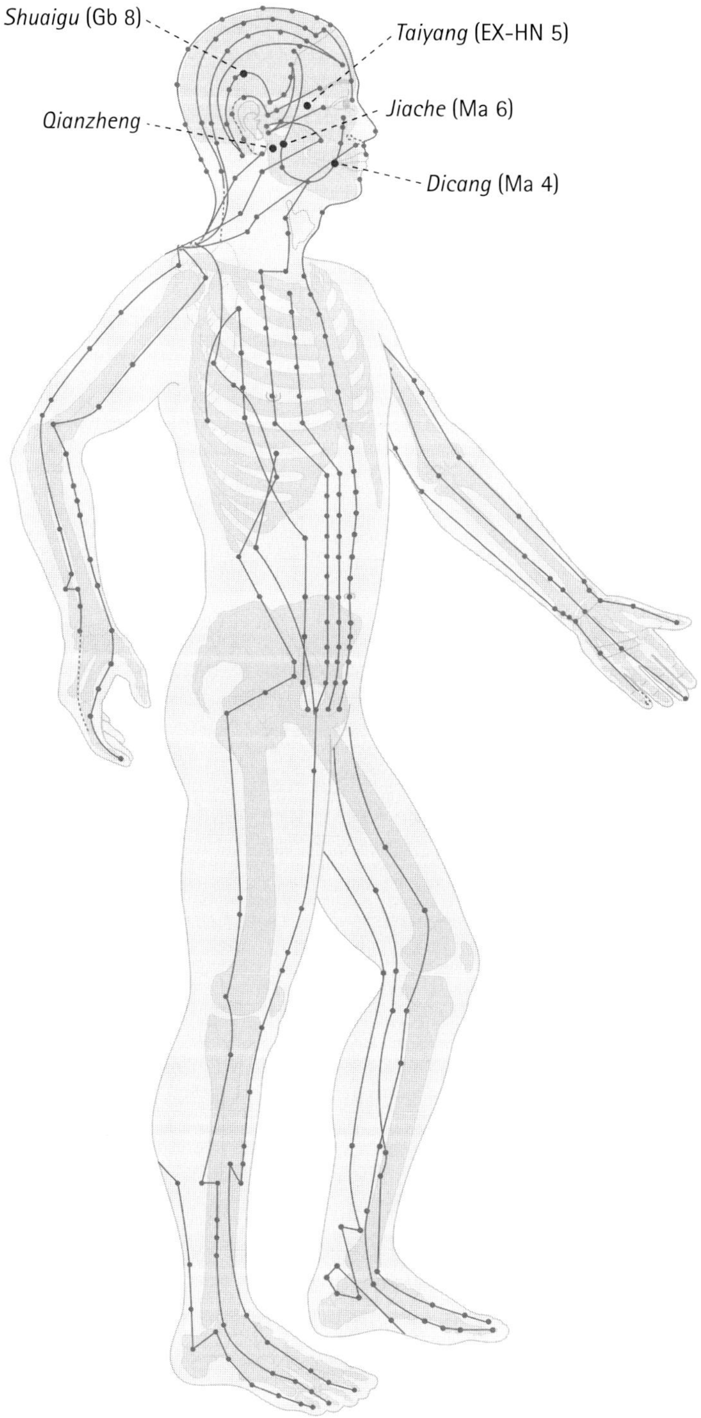
Shuaigu (Gb 8)
Taiyang (EX-HN 5)
Jiache (Ma 6)
Qianzheng
Dicang (Ma 4)

- Wenn das Ganglion geniculi geschädigt ist, ist die Sekretion der Tränendrüse vermindert oder gestört, und am Meatus acusticus externus, lateral auf der Ohrmuschel und auf der Rückseite des Ohrs kann sich ein Herpes zoster ausbilden.

Behandlung

Akupunkturpunkte und -techniken

Taiyang (EX-HN 5)

■ **Punktionsort:** betroffene Seite (2 Nadeln) ■ **Gauge/Ø:** 30/0,32 mm
■ **Nadellänge:** 50 mm
Stichtechnik:
- eine Nadel 1,0–1,5 cun waagrecht nach hinten in Richtung *Shuaigu* (Gb 8) einstechen
- die andere Nadel 1,0–1,5 cun waagrecht nach unten in Richtung *Jiache* (Ma 6) einstechen

Nadelsensation: sich ausbreitender Schmerz in der Temporal- und Buccal-Region

Qianzheng

0,5 cun vor und auf gleicher Höhe mit dem Ohrläppchen
■ **Punktionsort:** betroffene Seite ■ **Gauge/Ø:** 30/0,32 mm ■ **Nadellänge:** 50 mm
Stichtechnik:
- 1,3 cun leicht schräg (in einem Winkel von 15°) in Richtung Nasenspitze einstechen
- um die Parotis-Drüse und die Unterkiefergefäße nicht zu verletzen, nicht zu tief einstechen

Nadelsensation: lokal sich ausbreitender Schmerz und starke Empfindung

Dicang (Ma 4)

■ **Punktionsort:** betroffene Seite ■ **Gauge/Ø:** 30/0,32 mm ■ **Nadellänge:** 50 mm
Stichtechnik:
- waagrecht einstechen
- in Richtung Ma 6 stechen

Nadelsensation: lokal sich ausbreitender Schmerz

Verfahren

- Patient in sitzender Position
- Nadelung der Akupunkturpunkte für 1 Stunde mit Anwendung von Elektroakupunktur
- Akupunkturanwendung einmal täglich an 10 aufeinander folgenden Tagen (1 Behandlungszyklus)
- bei Bedarf erneute Behandlung nach 3 Tagen

Anmerkungen

Der therapeutische Effekt der Elektroakupunktur ist besonders bei einfacher Fazialisparese (nicht durch Tumorkompression oder eitrige Mastoiditis hervorgerufen) zufriedenstellend und anderen Therapien überlegen. Die beste Zeit, mit der Akupunktur zu beginnen, ist innerhalb von 5 Tagen nach Auftreten der Erkrankung. Wird erst mehr als 3 1/2 Monate nach Krankheitsbeginn behandelt, sind die therapeutischen Effekte relativ gering, und die Behandlung dauert länger. Ein gewisser Effekt kann aber dennoch erzielt werden. In Fällen mit zugrundeliegender Erkrankung sollte diese zuerst beseitigt werden. In der Zwischenzeit kann die Elektroakupunktur mit zufriedenstellenden Ergebnissen angewendet werden.

12 Glossopharyngeuslähmung

Die Glossopharyngeuslähmung ist eine progressive Paralyse, die vor allem Muskeln von Schlund und Gaumen betrifft und dazu führt, dass im Verbreitungsgebiet des betroffenen Nervs die sensorischen und sensiblen Funktionen nachlassen oder ausfallen.

Eine einfache Glossopharyngeuslähmung ist selten; sie geht meist mit einer Schädigung anderer Hirnnerven einher. Hauptursachen sind eine operative Durchtrennung des Nervs, Tonsillektomie und in einigen Fällen eine Kompression aufgrund eines Tumors oder einer Entzündung des Pharynx, Larynx oder Mundbodens. Eine Glossopharyngeuslähmung ist beinahe immer von einem anderen Hirnnervenschaden begleitet.

Klinik

- Bei einer Schädigung des N. glossopharyngeus leiden die Patienten auch unter einer sensorischen Störung; im hinteren Drittel der Zunge ist die Geschmacksempfindung vermindert oder vollkommen ausgefallen.
- Im oberen Teil des Pharynx sind Allgemeinempfindungen vermindert oder nicht mehr vorhanden; dies ist mit einer Abschwächung oder Aufhebung des an Rachen und Gaumen auszulösenden Reflexes verbunden (Rachen- oder Würgereflex).
- Nur ein einseitiger Ausfall des Rachen- und Gaumenreflexes ist pathologisch wichtig, ein beidseitiger Ausfall ohne weitere Symptome hat keine praktische Bedeutung, weil er auch bei gesunden Personen vorhanden sein kann.
- Wenn der N. glossopharyngeus geschädigt wird, kann es zu einer Lähmung der Mm. stylopharyngeus und palatopharyngeus kommen, die zu einem Prolaps des Gaumensegels führt.

Untersuchung

- Der betroffene Gaumenbogen hängt tiefer als auf der gesunden Seite, und die Uvula ist zur gesunden Seite verlagert.
- Nach wiederholten Phonations- und Rachenreflextests wird es aufgrund der Ermüdung zu einer Areflexie auf der betroffenen Seite kommen.
- Schluckstörung: Wasser kann aus den Nasenlöchern herauslaufen; Nahrung und Speichel bleiben möglicherweise in der Cavitas pharyngis stecken.
- Beeinträchtigung der Phonation: besonders die Stimm- und Lautbildung im Kehlkopf ist erschwert, so dass der Patient näselt (Rhinolalia aperta).
- Beeinträchtigung des beidseitigen Hebens oder Spannens des Gaumensegels: in Ruhe ist das Velum palatini entspannt und schlaff, der Rachenreflex fehlt.

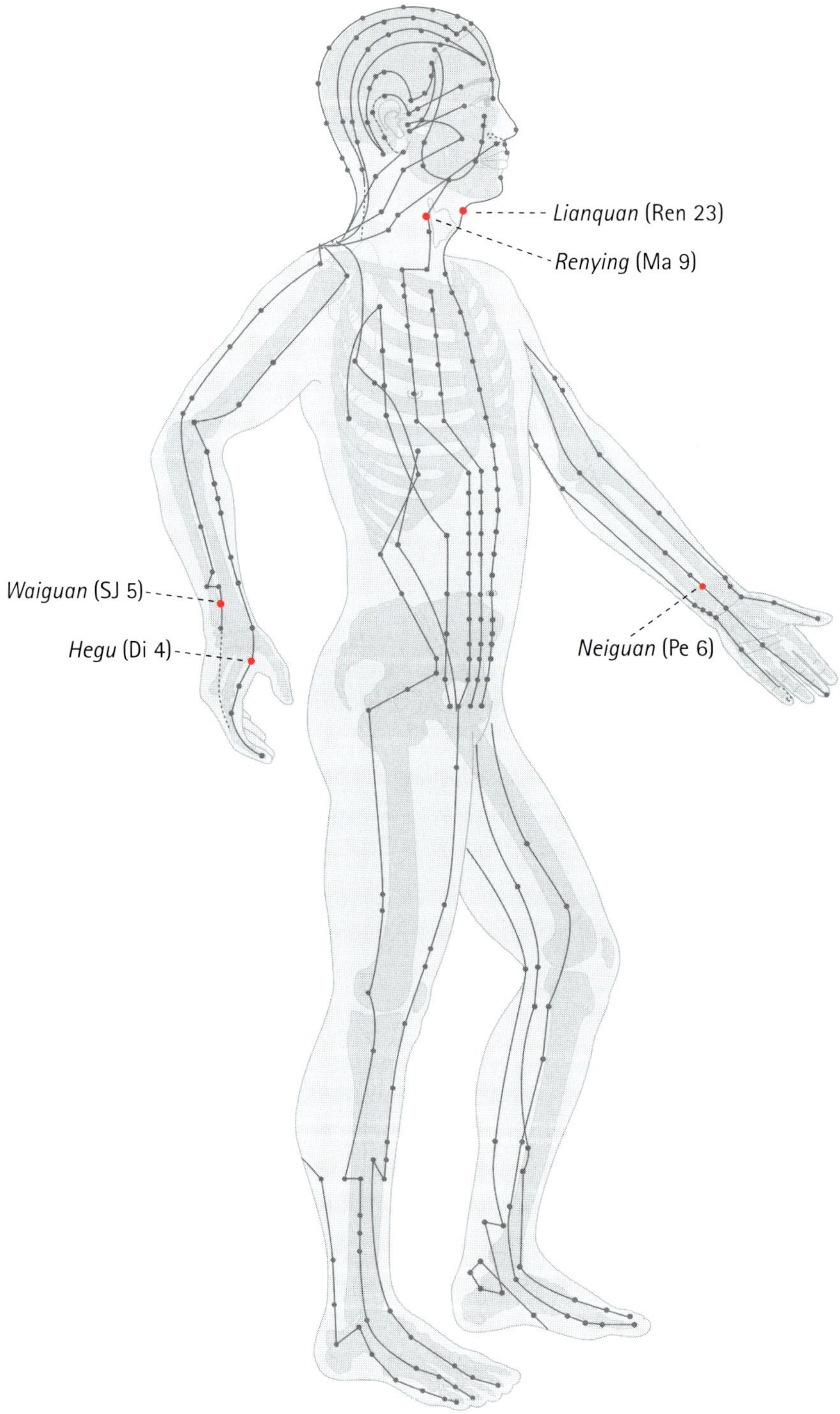

Lianquan (Ren 23)
Renying (Ma 9)
Waiguan (SJ 5)
Hegu (Di 4)
Neiguan (Pe 6)

Behandlung

Akupunkturpunkte und -techniken

Renying (Ma 9)

■ **Punktionsort:** betroffene Seite ■ **Gauge/Ø:** 30/0,32 mm ■ **Nadellänge:** 40 mm
Stichtechnik:
- 0,5 – 1,0 cun in Richtung Spinalkanal einstechen
- Cave: A. carotis

Nadelsensation: lokal oder in den Nacken und Hals sich ausbreitender Schmerz

Lianquan (Ren 23)

■ **Punktionsort:** median ■ **Gauge/Ø:** 30/0,32 mm ■ **Nadellänge:** 40 mm
Stichtechnik: 1,2 cun in Richtung Zungenwurzel einstechen
Nadelsensation: sich ausbreitende, starke Empfindung in der Zungenwurzel

Neiguan (Pe 6)

■ **Punktionsort:** betroffene Seite ■ **Gauge/Ø:** 30/0,32 mm ■ **Nadellänge:** 40 mm
Stichtechnik:
- 1,0 – 1,3 cun in Richtung *Waiguan* (SJ 5) einstechen
- Cave: N. medianus

Nadelsensation: lokal sich ausbreitender und/oder in den Handrücken und Mittelfinger ausstrahlender Schmerz

Hegu (Di 4)

■ **Punktionsort:** betroffene Seite ■ **Gauge/Ø:** 30/0,32 mm ■ **Nadellänge:** 40 mm
Stichtechnik: 1,0 cun in Richtung *Yuji* (Lu 10) einstechen
Nadelsensation: lokal sich ausbreitender Schmerz im Daumenballen

Verfahren

- Patient in sitzender Position mit nach hinten geneigtem Kopf
- Auswahl ein- oder beidseitiger Akupunkturpunkte entsprechend der betroffenen Seite(n)
- Nadelung der Akupunkturpunkte für 40 min mit Anwendung von Elektroakupunktur
- Akupunkturanwendung einmal täglich an 6 aufeinander folgenden Tagen (1 Behandlungszyklus)
- bei Bedarf erneute Behandlung nach 5 Tagen

Anmerkungen

Die Elektroakupunkturanwendung bei einseitiger Glossopharyngeuslähmung zeigt sehr gute therapeutische Wirkung. Die Erkrankung kann normalerweise innerhalb von 2 Behandlungszyklen geheilt werden. Auch bei beidseitiger Glossopharyngeuslähmung wirkt die Elektroakupunktur. Meist treten hier jedoch Komplikationen auf, wie Entzündungen im Bereich des Nasopharynx, der Trachea oder der Lunge. Werden diese während der Elektroakupunktur adäquat behandelt, können ebenfalls zufriedenstellende Resultate erzielt werden.

13 Glossopharyngeusneuralgie

Eine Glossopharyngeusneuralgie manifestiert sich als starker paroxysmaler Schmerz in dem Bereich, der vom N. glossopharyngeus sowie vom Ramus auricularis und von den Rami pharyngei des N. vagus innerviert wird. Sie ähnelt in ihren Charakteristika der Trigeminusneuralgie, kommt jedoch sehr viel seltener vor.

Die Ätiologie ist nicht klar; mögliche Ursachen sind eine Demyelinisation oder ein Druck auf den Nerv aufgrund einer Arachnoiditis oder eines Aneurysmas oder durch Tumoren am Kleinhirnbrückenwinkel, am Foramen jugulare, an der Schädelbasis, dem Nasopharyngealbereich oder der Tonsilla palatina.

Klinik

- Kommt vor allem bei Patienten über 40 Jahre vor – häufiger bei Männern als bei Frauen.
- Der Schmerz ist an der Radix linguae oder der Pharynxwand rund um die Tonsille lokalisiert, strahlt bis in den Nasenrachenraum oder den unteren Teil des Ohres aus und wird durch Schlucken, Sprechen, Husten, Gähnen oder andere Zungenbewegungen ausgelöst.
- Triggerpunkte befinden sich an der Hinterwand des Pharynx, der Radix linguae und der Fossa tonsillaris.
- Die Anfälle können mehrere Sekunden bis zu 1 oder 2 min dauern; sie können gelegentlich von einem Hustenanfall, einem Laryngospasmus, Herzrhythmusstörungen oder einer kurzen Bewusstlosigkeit infolge eines Blutdruckabfalls begleitet sein.

Behandlung

Akupunkturpunkte und -techniken

Hegu (Di 4)

■ **Punktionsort:** beidseitig ■ **Gauge/Ø:** 30/0,32 mm ■ **Nadellänge:** 50 mm
Stichtechnik: 1,0–1,5 cun in Richtung *Houxie* (Dü 3) einstechen
Nadelsensation: sich ausbreitender Schmerz in die Handfläche

Neiguan (Pe 6)

■ **Punktionsort:** beidseitig ■ **Gauge/Ø:** 30/0,32 mm ■ **Nadellänge:** 40 mm
Stichtechnik:
- 1,0–1,3 cun senkrecht in Richtung *Waiguan* (SJ 5) einstechen
- Cave: N. medianus

Nadelsensation: lokal sich ausbreitender und/oder in Handrücken und Mittelfinger ausstrahlender Schmerz

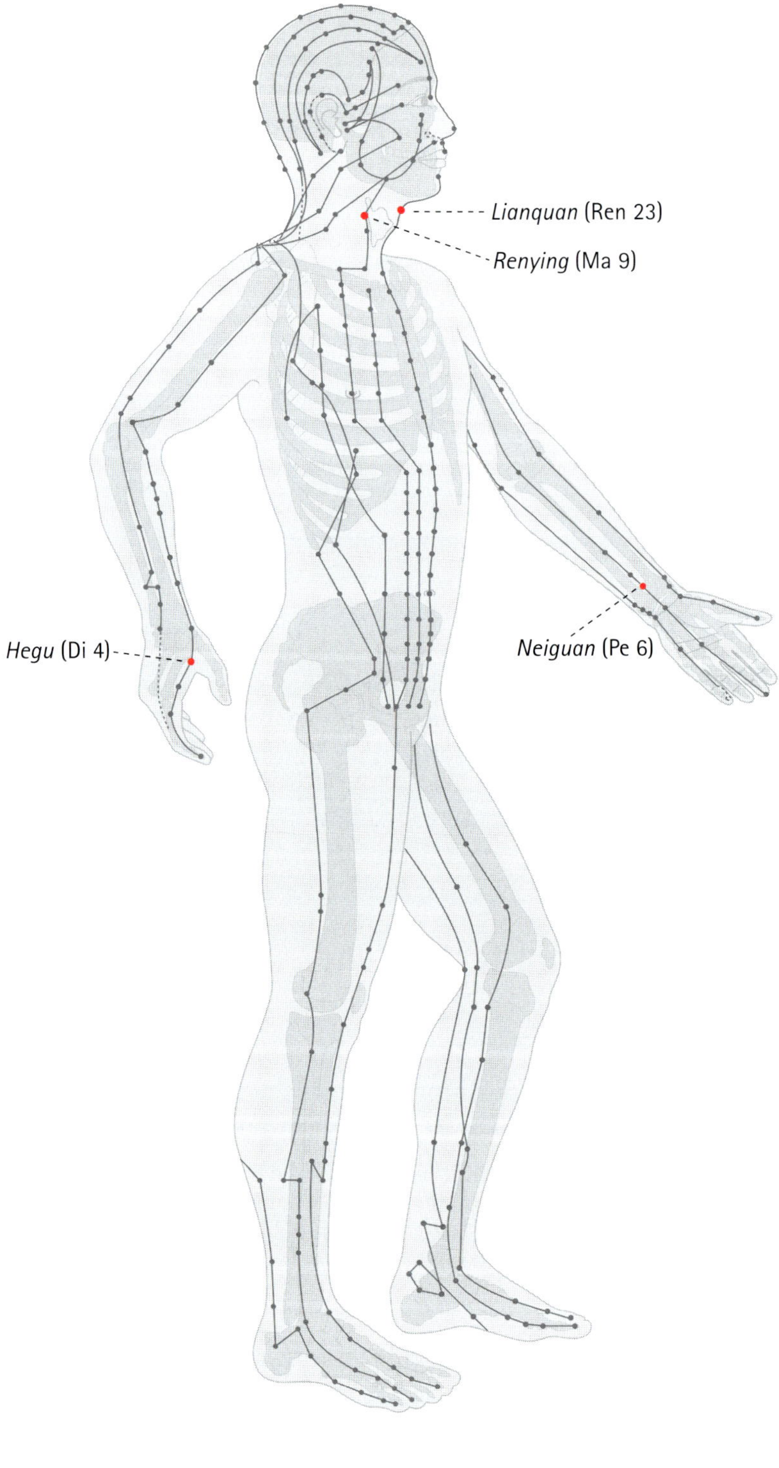
Lianquan (Ren 23)
Renying (Ma 9)
Hegu (Di 4)
Neiguan (Pe 6)

Renying (Ma 9)

■ **Punktionsort:** beidseitig ■ **Gauge/⌀:** 30/0,32 mm ■ **Nadellänge:** 40 mm

Stichtechnik:

- 0,5 – 1,0 cun in Richtung Spinalkanal einstechen
- Cave: A. carotis

Nadelsensation: lokal oder in den Nacken und Hals sich ausbreitender Schmerz

Lianquan (Ren 23)

■ **Punktionsort:** median ■ **Gauge/⌀:** 30/0,32 mm ■ **Nadellänge:** 40 mm

Stichtechnik: 1,2 cun in Richtung Zungenwurzel einstechen

Nadelsensation: sich ausbreitende und starke Empfindung in der Zungenwurzel

Verfahren

- Patient in sitzender Position mit nach hinten geneigtem Kopf
- Nadelung der Akupunkturpunkte für 40 min; während dieser Zeit einmalige Nadelstimulation durch Drehen
- Akupunkturanwendung einmal täglich an 10 aufeinander folgenden Tagen (1 Behandlungszyklus)
- erneute Behandlung nach 5 Tagen, falls der 1. Zyklus erfolgreich war; sonst Beenden der Behandlung

Anmerkungen

Die Glossopharyngeusneuralgie kann mit Akupunktur wirksam behandelt werden. Bei hartnäckigen, häufig wiederkehrenden Fällen, bei denen die Akupunktur unwirksam ist, können Corticosteroidinjektionen angewendet werden. Im Allgemeinen können durch die Injektion zufriedenstellende therapeutische Ergebnisse erzielt werden, vorausgesetzt, der Einstich erfolgt an der richtigen Position und Punktion sowie Technik sind korrekt.

14 Akzessoriuslähmung

Die Hauptursache für eine Akzessoriuslähmung ist ein Karzinom des Nasenrachenraums. Sie kann aber auch ausgelöst werden, weil der Nerv im Pharynx oder in Pharynxnähe komprimiert, gereizt oder anderweitig betroffen ist, etwa durch eine Diphtherie, akute und chronische Entzündungen im Rachenbereich, Tumoren, Gefäßerkrankungen, Syringomyelie oder Läsionen im Bereich der Medulla oblongata.

Klinik

- Eine isolierte Akzessoriuslähmung ist selten.
- Bei einer einseitigen Akzessoriuslähmung kann der M. sternocleidomastoideus schwächer werden und atrophieren; der Patient kann dann das Kinn nicht zur gesunden Seite drehen, hat aber keinerlei Probleme, es zur betroffenen Seite zu bewegen.
- Wenn beide Mm. sternocleidomastoidei gelähmt sind, ist der Kopf nach vorne gebeugt; die Paralyse des M. trapezius kann im oberen Anteil durch weitere Fasern aus C2–C4 kompensiert werden und fällt daher nicht ins Gewicht.
- Bei einer einfachen Akzessoriuslähmung fällt nur der untere Teil des M. trapezius aus, was sich darin äußert, dass die Schulter nach unten und außen verschoben ist.
- Wenn die beiden oberen Extremitäten herabhängen, steht der mediale Rand des Schulterblatts ab, wobei die Abduktion des Angulus superior deutlicher ausfällt als die des unteren Winkels.

Behandlung

Akupunkturpunkte und -techniken

Tianyou (SJ 16)

■ **Punktionsort:** betroffene Seite ■ **Gauge/Ø:** 30/0,32 mm ■ **Nadellänge:** 50 mm
Stichtechnik: 1,5 cun in Richtung Spinalkanal einstechen
Nadelsensation: lokal sich ausbreitender und/oder in die Schulter und den Rücken ausstrahlender Schmerz

Dazhu (Bl 11)

■ **Punktionsort:** betroffene Seite ■ **Gauge/Ø:** 30/0,32 mm ■ **Nadellänge:** 40 mm
Stichtechnik: 1,2 cun in Richtung Spinalkanal einstechen
Nadelsensation: lokal sich ausbreitender Schmerz

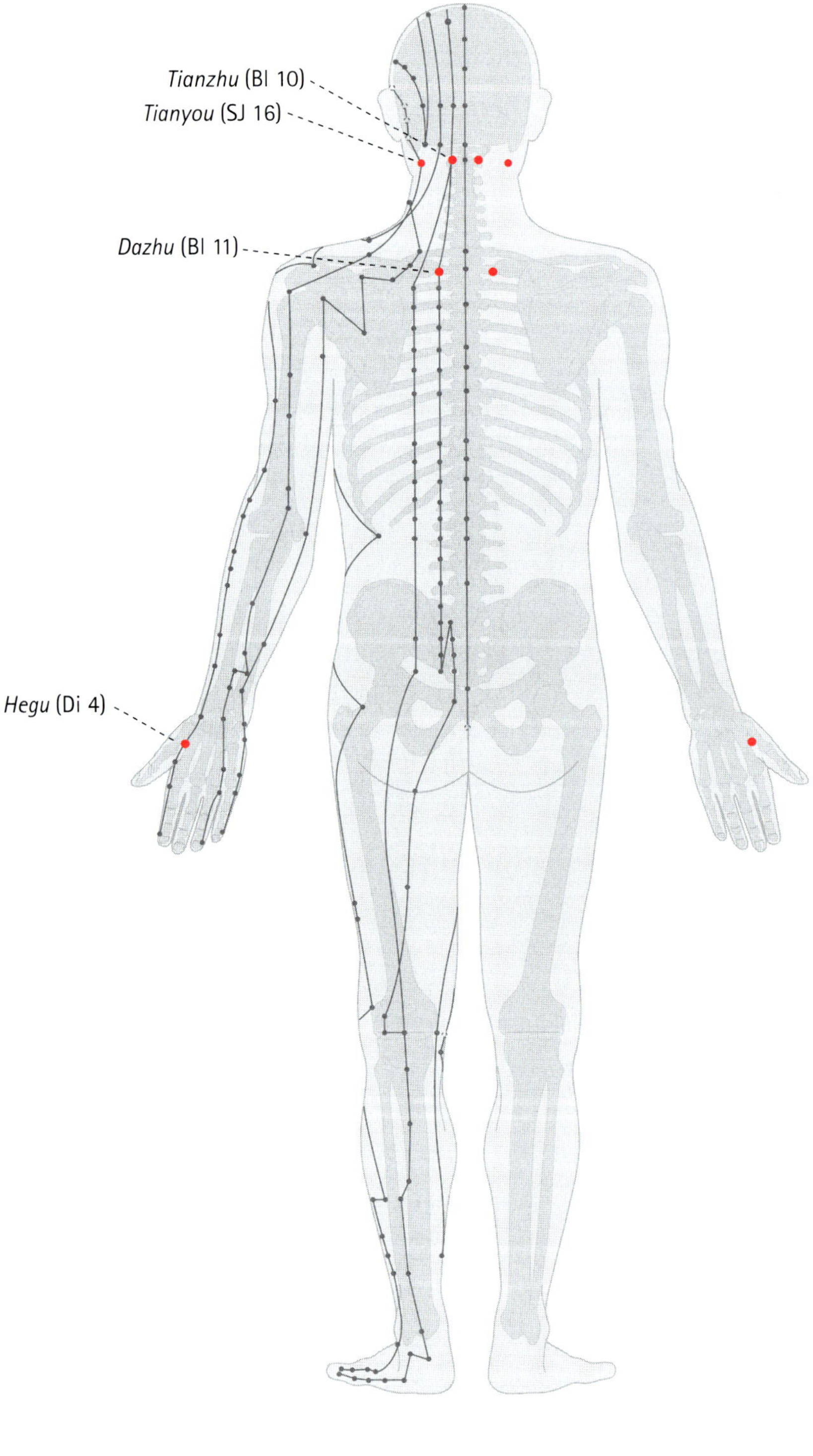
Tianzhu (Bl 10)
Tianyou (SJ 16)
Dazhu (Bl 11)
Hegu (Di 4)

Tianzhu (Bl 10)

■ **Punktionsort:** betroffene Seite ■ **Gauge/Ø:** 30/0,32 mm ■ **Nadellänge:** 25 mm
Stichtechnik: 0,5–0,8 cun senkrecht einstechen
Nadelsensation: lokal sich ausbreitender Schmerz

Hegu (Di 4)

■ **Punktionsort:** betroffene Seite ■ **Gauge/Ø:** 30/0,32 mm ■ **Nadellänge:** 50 mm
Stichtechnik: 1,0–1,5 cun in Richtung *Houxie* (Dü 3) einstechen
Nadelsensation: in die Handfläche ausstrahlender Schmerz

Verfahren

- Patient in sitzender Position
- Auswahl ein- oder beidseitiger Akupunkturpunkte entsprechend der betroffenen Seite(n)
- Nadelung für 40 min, Elektroakupunktur an den Punkten im Bereich des Halses, aber nicht an Di 4
- Akupunkturanwendung einmal täglich an 10 aufeinander folgenden Tagen (1 Behandlungszyklus)
- bei Bedarf erneute Behandlung nach 5 Tagen

Anmerkungen

Die therapeutischen Wirkungen der Elektroakupunktur zur Vermeidung von Atrophien der Mm. sternocleidomastoideus und trapezius und Beschleunigung der Wiederherstellung ihrer Funktion sind bei einfacher Akzessoriuslähmung relativ gut. Bei Vorliegen einer Primärerkrankung sollte diese jedoch vor Anwendung der Elektroakupunktur zuerst beseitigt werden. Auch in diesem Fall können zufriedenstellende therapeutische Ergebnisse erzielt werden.

15 Vaguslähmung

Eine Vaguslähmung ist dadurch gekennzeichnet, dass die Stimmbänder, das Verdauungssystem und das Herz in ihrer Funktion gestört oder beeinträchtigt sind; die Gründe dafür können vielfältig sein.

Bei den Ursachen für diese Erkrankung unterscheidet man 2 Arten:
- intracranielle Krankheiten wie Meningeome, Chondrome, Neurofibrome, metastasierende Tumoren oder eine Basilarimpression
- extracranielle Krankheiten wie cervicale Verletzungen, Tumoren und Entzündungen der Parotis oder der Glandula sublingualis, eine Phlebitis der V. jugularis interna, ein Karotisaneurysma oder eine Otitis media.

Klinik

- Bei einer einseitigen Vaguslähmung kommt es auf der betroffenen Seite unter Umständen zu einer Stimmlippenlähmung, die mit Heiserkeit einhergeht, und einem Prolaps des Gaumensegels.
- Die Hinterwand des Pharynx kann bei geöffnetem Mund aufgrund einer Lähmung des M. constrictor pharyngis superior zur gesunden Seite hin verschoben sein.
- Da die bilateralen Muskelfasern des Pharynx an der Mittellinie miteinander verwoben sind, ist die Schluckstörung bei Fällen mit einer einseitigen Schädigung des N. vagus nicht allzu ausgeprägt, als Begleitsymptome treten allerdings oft Herzrhythmusstörungen und Tachykardie auf.

Behandlung

Akupunkturpunkte und -techniken

Yamen (Du 15)

■ **Punktionsort:** median ■ **Gauge/Ø:** 30/0,32 mm ■ **Nadellänge:** 25 mm
Stichtechnik: 0,5–0,8 cun in Richtung des infravertebralen Zwischenraums des HWK 2 einstechen
Nadelsensation: lokal sich ausbreitender Schmerz im Nacken

Renying (Ma 9)

■ **Punktionsort:** beidseitig ■ **Gauge/Ø:** 30/0,32 mm ■ **Nadellänge:** 40 mm
Stichtechnik:
- 0,5–1,0 cun in Richtung Spinalkanal einstechen
- Cave: A. carotis

Nadelsensation: lokal oder in den Nacken und Hals sich ausbreitender Schmerz

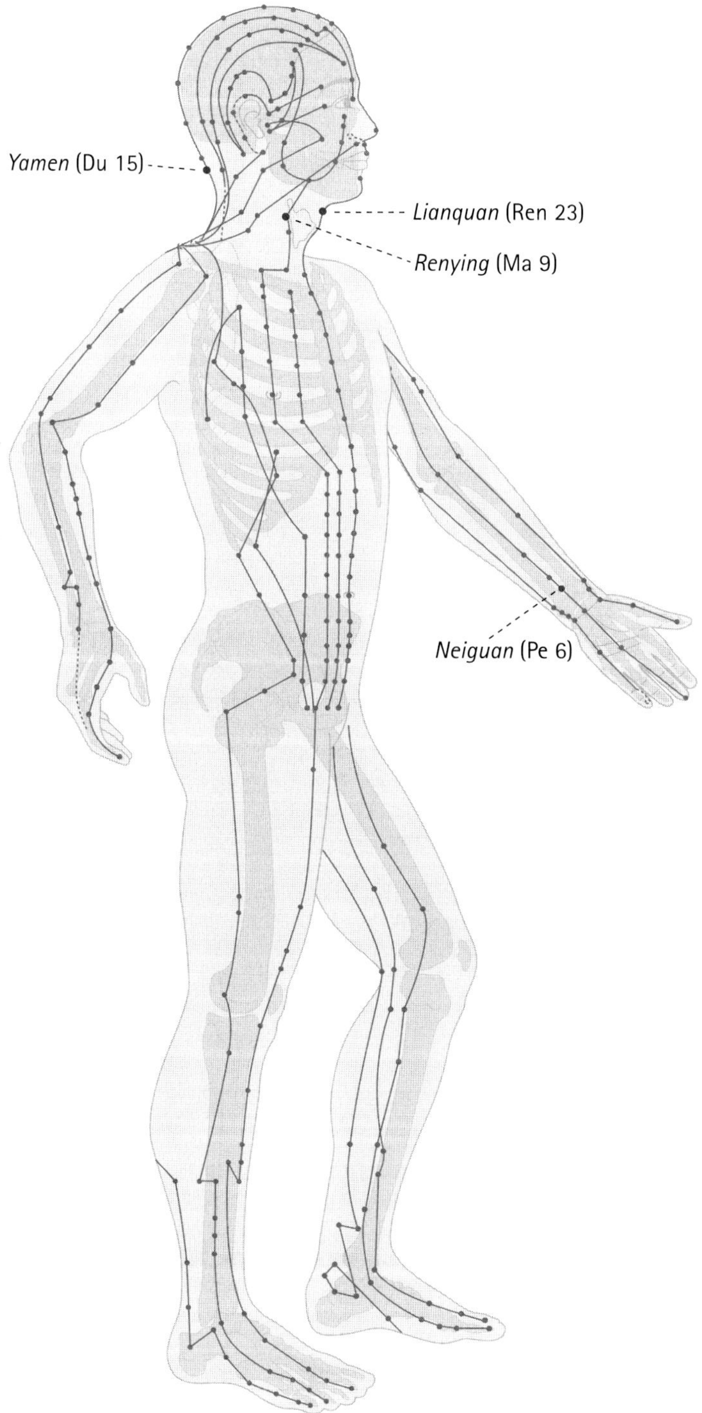

Yamen (Du 15)
Lianquan (Ren 23)
Renying (Ma 9)
Neiguan (Pe 6)

Lianquan (Ren 23)

■ **Punktionsort:** median ■ **Gauge/Ø:** 30/0,32 mm ■ **Nadellänge:** 40 mm
Stichtechnik: 1,2 cun in Richtung Zungenwurzel einstechen
Nadelsensation: sich ausbreitende und starke Empfindung in der Zungenwurzel

Neiguan (Pe 6)

■ **Punktionsort:** beidseitig ■ **Gauge/Ø:** 30/0,32 mm ■ **Nadellänge:** 40 mm
Stichtechnik:
- 1,0–1,3 cun in Richtung *Waiguan* (SJ 5) einstechen
- Cave: N. medianus

Nadelsensation: lokal sich ausbreitender und/oder in den Handrücken und Mittelfinger ausstrahlender Schmerz

Verfahren

- Patient in sitzender Position mit nach hinten geneigtem Kopf
- Nadelung der Akupunkturpunkte für 40 min; Elektroakupunktur an den Punkten im Bereich des Halses
- Akupunkturanwendung einmal täglich an 7 aufeinander folgenden Tagen (1 Behandlungszyklus)
- bei Bedarf erneute Behandlung nach 3 Tagen

Anmerkungen

Die Akupunktur wirkt bei der Vaguslähmung trotz ausgedehnten Befalls und unterschiedlicher Symptomatik. Geht die Erkrankung mit Läsionen des Schädels und angrenzender Bereiche einher, sollten diese jedoch vor Akupunkturanwendung beseitigt werden. Die therapeutischen Wirkungen sind im Allgemeinen bei einfacher Lähmung des N. vagus relativ gut, und die Wiederherstellung der normalen Funktion des Halsmuskels und des Herzrhythmus ist angemessen schnell.

16 Hypoglossuslähmung

Charakteristisch für die Lähmung des N. hypoglossus sind ein Abweichen und eine Retraktion der Zunge sowie eine Dysarthrie.

Die Lähmung wird häufig durch intra- oder extracranielle Erkrankungen wie etwa cerebrovasculäre Erkrankungen, Hirntumoren oder Verletzungen des Schädels oder des Gehirns verursacht. Sie ist im Allgemeinen eines der Merkmale für eine Hemiplegie. Außerdem kann eine Hypoglossuslähmung direkt oder indirekt durch eine Syringomyelie im Bereich der Medulla oblongata, das Frühstadium einer amyotrophischen Lateralsklerose, eine hoch gelegene cervicale Verletzung tieferer Regionen, Tabes sowie durch Tumoren oder Entzündungen am Zungengrund ausgelöst werden.

Klinik

- Eine einseitige Hypoglossuslähmung ist häufiger als eine doppelseitige.
- Die Zunge wird zur gelähmten Seite hin herausgestreckt; die betroffenen Zungenmuskeln sind atrophiert.
- Wenn die Läsion im Nucleus n. hypoglossi liegt, können in der atrophierten Zungenmuskulatur Fibrillationen auftreten.
- Wenn nur eine Seite betroffen ist, ist die Funktion nur unwesentlich beeinträchtigt.
- Eine doppelseitige Hypoglossuslähmung zeigt sich als vollständige Lähmung der Zungenmuskulatur und Retraktion der Zunge zum Mundboden hin, so dass sich Dysarthrie, Schwierigkeiten beim Schlucken der Nahrung und eine Dyspnoe einstellen.

Behandlung

Akupunkturpunkte und -techniken

Shanglianquan

In der Mitte zwischen Ren 23 und dem Unterrand des Unterkiefers
■ **Punktionsort:** median ■ **Gauge/Ø:** 32/0,28 mm ■ **Nadellänge:** 25 mm
Stichtechnik: 0,5–0,8 schräg in Richtung der Zungenwurzel einstechen
Nadelsensation: sich ausbreitende Schmerzen in der Zungenwurzel

Taiyang (EX-HN 5)

■ **Punktionsort:** beidseitig ■ **Gauge/Ø:** 30/0,32 mm ■ **Nadellänge:** 50 mm
Stichtechnik: 1,0–1,5 cun waagrecht nach hinten in Richtung *Shuaigu* (Gb 8) einstechen
Nadelsensation: sich ausbreitender Schmerz in der Temporal-Region

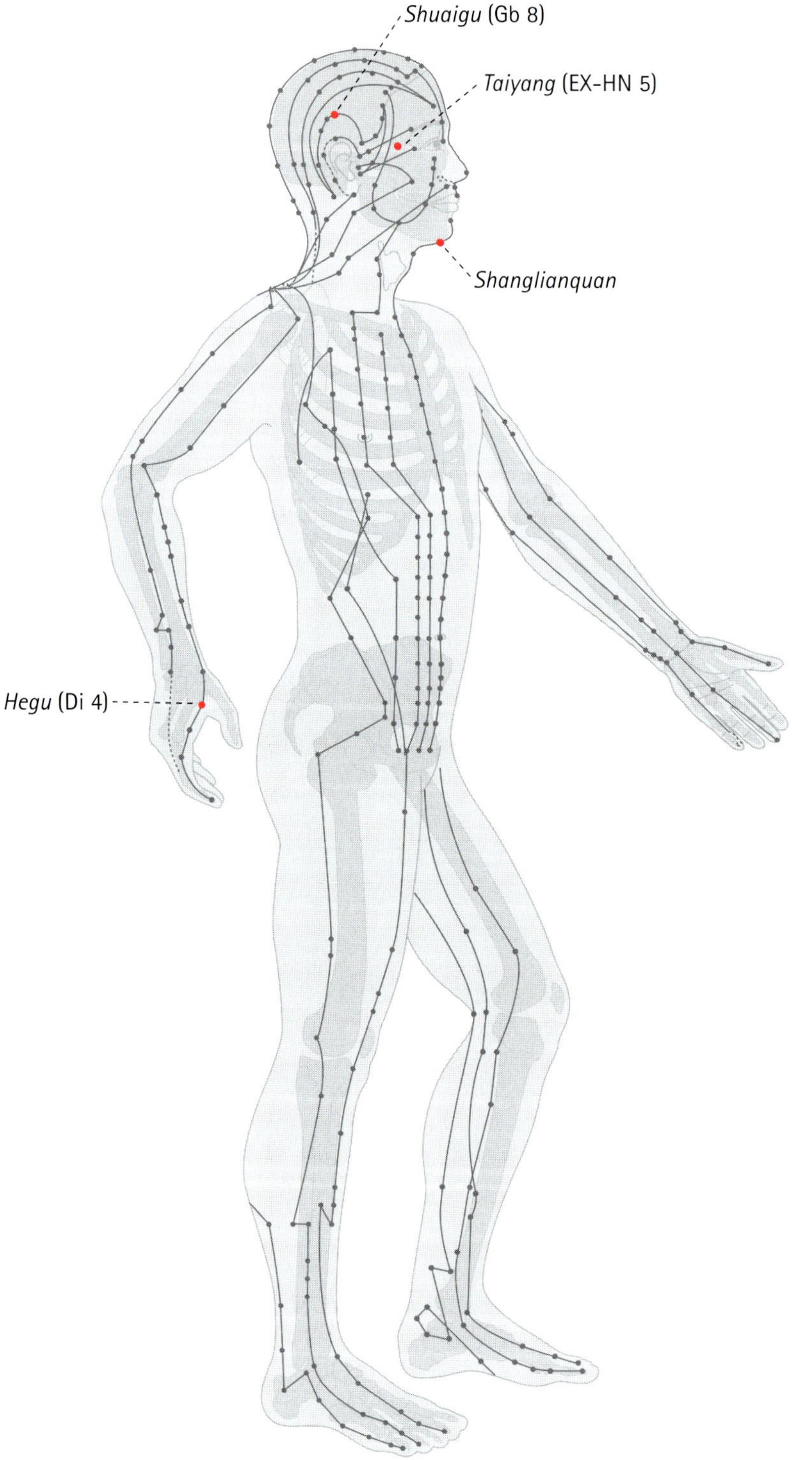
Shuaigu (Gb 8)
Taiyang (EX-HN 5)
Shanglianquan
Hegu (Di 4)

Hegu (Di 4)

■ **Punktionsort:** beidseitig ■ **Gauge/Ø:** 30/0,32 mm ■ **Nadellänge:** 50 mm
Stichtechnik: 1,0–1,5 cun in Richtung *Houxie* (Dü 3) einstechen
Nadelsensation: in die Handfläche ausstrahlender Schmerz

Verfahren

- Patient in sitzender Position mit nach hinten geneigtem Kopf
- Nadelung der Akupunkturpunkte für 40 min; während dieser Zeit einmalige Nadelstimulation durch Drehen
- Akupunkturanwendung einmal täglich an 10 aufeinander folgenden Tagen (1 Behandlungszyklus)
- bei Bedarf erneute Behandlung nach 5 Tagen

Anmerkungen

Das oben genannte Verfahren wirkt gut bei der einfachen einseitigen Hypoglossuslähmung. Da die meisten Fälle im Rahmen einer Hemiplegie auftreten, die durch cerebrovasculäre Erkrankungen oder Schädel- Hirn-Trauma verursacht ist, ist die Behandlung jedoch ziemlich kompliziert (s. Therapie cerebrovasculärer Erkrankungen in den betreffenden Kapiteln des Abschnitts 2). Die oben genannten Akupunkturpunkte können mit solchen, die zur Behandlung von Schädel-Hirn-Läsionen eingesetzt werden, kombiniert werden. Die Genesung erfolgt relativ langsam. Eine schrittweise Besserung der Zungenlähmung geht mit gleichzeitiger Linderung der Hemiplegie und der Sprache einher. Die Akupunktur hat daher einen gewissen therapeutischen Effekt, ungeachtet dessen, ob es sich um eine einfache oder eine durch Schädel-Hirn-Läsionen ausgelöste Erkrankung handelt.

17 Sphenopalatinumsyndrom

I

Als Spheno- oder Pterygopalatinumsyndrom oder auch Sluder-Neuralgie wird ein heftiger Schmerz bezeichnet, der aufgrund eines Reizes in dem vom Ganglion pterygopalatinum versorgten Bereich auftritt.

Die Pathogenese dieser Erkrankung ist noch unklar, sie hängt möglicherweise mit Infektionen der Nasennebenhöhlen zusammen, bei denen das Ganglion in Mitleidenschaft gezogen wird.

Klinik

II

- häufig erkranken 30–40-jährige Frauen
- setzt oft nachts ein
- In den meisten Fällen sitzt der heftige, brennende Schmerz einseitig an der Nasenwurzel und im inneren Augenwinkel und strahlt von dort in tiefere Regionen aus.
- Das Leiden geht häufig mit einer Kongestion, Bindehautödemen, einer Photophobie, Flimmerskotom, Hyperämie der Nasenschleimhaut, Hydrorrhea nasalis oder Behinderung der Nasenatmung einher.
- Ein Anfall kann 10–30 min, in bestimmten Fällen sogar bis zu 2 Stunden dauern; manchmal tritt er periodisch 3- oder 4-mal am Tag auf, zu anderen Zeiten alle 2 Tage einmal oder sogar nur einmal alle ein oder zwei Wochen.
- Untersuchung: signifikante Valleix-Punkte an der Nasenwurzel, im Bereich der Orbita oder des Processus mastoideus.

III

Behandlung

Akupunkturpunkte und -techniken

Yingxiang (Di 20)

■ **Punktionsort:** beidseitig ■ **Gauge/Ø:** 30/0,32 mm ■ **Nadellänge:** 40 mm
Stichtechnik: 1,3 cun waagrecht in das subcutane Gewebe in Richtung *Jingming* (Bl 1) einstechen
Nadelsensation: lokal sich ausbreitender Schmerz

IV

Yifeng (SJ 17)

■ **Punktionsort:** beidseitig ■ **Gauge/Ø:** 30/0,32 mm ■ **Nadellänge:** 40 mm
Stichtechnik:
- 1,3 cun in Richtung der Nasenspitze einstechen
- Cave: Gefäße und Nerven

Nadelsensation: lokal sich ausbreitender Schmerz in die Unterkiefer-Region

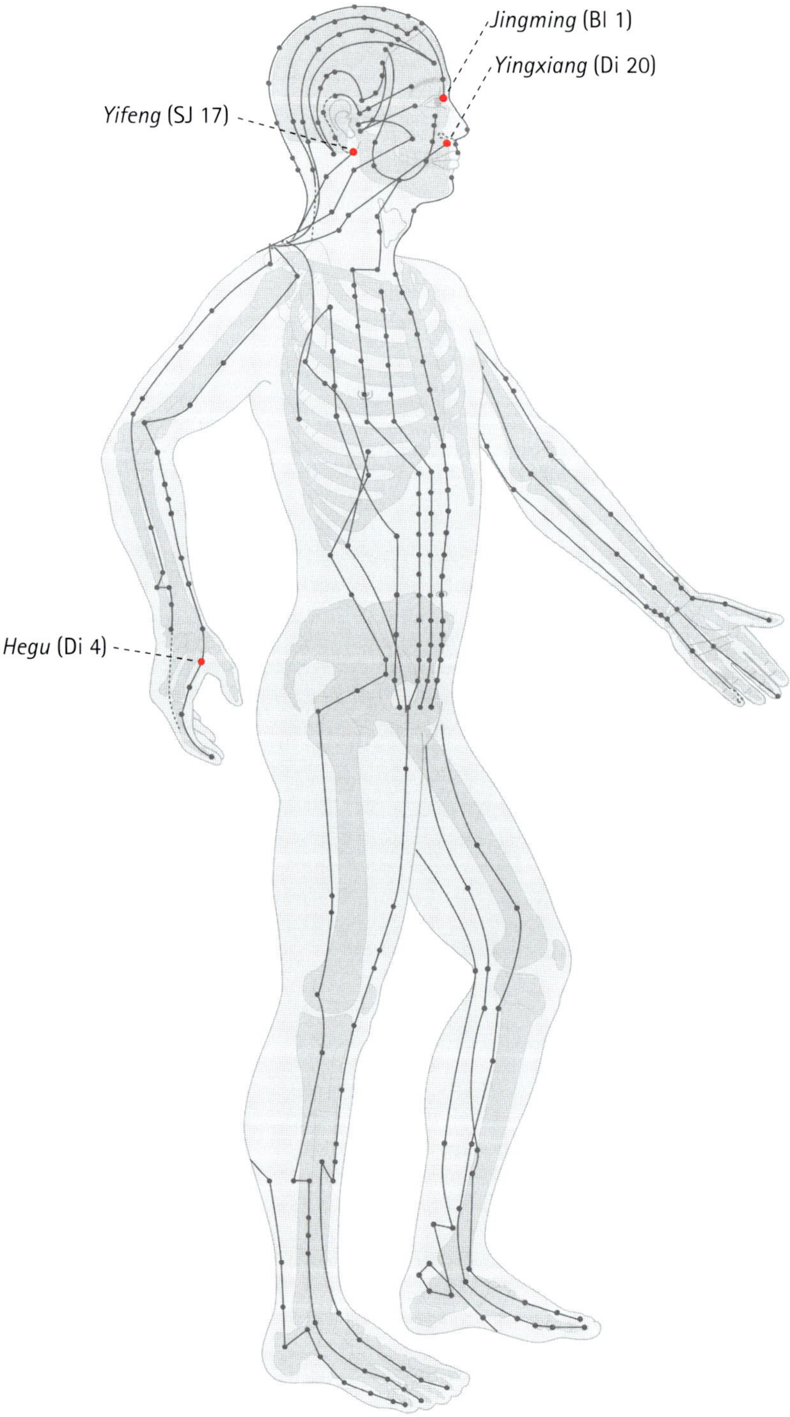
Jingming (Bl 1)
Yingxiang (Di 20)
Yifeng (SJ 17)
Hegu (Di 4)

Hegu (Di 4)

■ **Punktionsort:** beidseitig ■ **Gauge/Ø:** 30/0,32 mm ■ **Nadellänge:** 50 mm
Stichtechnik: 1,0–1,5 cun in Richtung *Houxie* (Dü 3) einstechen
Nadelsensation: in die Handfläche ausstrahlender Schmerz

Verfahren

- Patient in sitzender Position
- Nadelung der Akupunkturpunkte für 40 min; während dieser Zeit einmalige Nadelstimulation durch Drehen
- Akupunkturanwendung einmal täglich an 6 aufeinander folgenden Tagen (1 Behandlungszyklus)
- bei Bedarf erneute Behandlung nach 3 Tagen

Anmerkungen

Diese Therapie ist wirksam bei der Behandlung des Sphenopalatinumsyndroms. Im Allgemeinen kann der Schmerz nach 3–5 Sitzungen gelindert werden. Durch emotionale Faktoren oder Infektionen des Nasen-Rachen-Raums bzw. der Nasennebenhöhlen kann er jedoch wieder auftreten. Die Therapie kann dann mit ähnlichen therapeutischen Wirkungen wiederholt werden.

18 Vestibularisausfall

Charakteristisch für einen Vestibularisausfall oder eine Neuronitis vestibularis ist das Auftreten eines Schwindelgefühls aufgrund einer Entzündung der Pars vestibularis des N. vestibulocochlearis.

In den meisten Fällen ist der Respirations- oder Verdauungstrakt mit Viren infiziert, weshalb als Krankheitsursache meist eine Virusinfektion des N. vestibularis angenommen wird.

Klinik

- tritt im Allgemeinen bei Erwachsenen im Alter von 20–60 Jahren, nur gelegentlich bei Kindern auf.
- Setzt akut ein, häufig nach dem Aufwachen.
- Die Erkrankung manifestiert sich als akutes, schweres Schwindelgefühl mit Übelkeit und Erbrechen, das sich beim Öffnen der Augen und bei Bewegung verstärkt, weshalb die Patienten nur ungern die Augen öffnen und Bewegungen scheuen.
- Geht häufig mit einem richtungsbestimmten Spontannystagmus einher.
- Wird oft mit einem Morbus Menière verwechselt; das Hauptunterscheidungsmerkmal ist die Kontiguität des vom Labyrinth ausgehenden Schwindels mit einem erheblichen Tinnitus und einseitigen Hörstörungen.

Untersuchung

- Die Gleichgewichtsprüfung zeigt auf beiden Seiten auffällige Befunde.
- Bei der kalorischen Prüfung ist die thermische Erregbarkeit herabgesetzt.
- Bei der Drehprüfung reagiert der Patient anomal.
- Zu Beginn kann in einigen Fällen eine Leukozytose vorliegen.

Behandlung

Akupunkturpunkte und -techniken

Taiyang (EX-HN 5)

■ **Punktionsort:** beidseitig ■ **Gauge/Ø:** 30/0,32 mm ■ **Nadellänge:** 50 mm
Stichtechnik: 1,0–1,5 cun waagrecht nach hinten in Richtung *Shuaigu* (Gb 8) einstechen
Nadelsensation: sich ausbreitender Schmerz in der Temporal-Region

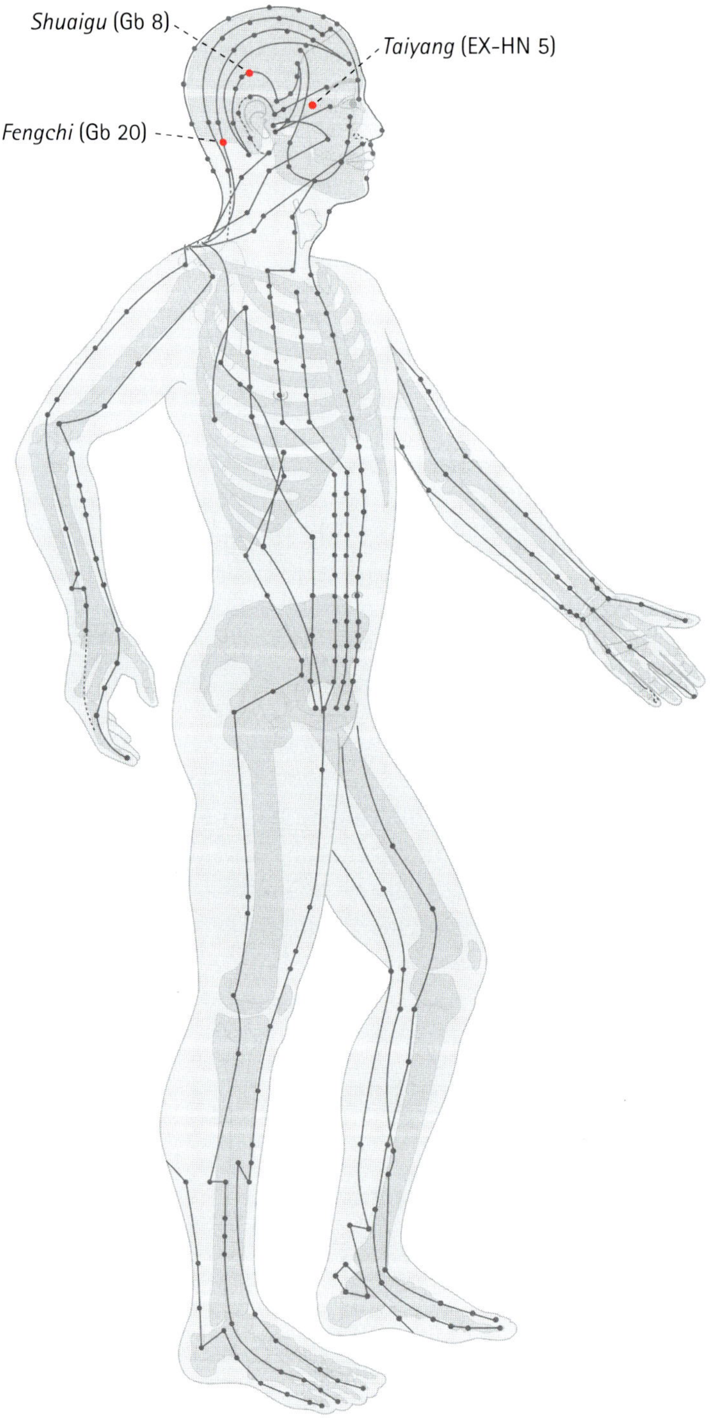
Shuaigu (Gb 8)
Taiyang (EX-HN 5)
Fengchi (Gb 20)

Fengchi (Gb 20)

■ **Punktionsort:** beidseitig ■ **Gauge/Ø:** 30/0,32 mm ■ **Nadellänge:** 50 mm
Stichtechnik:
- einstechen und 1,0–1,3 cun in Richtung Wirbelkanal schieben
- da die Haut an dieser Stelle dick ist, sollte der Einstich schnell erfolgen und die Nadel dann langsam in die gewünschte Tiefe geschoben werden (um ein Verbiegen zu vermeiden)

Nadelsensation: sich ausbreitender Schmerz in den Nacken und/oder ausstrahlend in den Hinterkopf

Shuaigu (Gb 8)

■ **Punktionsort:** beidseitig ■ **Gauge/Ø:** 30/0,32 mm ■ **Nadellänge:** 40 mm
Stichtechnik: ca. 1,3 cun waagrecht nach hinten einstechen
Nadelsensation: sich ausbreitender Schmerz in der Temporal-Region

Verfahren

- Patient in sitzender Position
- Nadelung der Akupunkturpunkte für 40 min; während dieser Zeit einmalige Nadelstimulation durch Drehen
- Akupunkturanwendung einmal täglich an 6 aufeinander folgenden Tagen (1 Behandlungszyklus)
- bei Bedarf erneute Behandlung nach 3 Tagen

Anmerkungen

Der therapeutische Effekt dieser Behandlung ist relativ zufriedenstellend. Die Symptome bessern sich im Allgemeinen nach 5 oder 6 Sitzungen. Nach der Heilung kann es zu Rezidiven kommen, die ebenfalls mit ähnlicher Wirkung mit dieser Therapie behandelt werden können.

II Hirnerkrankungen

19 Transitorische ischämische Attacken

Transitorische ischämische Attacken (TIA) sind ein häufiges cerebrovasculäres Syndrom, das durch eine temporäre lokale Funktionsstörung des Nervensystems charakterisiert ist, die auf einer vorübergehenden Durchblutungsstörung im Versorgungsgebiet der A. carotis interna und/oder Aa. vertebrales bzw. A. basilaris beruht.

Klinik

- Zu welchen klinischen Manifestationen TIA führen, hängt vom Ort der Durchblutungsstörung ab; eine Ischämie im Bereich der A. carotis interna sollte von einer vertebrobasilären Durchblutungsstörung abgegrenzt werden.
- Zu den Symptomen und Anzeichen transitorischer ischämischer Attacken aufgrund einer Ischämie im System der A. carotis interna gehören eine leichte Hemiplegie der Gegenseite, einseitige Parästhesien, Aphasie, Sehstörungen oder Hemianopsie, die über einen Zeitraum von einigen Minuten bis zu einigen Stunden hinweg anhalten, bevor sie sich wieder zurückbilden.
- TIA aufgrund einer vertebrobasilären Durchblutungsstörung sind häufig bei älteren Personen zu beobachten. Zu den Symptomen gehören Kopfschmerzen im Occiput, Amaurosis fugax oder Gesichtsfeldveränderungen, die mit Hirnstammsymptomen wie Diplopie, Vertigo, Artikulationsproblemen, Schluckbeschwerden, Sensibilitätsstörungen im Gesicht, Ataxie oder einer Hemiplegia cruciata einhergehen.
- Es kann zu einer Kataplexie (plötzlicher Tonusverlust in den Extremitäten) kommen, wobei der Patient jedoch nicht das Bewusstsein verliert. Wenn die Kataplexie bei einer Drehung des Kopfes eintritt, kann dies an einer Mangeldurchblutung des Gehirns liegen, die auf einer Kompression der A. vertebralis infolge einer Cervicalspondylose bzw. Spondylosis uncovertebralis beruht.
- Der Patient erholt sich vollständig innerhalb von 24 Stunden.

Behandlung

Körperakupunktur: Punkte und Techniken

Hegu (Di 4)

■ **Punktionsort:** betroffene Seite ■ **Gauge/Ø:** 30/0,32 mm ■ **Nadellänge:** 50 mm
Stichtechnik: 1,0–1,5 cun in Richtung *Houxie* (Dü 3) einstechen
Nadelsensation: sich in der Handfläche ausbreitender Schmerz

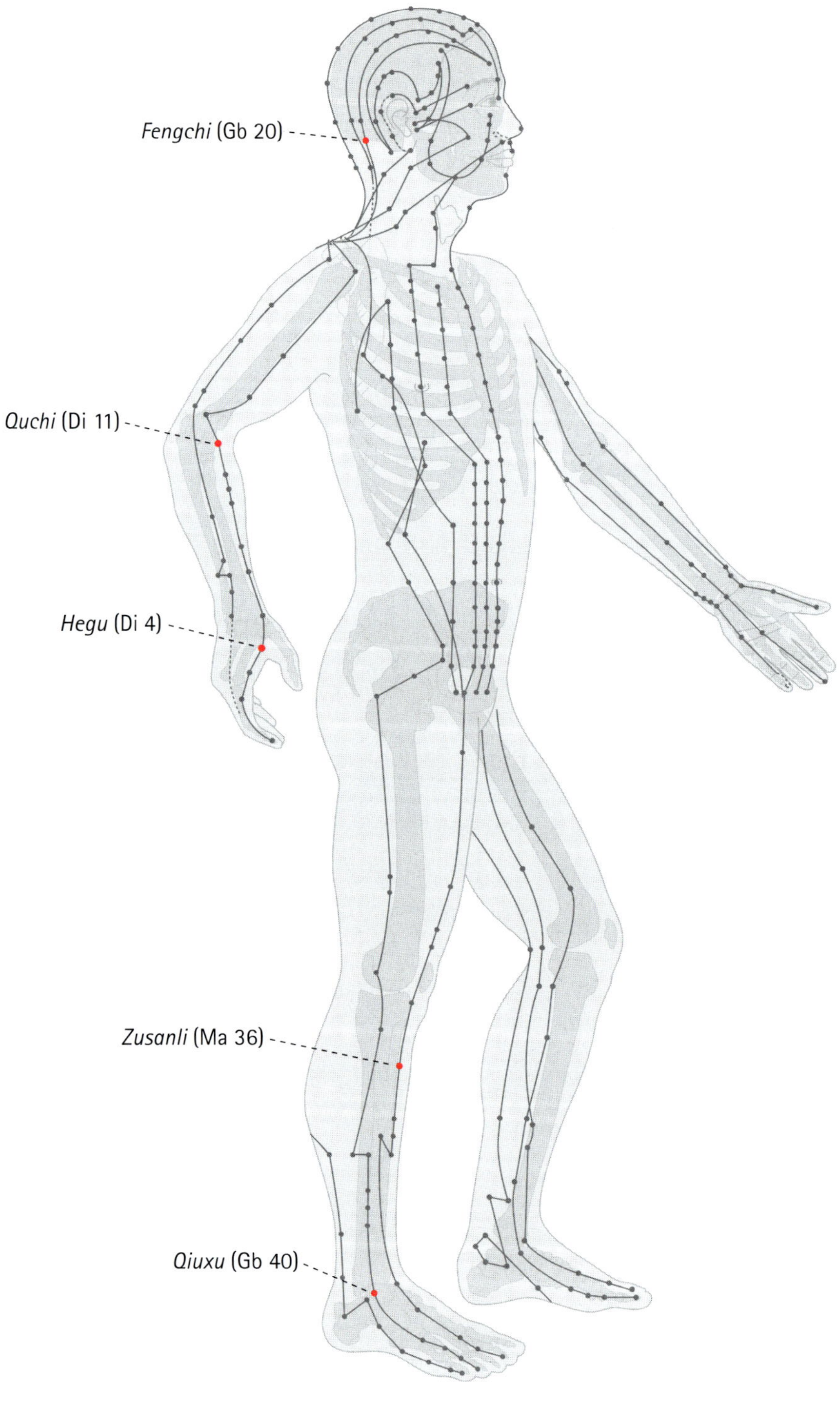

Fengchi (Gb 20)
Quchi (Di 11)
Hegu (Di 4)
Zusanli (Ma 36)
Qiuxu (Gb 40)

Quchi (Di 11)

■ **Punktionsort:** betroffene Seite ■ **Gauge/Ø:** 30/0,32 mm ■ **Nadellänge:** 50 mm
Stichtechnik:
- waagrecht einstechen
- 1,2–1,5 cun subcutan in Richtung *Shaohai* (He 3) schieben

Nadelsensation: lokal sich ausbreitender Schmerz

Qiuxu (Gb 40)

■ **Punktionsort:** betroffene Seite ■ **Gauge/Ø:** 28/0,38 mm ■ **Nadellänge:** 50 mm
Stichtechnik: 1,3 cun entlang des knochigen Spalts einstechen
Nadelsensation: lokal sich ausbreitender und stechender Schmerz

Zusanli (Ma 36)

■ **Punktionsort:** betroffene Seite ■ **Gauge/Ø:** 30/0,32 mm ■ **Nadellänge:** 50 mm
Stichtechnik: 1,2–1,5 cun senkrecht einstechen
Nadelsensation: lokal sich ausbreitender und/oder in den Fußrücken ausstrahlender Schmerz

Fengchi (Gb 20)

■ **Punktionsort:** betroffene Seite ■ **Gauge/Ø:** 30/0,32 mm ■ **Nadellänge:** 50 mm
Stichtechnik:
- einstechen und 1,0–1,3 cun in Richtung Wirbelkanal schieben
- da die Haut an dieser Stelle dick ist, sollte der Einstich schnell erfolgen und dann langsam in die gewünschte Tiefe geschoben werden (um ein Verbiegen der Nadel zu vermeiden)

Nadelsensation: sich ausbreitender Schmerz im Nacken und/oder in den Hinterkopf ausstrahlender Schmerz

Verfahren

- Patient in sitzender oder seitlich liegender Position
- Lagerung des Unterarms auf einer ebenen Fläche, der mediale Teil parallel zum Körper, damit Di 11 und He 3 in senkrechter Anordnung liegen
- Nadelung der Akupunkturpunkte für 40 min; während dieser Zeit zweimalige Nadelstimulation durch Drehen
- Akupunkturanwendung einmal täglich an 10 aufeinander folgenden Tagen (1 Behandlungszyklus)
- bei Bedarf erneute Behandlung nach 5 Tagen

Schädelakupunktur: Punkte und Techniken

Motorik-Zone

s. S. 263

Sensorik-Zone

s. S. 263

■ **Punktionsort:** nichtbetroffene Seite ■ **Gauge/Ø:** 30/0,32 mm ■ **Nadellänge:** 40 mm
Stichtechnik: Relay-Punktion wird nach einer sorgfältigen Auswahl der Akupunkturpunkte durchgeführt. Die Anzahl der Zonen, die behandelt werden, hängt von den befallenen Regionen ab, wie oben beschrieben. Nach Desinfektion des betroffenen Areals die geeigneten Nadeln (s.o.) nacheinander in die Kopfhaut in einem Winkel von 30° zur Haut einstechen (eine für jede Zone, ausgewählt in Übereinstimmung mit den betroffenen Regionen). Die Nadeln sollten in das subcutane Gewebe geschoben werden unter die Galea aponeurotica und 0,5 – 1,3 cun waagrecht entlang dem Cranium bewegt werden.
Nadelsensation: lokal sich ausbreitender und stechender Schmerz

Punktauswahl:
- das obere Fünftel der Linie weist auf die kontralaterale untere Extremität hin
- die nächsten 2/5 auf die kontralaterale obere Extremität und die unteren 2/5 auf das kontralaterale Gesichts-Areal.

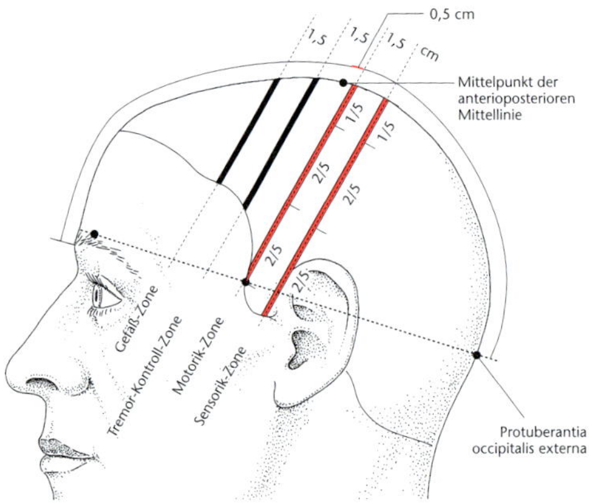

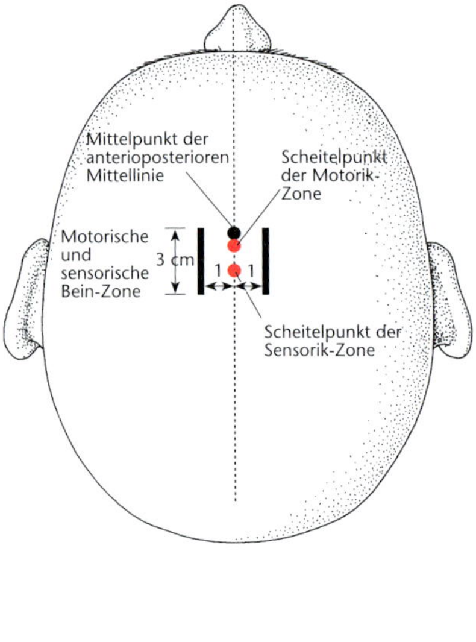

Verfahren

- Patient in sitzender Position
- innerhalb von 24 Stunden nach Auftreten der transitorisch ischämischen Attacke Anwendung von Körperakupunktur; bei Besserung der Gliedmaßenfunktion nach 24 Stunden und nur teilweiser Lähmung der Gliedmaßen der betroffenen Seite oder bleibender Schwäche der Glieder Schädelakupunkturanwendung so früh wie möglich zur Besserung der cerebralen Durchblutung an der betroffenen Seite

- Auswahl der zu stechenden Akupunkturpunkte je nach Zustand des Patienten; z. B. bei Beeinträchtigung der Motorik und des Gefühls an der unteren Extremität Auswahl der oberen Fünftel der motorischen und sensorischen Zone
- nach Einstich der Nadeln in die geeigneten Punkte der Zonen sofortiges einminütiges schnelles Drehen der Nadel (ungefähr 200 Drehungen/min)
- Nadelung für 1 Stunde, während dieser Zeit Durchführung von 3 weiteren einminütigen Nadelstimulationen durch schnelles Drehen (ungefähr 200 Drehungen/min) alle 20 min
- nach Entfernen der Nadeln Druckausübung auf die Einstiche mit sterilen Wattekügelchen zur Vermeidung von Blutungen
- Akupunkturanwendung einmal täglich an 10 aufeinander folgenden Tagen (1 Behandlungszyklus)
- bei Bedarf erneute Behandlung nach 5 Tagen

Anmerkungen

Transitorisch ischämische Attacken sind selbstlimitierend, mit vollständiger Erholung innerhalb von 24 Stunden. Laut Definition kann die Diagnose einer TIA manchmal nur dann gestellt werden, wenn die Erholung einmal innerhalb des 24-Stunden-Zeitrahmens erfolgt ist. Die meisten Patienten mit TIA bedürfen keiner Behandlung und erholen sich ohne Folgeerscheinungen. Taubheitsgefühl und muskuläre Schwäche der unteren Extremität, Beeinträchtigung der Sprache, verminderte Konzentrationsfähigkeit und Schwindel können jedoch bei einigen Patienten bestehen bleiben (z. B. bei Vorliegen von Mikroembolien). Unter diesen Umständen sollte die Akupunktur frühzeitig angewendet werden, um relativ gute therapeutische Wirkungen zu erreichen, besonders bei Anwendung von Schädelakupunktur. Allgemein heißt das, dass alle Patienten sich erholen, wenn die Akupunkturbehandlung zu einem frühen Zeitpunkt angewendet wird.

20 Hirnthrombose

Bei einer Hirnthrombose kommt es zu einem akuten Verschluss einer Hirnarterie durch einen Thrombus. Sie ist aufgrund der damit verbundenen Ischämie und Anoxie durch eine lokale cerebrale Funktionsstörung charakterisiert.

Klinik

- tritt häufig bei über 50-jährigen Patienten auf, bei denen bereits eine Arteriosklerose vorliegt
- trifft häufiger Männer als Frauen
- setzt oft nach einer Ruhepause oder nach dem Schlafen ein. Gelegentlich kann der Beginn schleichend sein; in solchen Fällen bildet sich der Verschluss nach und nach im Verlauf von ein bis zwei Wochen aus.
- Bei über 40% der Fälle findet man anamnestisch transitorische ischämische Attacken (TIA).

Behandlung

Schädelakupunktur: Punkte und Techniken

Motorik-Zone

s. S. 263

Sensorik-Zone

s. S. 263

Sprach-Zone 2

s. S. 263

Sprach-Zone 3

s. S. 263

Gefäß-Zone

s. S. 263

■ **Punktionsort:** nichtbetroffene Seite ■ **Gauge/Ø:** 30/0,32 mm ■ **Nadellänge:** 40 mm
Stichtechnik: Relay-Punktion wird nach einer sorgfältigen Auswahl der Akupunkturpunkte durchgeführt. Die Anzahl der Zonen, die behandelt werden, hängt von den befallenen Regionen ab, wie oben beschrieben. Nach Desinfektion des betroffenen Areals die geeigneten Nadeln nacheinander in die Kopfhaut in einem Winkel von 30° zur Haut einstechen (eine für jede Zone, ausgewählt in Übereinstimmung mit den

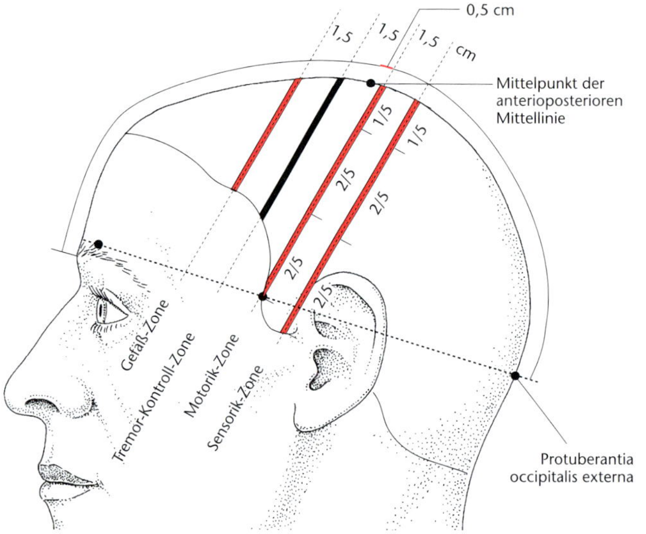
0,5 cm
1,5
1,5
1,5
cm
Mittelpunkt der anterioposterioren Mittellinie
1/5
1/5
2/5
2/5
2/5
2/5
Gefäß-Zone
Tremor-Kontroll-Zone
Motorik-Zone
Sensorik-Zone
Protuberantia occipitalis externa

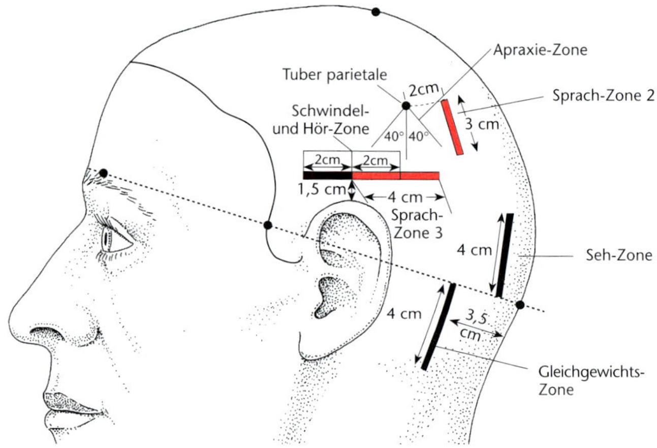
Apraxie-Zone
Tuber parietale
2cm
Sprach-Zone 2
Schwindel- und Hör-Zone
40°
40°
3 cm
2cm
2cm
1,5 cm
4 cm
Sprach-Zone 3
4 cm
Seh-Zone
4 cm
3,5 cm
Gleichgewichts-Zone

betroffenen Regionen). Die Nadeln sollten in das subcutane Gewebe geschoben unter die Galea aponeurotica und 0,5–1,3 cun waagrecht entlang dem Cranium bewegt werden.
Nadelsensation: lokal sich ausbreitender und stechender Schmerz

Punktauswahl:
- bei Hemiplegie oder Halbseitenlähmung sind das obere 1/5 und die nächsten 2/5 der Motorik- und Sensorik-Zone indiziert
- bei motorischer Aphasie (falls der Patient geschriebene und gesprochene Wörter versteht, weiß, was er/sie sagen möchte, aber die Wörter nicht äußern kann – auch bekannt als ataktische Aphasie, Broca-Aphasie oder expressive Aphasie) mit Lähmung der Zunge und Salivation, werden die unteren 2/5 der Motorik-Zone zusätzlich behandelt
- bei sensorischer Aphasie (charakterisiert durch eine Hörschwäche und eine Sehstörung, sowie der Unfähigkeit, Geschriebenes, Gesprochenes zu verstehen und Sprachsymbole nachzuempfinden – auch bekannt als impressive Aphasie, rezeptive Aphasie oder Wernicke-Aphasie), wird die Sprachzone 3 zusätzlich behandelt
- bei nomineller Aphasie (definiert durch den fehlerhaften Gebrauch der Objekt-Namen, z.B. der Verlust der Möglichkeit Personen oder Objekte zu benennen, oder ihre Namen zu erkennen oder sich daran zu erinnern – auch bekannt als amnestische Aphasie oder Wortfindungsstörung), wird die Sprach-Zone 2 zusätzlich behandelt
- bei einseitiger Schwellung der Extremitäten wird die Gefäß-Zone zusätzlich behandelt

Verfahren

- Patient in sitzender Position
- sofort nach Nadeleinstich in die für die Relais-Punktion geeigneten Punkte der betroffenen Regionen einminütiges schnelles Drehen der Nadel (ungefähr 200 Drehungen/min)
- Nadelung für 1 Stunde, während dieser Zeit 3 weitere einminütige Drehstimulationen alle 20 min (ungefähr 200 Drehungen/min)
- nach Entfernen der Nadeln Druckausübung mit einem sterilen Wattebausch auf die Einstichpunkte zur Vermeidung von Blutungen
- Schädelakupunkturanwendung einmal täglich an 10 aufeinander folgenden Tagen (1 Behandlungszyklus)
- bei Bedarf erneute Behandlung nach 5 Tagen

Anmerkungen

Diese Therapie wirkt am besten bei Thrombosen der A. cerebri media, etwas weniger gut bei Thrombosen der Aa. communicans anterior und posterior und signifikant weniger beim Infarkt des Thalamus oder des Cerebellum. Bei ausgedehnten cerebralen Infarkten und Koma kann die Therapie bis zur Erholung aus dem Koma nicht durchgeführt werden. Therapeutische Wirkungen können nicht sofort erzielt werden, sie erscheinen aber nach und nach.

Nach eindeutiger Diagnosestellung sollte die Schädelakupunktur so früh wie möglich, am besten innerhalb von 5 Tagen nach Krankheitsbeginn, durchgeführt werden. Je länger die Krankheit besteht, umso weniger wirksam ist die Therapie. Bei Folgeschäden, die länger als 3 1/2 Monate bestehen, ist es notwendig, relativ lange Akupunktur anzuwenden, um zufriedenstellende Effekte zu erzielen. Bei Muskelkontraktur der hemiplegischen Extremität ist die Behandlung schwieriger. Kurz gesagt, die Schädelakupunktur ist eine relativ gute Therapie bei der Behandlung der Hirnthrombosen, sie sollte aber frühzeitig angewendet werden.

21 Hirnembolie

Bei der Hirnembolie handelt es sich um eine cerebrale Durchblutungsstörung, die Ähnlichkeiten mit der Hirnthrombose aufweist. Die Ursache ist allerdings hier ein Embolus, der die arterielle Blutzirkulation im Gehirn unterbricht.

Der Prozess erfolgt häufig in der A. carotis interna, an der Bifurkation oder Verengung der A. cerebri media oder in etwa 20% der Fälle im System der Aa. vertebrales bzw. A. basilaris. Infolge der Embolie kommt es in dem Gebiet, das von der blockierten Arterie versorgt wird, zu einem Infarkt des Hirngewebes. Die Symptome variieren allerdings je nachdem, wie groß die Läsion ist, ob ein Kollateralkreislauf vorhanden ist, eine Arteriosklerose vorliegt oder nicht.

Bei einem ausreichenden Kollateralkreislauf können die Symptome und Anzeichen für die Krankheit fehlen oder abgeschwächt sein. Wird eine Arterie jedoch plötzlich und vollständig durch einen Embolus verlegt, kann sich nicht sofort ein Kollateralkreislauf ausbilden; dann kommt es häufig zu Gefäßspasmen, einer ausgedehnten cerebralen Ischämie und relativ schweren Symptomen. Sobald jedoch die Gefäßspasmen nachlassen, sich ein Umgehungskreislauf etabliert und der Embolus in den distalen Teil der betroffenen Arterie gedrängt wurde, zerstreut wird oder sich auflöst, geht die Durchblutungsstörung zurück, und die Symptome sind nicht mehr so ausgeprägt.

Klinik

- Bei älteren Patienten tritt die Embolie häufiger aufgrund eines Myokardinfarkts oder einer coronaren Herzerkrankung ein und kann mit einer leichten Bewusstseinsstörung verbunden sein.
- Bei jungen Patienten oder Patienten mittleren Alters beginnt die Embolie oft aufgrund einer rheumatischen Herzentzündung oder einer subakuten bakteriellen Endokarditis als akutes Geschehen.
- Der Patient kann ins Koma fallen, wenn die Embolie den Hauptast einer großen Arterie betrifft oder es zu multiplen Emboli kommt.
- Zu Beginn der Erkrankung können Kopfschmerzen, fokale Epilepsie, Hemiplegie und Aphasie auftreten.
- Die fokalen Symptome richten sich danach, welche Arterie betroffen ist.
- Neben den charakteristischen Symptomen der Hirnembolie können je nach Ursache der Thromboembolie zusätzlich noch Begleitsymptome oder Krankheitszeichen wie Brustschmerz, Dyspnoe, Hämoptyse oder Ekchymose in der Haut oder den Schleimhäuten vorhanden sein.

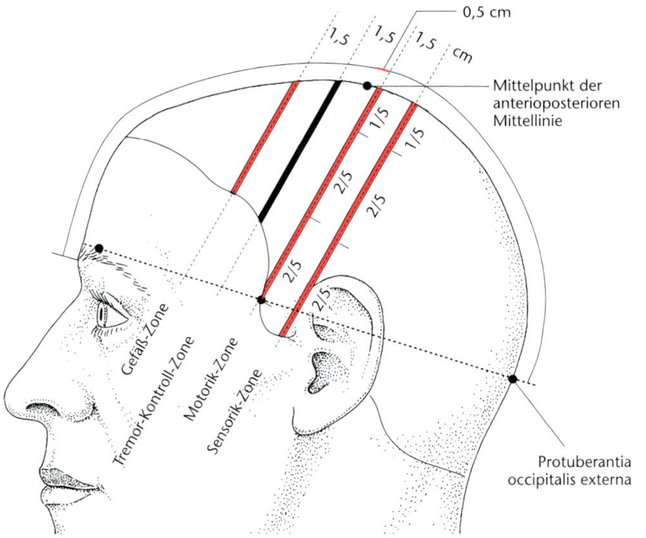
0,5 cm
1,5
1,5
1,5
cm
Mittelpunkt der anterioposterioren Mittellinie
1/5
1/5
2/5
2/5
2/5
2/5
Gefäß-Zone
Tremor-Kontroll-Zone
Motorik-Zone
Sensorik-Zone
Protuberantia occipitalis externa

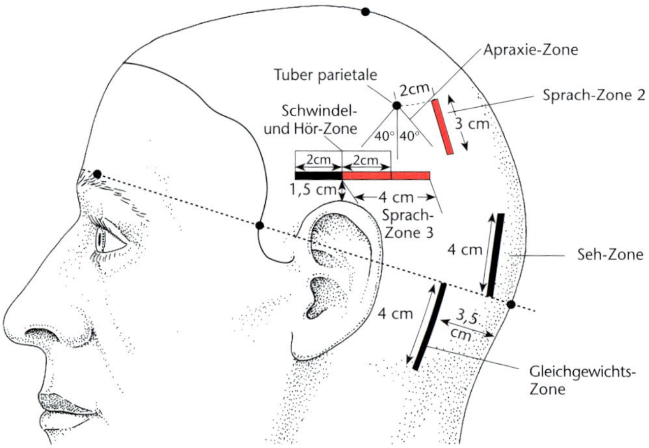
Apraxie-Zone
Tuber parietale
2cm
Sprach-Zone 2
Schwindel- und Hör-Zone
40°
40°
3 cm
2cm
2cm
1,5 cm
4 cm
Sprach-Zone 3
4 cm
Seh-Zone
4 cm
3,5 cm
Gleichgewichts-Zone

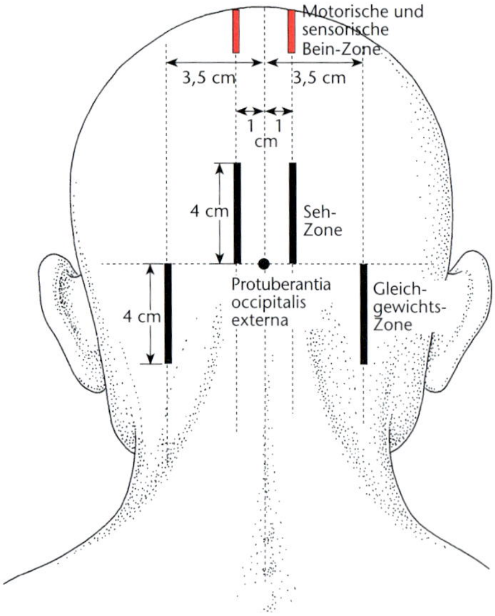
Motorische und sensorische Bein-Zone
3,5 cm
3,5 cm
1
1
cm
4 cm
Seh-Zone
Protuberantia occipitalis externa
4 cm
Gleich-gewichts-Zone

Behandlung

Schädelakupunktur: Punkte und Techniken

Motorik-Zone
s. S. 263

Sensorik-Zone
s. S. 263

Sprach-Zone 2
s. S. 263

Sprach-Zone 3
s. S. 263

Gefäß-Zone
s. S. 263

Motorische und sensorische Bein-Zone
s. S. 263

■ **Punktionsort:** nichtbetroffene Seite ■ **Gauge/Ø:** 30/0,32 mm ■ **Nadellänge:** 40 mm
Stichtechnik: Relay-Punktion wird nach einer sorgfältigen Auswahl der Akupunkturpunkte durchgeführt. Die Anzahl der Zonen, die behandelt werden, hängt von den befallenen Regionen ab, wie oben beschrieben. Nach Desinfektion des betroffenen Areals die geeigneten Nadeln (s.o.) nacheinander in die Kopfhaut in einem Winkel von 30° zur Haut einstechen (eine für jede Zone, ausgewählt in Übereinstimmung mit den betroffenen Regionen). Die Nadeln sollten in das subcutane Gewebe geschoben unter die Galea aponeurotica und 0,5 – 1,3 cun waagrecht entlang dem Cranium bewegt werden.
Nadelsensation: lokal sich ausbreitender und stechender Schmerz

Punktauswahl:
- bei Hemiplegie und Halbseitenlähmung das obere 1/5 und die nächsten 2/5 der Motorik- und Sensorik-Zone
- bei motorischer Aphasie die unteren 2/5 der Motorik-Zone
- bei sensorischer Aphasie die Sprach-Zone 3
- bei nomineller Aphasie die Sprach-Zone 2
- bei einseitiger Schwellung der Extremitäten die Gefäß-Zone
- bei Inkontinenz und häufigem Harndrang die motorische und sensorische Bein-Zone.

Verfahren

- Patient in sitzender Position
- sofort nach Nadeleinstich in die für die Relais-Punktion geeigneten Punkte der betroffenen Regionen einminütiges schnelles Drehen der Nadel (ungefähr 200 Drehungen/min)
- Nadelung für 1 Stunde, während dieser Zeit 3 weitere einminütige Drehstimulationen alle 20 min (ungefähr 200 Drehungen/min)
- nach Entfernen der Nadeln Druckausübung auf die Einstichpunkte mit einem sterilen Wattebausch zur Vermeidung von Blutungen
- Schädelakupunkturanwendung einmal täglich an 10 aufeinander folgenden Tagen (1 Behandlungszyklus)
- bei Bedarf erneute Behandlung nach 5 Tagen

Anmerkungen

Die Schädelakupunktur ist bei der Therapie der Hirnembolie besonders im Frühstadium genauso wirksam wie bei Hirnthrombosen. Eine gute therapeutische Wirkung kann auch dann erzielt werden, wenn der zugrundeliegende Myokardinfarkt oder andere ernsthafte Erkrankungen sich gebessert haben. Patienten mit schwacher Konstitution, Infektion der Lunge oder Diabetes mellitus sollten in Rückenlage therapiert werden, weil sie nicht lange sitzen können oder die Gefahr besteht, dass sie während der Akupunktur ohnmächtig werden. Bei Auftreten einer Ohnmacht sollten die Nadeln sofort entfernt und Notfallmaßnahmen ergriffen werden (angemessene Lagerung des Patienten und Sauerstoffgabe). Im Verlauf der Akupunkturbehandlung sollten die Pflegekräfte die Patienten darin unterstützen, geeignete körperliche Übungen durchzuführen, um die Durchblutung der betroffenen Seite zu fördern und frühzeitige Genesung zu erreichen.

22 Cerebralsklerose

I

Zur Cerebralsklerose kommt es aufgrund einer Abnahme der cerebralen Durchblutung, ausgedehnter Veränderungen im Hirngewebe und neuraler Funktionsstörungen, die auf eine Atherosklerose von Hirngefäßen, eine Arteriosklerose und Hyalinisierung von Arteriolen zurückzuführen sind.

Durch eine ausgedehnte schwere Cerebralsklerose verschlechtert sich die Hirndurchblutung häufig fokal oder generell, wodurch eine Anoxie eintritt, die zu einer cerebralen Atrophie führt.

Klinik

II

- beginnt schrittweise, normalerweise erst ab dem 50. Lebensjahr, setzt aber gelegentlich auch schon bei jungen Personen ein
- Männer erkranken häufiger daran als Frauen (im Verhältnis 2:1).
- geht oft mit einer systemischen Arteriosklerose einher; tritt in der Regel zusammen mit einer Coronarsklerose und/oder renalen Arteriosklerose auf

Die wichtigsten Syndrome sind:

Cerebralsklerotisches neurasthenisches Syndrom

- Der Patient klagt für gewöhnlich über Kopfschmerzen, Schwindelgefühle, Gedächtnisverlust, Konzentrationsmangel, eine Verlangsamung des Denkens, nachlassende Arbeitsfähigkeit, Müdigkeit und Taubheitsgefühle in den Extremitäten. III
- wird häufig fälschlich als Neurasthenie oder Funktionsstörung des autonomen Nervensystems diagnostiziert

Cerebralsklerotische Demenz

- Gedächtnisstörungen und Persönlichkeitsveränderungen
- Das Kurzzeitgedächtnis des Patienten ist schlechter geworden, während das Langzeitgedächtnis oft relativ gut geblieben ist.
- Der Patient verliert nach und nach den Bezug zu Zeit, Ort und Person, leidet unter Absencen und verlangsamten Reaktionen, wird teilnahmslos und gleichgültig gegenüber seiner äußeren Umgebung.
- Zu den Persönlichkeitsveränderungen gehören Egoismus, Eigensinn, krankhafte Ängstlichkeit, Wahnvorstellungen, kindliches Verhalten, wechselnde Stimmungen und Paramnesie (verfälschte Erinnerungen an Ereignisse, die nie passiert sind, oder teilweiser Gedächtnisverlust bei Ereignissen, die stattgefunden haben). IV

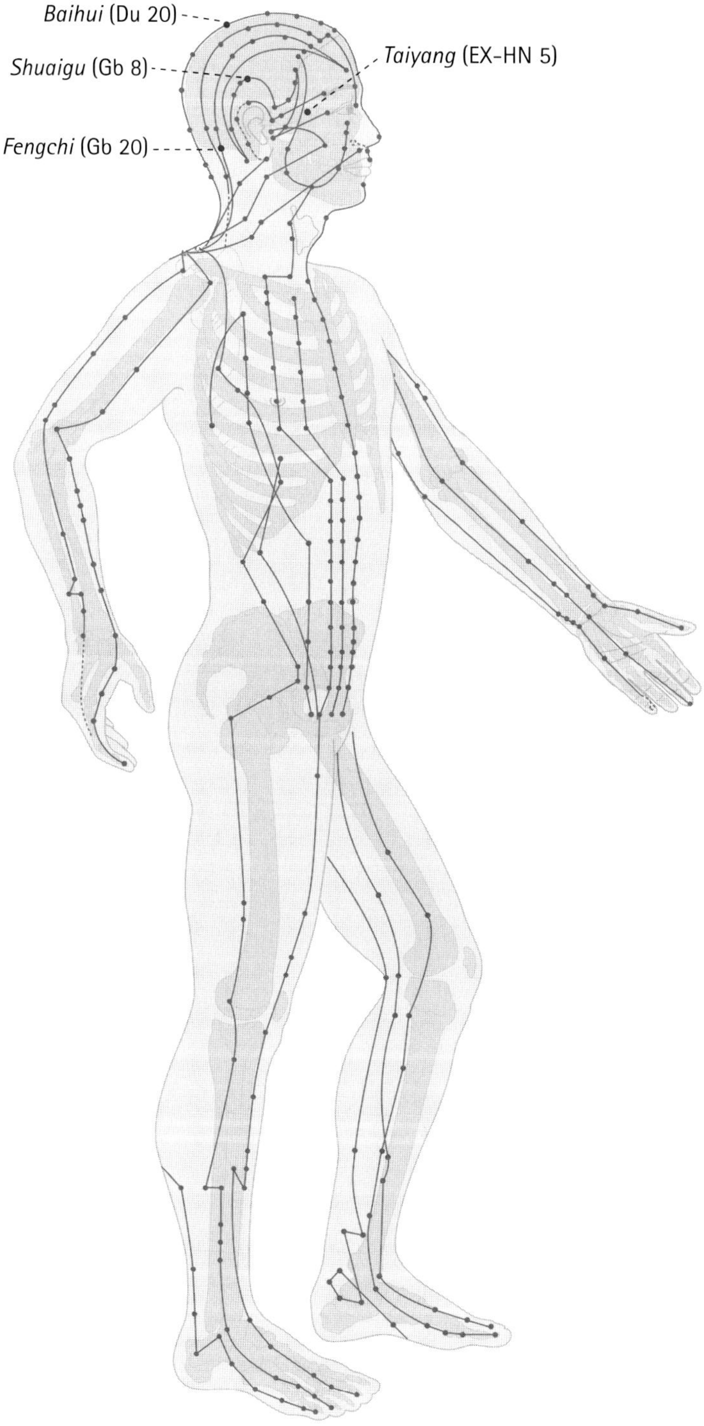
Baihui (Du 20)
Shuaigu (Gb 8)
Taiyang (EX-HN 5)
Fengchi (Gb 20)

Parkinson-Syndrom bei cerebraler Arteriosklerose und Pseudobulbärparalyse

- verstärkter Muskeltonus in den Extremitäten, verlangsamte Bewegungen und fehlende Mimik
- unwillkürliches Schreien oder Lachen, Schwierigkeiten beim Gehen, wenn zusätzlich eine Pseudobulbärparalyse besteht

Subkortikale arteriosklerotische Enzephalopathie

- chronische progressive Demenz, kortikale Blindheit, Krampfanfälle, Dysphasie, Apathie, unsicherer Gang und unwillkürliche Bewegungen.

Behandlung

Akupunkturpunkte und -techniken

Taiyang (EX-HN 5)

■ **Punktionsort:** beidseitig ■ **Gauge/Ø:** 30/0,32 mm ■ **Nadellänge:** 50 mm
Stichtechnik: 1,0–1,5 cun waagrecht nach hinten in Richtung *Shuaigu* (Gb 8) einstechen
Nadelsensation: sich ausbreitender Schmerz in der Temporal-Region

Baihui (Du 20)

■ **Punktionsort:** median ■ **Gauge/Ø:** 30/0,32 mm ■ **Nadellänge:** 25 mm
Stichtechnik: 0,5 cun leicht schräg (in einem Winkel von 15°) in Richtung *Houding* (Du 19) einstechen
Nadelsensation: lokal sich ausbreitender Schmerz

Shuaigu (Gb 8)

■ **Punktionsort:** beidseitig ■ **Gauge/Ø:** 30/0,32 mm ■ **Nadellänge:** 40 mm
Stichtechnik: 1,3 cun waagrecht nach hinten einstechen
Nadelsensation: sich ausbreitender Schmerz in der Temporal-Region

Fengchi (Gb 20)

■ **Punktionsort:** beidseitig ■ **Gauge/Ø:** 30/0,32 mm ■ **Nadellänge:** 50 mm
Stichtechnik:

- einstechen
- 1,0–1,3 cun in Richtung Wirbelkanal schieben
- Da die Haut an dieser Stelle dick ist, sollte der Einstich schnell erfolgen und dann langsam in die gewünschte Tiefe geschoben werden (um ein Verbiegen der Nadel zu vermeiden).

Nadelsensation: sich ausbreitender Schmerz im Nacken und/oder zum Hinterkopf ausstrahlender Schmerz

Verfahren

- Patient in sitzender Position
- Nadelung der Akupunkturpunkte für 40 min; während dieser Zeit einmalige Nadelstimulation durch Drehen
- Akupunkturanwendung einmal täglich an 10 aufeinander folgenden Tagen (1 Behandlungszyklus)
- bei Bedarf erneute Behandlung nach 5 Tagen

Anmerkungen

Die Akupunktur wirkt bei der Therapie der Cerebralsklerose ziemlich gut, vor allem bei Patienten im Frühstadium der Erkrankung. Sie ist besonders effektiv zur Besserung der Gedächtnisstörungen, des Kopfschmerzes, des Schwindels, der Konzentrationsstörungen, Müdigkeit und Taubheitsgefühle in den Extremitäten. Die Besserung erfolgt langsam bei der ausgeprägten Cerebralsklerose mit Demenz, krankhafter Ängstlichkeit, Wahnvorstellungen, kindlichem Verhalten, Stimmungsschwankungen und Paramnesie; gewisse therapeutische Wirkungen können aber noch erreicht werden.

23 Lakunärer Hirninfarkt

Zwei Drittel der lakunären Hirninfarkt-Fälle werden durch eine persistierende systemische Hypertonie ausgelöst, die zu einer fibrinoiden Nekrose von Arteriolen- und Kapillarwänden, hyaliner Degeneration, Atherosklerose und Atheromatose von Arteriolen sowie Verengung und Verlegung von kleinen Endarterien führt. Für die restlichen Fälle sind eine Atherosklerose von Hirnarterien, eine Verengung oder Verlegung der A. carotis interna, eine Vaskulitis, Leukämie, Polycythaemia rubra vera, Metastasen oder Abszesse verantwortlich. Diese Erkrankungen können eine Ischämie, Thrombose oder Embolie der Endarterien verursachen, so dass kleine cerebrale Krankheitsherde entstehen.

Klinik

- lange bestehender systemischer Bluthochdruck
- Bei etwa 20% der Patienten findet man anamnestisch transitorische ischämische Attacken (TIA).
- Einige Patienten zeigen nach dem Infarkt keine Symptome.
- Man unterscheidet bei dieser Erkrankung 5 verschiedene Formen:

Einfache motorische Störung

- leichte Hemiplegie, die Gesicht, Arm und Bein betrifft
- Die Patienten klagen gelegentlich über Parästhesien, ohne dass objektiv eine Sensibilitätsstörung nachzuweisen wäre.
- Der Fokus liegt im Verlauf der Pyramidenbahn in der kontralateralen Corona radiata, Capsula interna und Pons.

Einfache sensible Störung

- eine Par- oder Hypästhesie, die das Gesicht, den Arm und/oder das Bein einer Körperhälfte betrifft
- Bei halbseitigen Parästhesien findet man eine typische, exakt auf eine Seite der Mittelachse beschränkte Verteilung.
- Der Fokus liegt im sensiblen Thalamuskern der Gegenseite (ventraler Nucleus).

Motorisch-sensible Störung

- einseitige Schwäche der Gesichts-, Arm- und/oder Beinmuskulatur in Verbindung mit Par- oder Hypästhesien der gleichen Seite
- Der Fokus liegt im kontralateralen Crus posterius der Capsula interna und im Nucleus ventralis posterior lateralis des Thalamus.

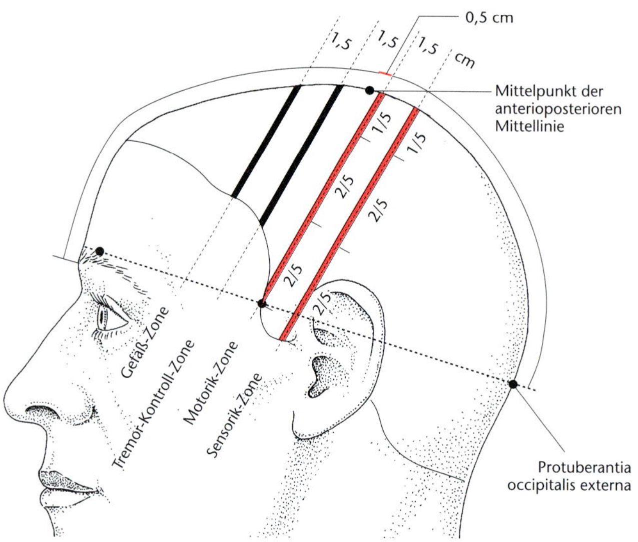
0,5 cm
1,5
1,5
1,5
cm
Mittelpunkt der anterioposterioren Mittellinie
1/5
1/5
2/5
2/5
2/5
2/5
Gefäß-Zone
Tremor-Kontroll-Zone
Motorik-Zone
Sensorik-Zone
Protuberantia occipitalis externa

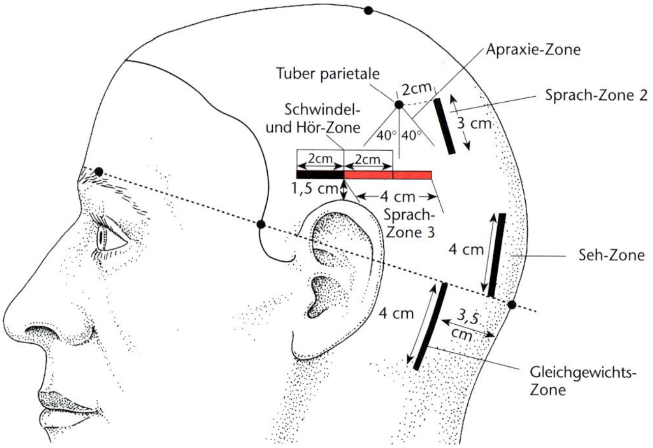
Apraxie-Zone
Tuber parietale
2cm
Sprach-Zone 2
Schwindel- und Hör-Zone
40°
40°
3 cm
2cm
2cm
1,5 cm
4 cm
Sprach-Zone 3
4 cm
Seh-Zone
4 cm
3,5 cm
Gleichgewichts-Zone

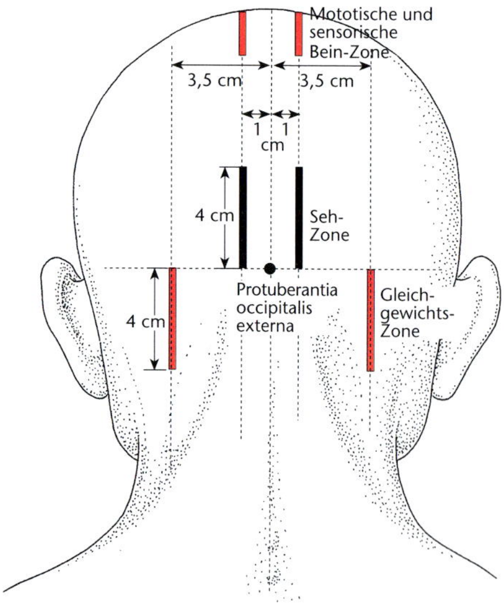
Mototische und sensorische Bein-Zone
3,5 cm
3,5 cm
1
1
cm
4 cm
Seh-Zone
Protuberantia occipitalis externa
4 cm
Gleich-gewichts-Zone

Leichte ataktische Hemiplegie

- eine in der unteren Extremität stärker ausgeprägte leichte Hemiplegie, die von einer deutlichen Ataxie der ipsilateralen Extremität begleitet wird
- Die Patienten klagen gelegentlich über Parästhesien oder leichte Hypästhesien in der Gliedmaße.
- Der Fokus liegt in der kontralateralen Pars basilaris pontis.

I

Dysarthrie und Dyspraxie der Hand

- zentrale Fazial- und Lingualparese in Verbindung mit einer Dysarthrie und Würgen beim Schlucken
- Der Fokus liegt in der kontralateralen Pars basilaris pontis oder dem Genu capsulae internae.
- Pseudobulbärparalyse, Parkinson-Symptome und Demenz können ebenfalls auftreten, sind allerdings selten.

II

Behandlung

Schädelakupunktur: Punkte und Techniken

Motorik-Zone

s. S. 263

Sensorik-Zone

s. S. 263

Sprach-Zone 3

s. S. 263

III

Motorische und sensorische Bein-Zone

s. S. 263

Gleichgewichts-Zone

s. S. 263

■ **Punktionsort:** nichtbetroffene Seite ■ **Gauge/Ø:** 30/0,32 mm ■ **Nadellänge:** 40 mm
Stichtechnik: Relay-Punktion wird nach einer sorgfältigen Auswahl der Akupunkturpunkte durchgeführt. Die Anzahl der Zonen, die behandelt werden, hängt von den befallenen Regionen ab, wie oben beschrieben. Nach Desinfektion des betroffenen Areals die geeigneten Nadeln (s.o.) nacheinander in die Kopfhaut in einem Winkel von 30° zur Haut einstechen (eine für jede Zone, ausgewählt in Übereinstimmung mit den betroffenen Regionen). Die Nadeln sollten in das subcutane Gewebe werden unter die Galea aponeurotica und 0,5 – 1,3 cun waagrecht entlang dem Cranium bewegt werden.
Nadelsensation: lokal sich ausbreitender und stechender Schmerz

IV

Punktauswahl:

- bei motorischer Schwäche in der oberen und unteren Extremität, Dysarthrie und Paralyse der Zunge, Punkte des oberen 1/5, der nächsten 2/5 und der unteren 2/5
- bei Paralyse beider Beine und Ataxie die Motorik-Zone beidseitig, das obere 1/5 der Sensorik-Zone und die Gleichgewichts-Zone beidseitig.

Verfahren

- Patient in sitzender Position
- sofort nach Nadeleinstich in die für die Relais-Punktion geeigneten Punkte der betroffenen Regionen einminütiges schnelles Drehen der Nadel (ungefähr 200 Drehungen/min)
- Nadelung für 1 Stunde, während dieser Zeit 3 weitere einminütige Drehstimulationen alle 20 min (ungefähr 200 Drehungen/min)
- nach Entfernen der Nadeln Druckausübung auf die Einstichpunkte mit einem sterilen Wattebausch zur Vermeidung von Blutungen
- Schädelakupunkturanwendung einmal täglich an 10 aufeinander folgenden Tagen (1 Behandlungszyklus)
- bei Bedarf erneute Behandlung nach 5 Tagen

Anmerkungen

Im Allgemeinen ist die Prognose dieser Erkrankung gut und die Heilung wahrscheinlich relativ rasch. Treten die oben beschriebenen Symptome jedoch wiederholt auf, sollte Akupunktur angewendet werden. Bei sorgfältiger Auswahl und Lokalisation der Akupunkturpunkte kommt es in relativ kurzer Zeit zu zufriedenstellenden therapeutischen Wirkungen. Bei lange bestehender Erkrankung ist eine längere Behandlung nötig, um wirksam zu sein, aber auch hier können zufriedenstellende Ergebnisse erzielt werden.

24 Syringomyelie

Die Syringomyelie ist eine chronisch progressive degenerative Erkrankung, die von einer Höhlenbildung in der grauen Substanz des Rückenmarks verursacht wird. Wenn sich die Höhlenbildung auf den unteren Teil des Hirnstamms (Medulla oblongata und Pons) ausdehnt, wird die Erkrankung als Syringobulbie bezeichnet.

Klinik

- Männer erkranken häufiger als Frauen.
- Die Symptome können bereits in der Kindheit oder Jugend auftreten; meist bricht die Erkrankung jedoch zwischen dem 20. und dem 30. Lebensjahr aus. Sie schreitet relativ langsam fort. Das klinische Erscheinungsbild wird von der Lage und Größe der entstandenen Höhlen bestimmt.

Das klinische Erscheinungsbild und die Behandlung differieren je nachdem, welche Strukturen betroffen sind.

Syringomyelie der cervicalen und thorakalen Bereiche des Rückenmarks

- betrifft häufig den unteren cervicalen und oberen thorakalen Abschnitt des Rückenmarks
- schleichender Beginn
- Das Anfangssymptom ist eine Dysästhesie der Hände. Der Schmerz breitet sich in einem Bereich von der Form eines halben Hufeisens in einem oder beiden Armen, in Brust und Rücken aus und ist mit einem Verlust des Temperatursinns in einem hufeisenförmigen Bereich verbunden.
- fortschreitende Schwäche und Atrophie der Handmuskeln, die nach und nach den gesamten Bereich der oberen Gliedmaßen sowie die Muskulatur des Schultergürtels erfassen können
- Es kann sich ein Horner-Syndrom ausbilden, wenn das Centrum ciliospinale im C8-T1-Segment oder der Grenzstrang geschädigt sind.
- Wenn sich die Höhlenbildung auch auf die Pyramidenbahn, den Tractus spinothalamicus sowie das Hinterhorn (Columna posterior) erstreckt, können sich im Arm entsprechende motorische und sensible Symptome sowie dystrophische Veränderungen einstellen.
- Da der Nucleus tractus spinalis n. trigemini bis in das Halsmark hineinreicht, kann es in den peripheren Anteilen des Gesichts zu einem Verlust der Schmerz- und Temperaturempfindung kommen.

Syringomyelie des lumbosakralen Rückenmarks

- In diesem Bereich des Rückenmarks tritt nur selten eine Syringomyelie auf.
- Verlust der Schmerz- und Temperaturempfindung in den unteren Extremitäten, den Füßen, dem Perineum und den Genitalorganen

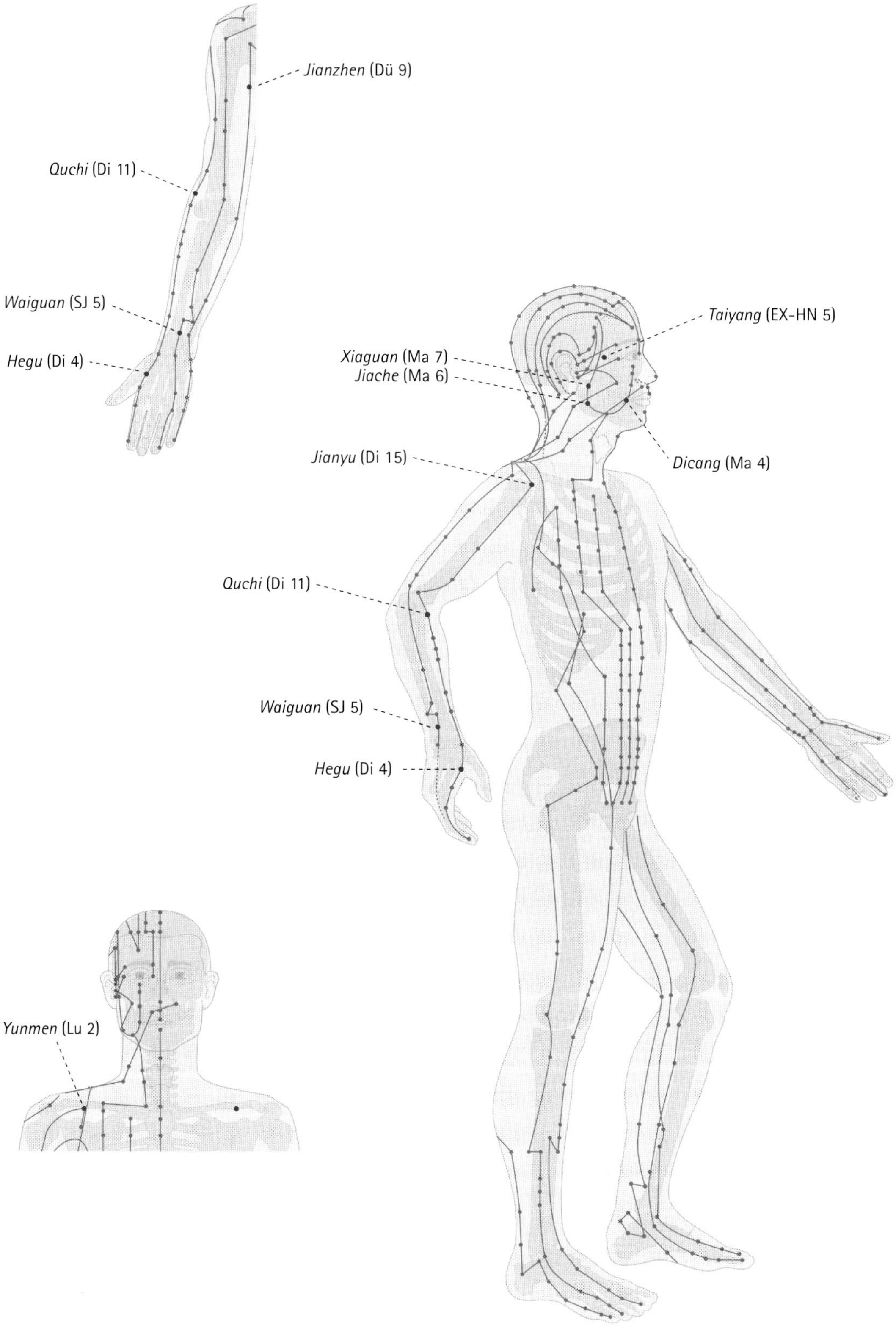
Jianzhen (Dü 9)
Quchi (Di 11)
Waiguan (SJ 5)
Hegu (Di 4)
Taiyang (EX-HN 5)
Xiaguan (Ma 7)
Jiache (Ma 6)
Dicang (Ma 4)
Jianyu (Di 15)
Quchi (Di 11)
Waiguan (SJ 5)
Hegu (Di 4)
Yunmen (Lu 2)

- Muskelatrophie der unteren Gliedmaßen und Füße, ausgeprägte Dystrophie des M. gastrocnemius und schmerzlose Crepitatio.

Syringobulbie

- Meist handelt es sich dabei um die Ausweitung einer cervicalen Syringomyelie auf den Bereich des Hirnstamms, die Erkrankung kann jedoch auch isoliert vorkommen.
- Die Kavität ist spaltförmig und asymmetrisch; Hirnkerne oder Leitungsbahnen sind nur einseitig geschädigt.
- Es kann zu einer einseitigen Lähmung der Stimmlippen und des Gaumensegels kommen, die mit Atrophie und Fibrillation der Zungenmuskeln einhergeht.

Behandlung

Akupunkturpunkte und -techniken bei Syringomyelie der cervicalen und thorakalen Bereiche des Rückenmarks

Jianzhen (Dü 9)

■ **Punktionsort:** betroffene Seite ■ **Gauge/Ø:** 30/0,32 mm ■ **Nadellänge:** 50 mm
Stichtechnik: 1,0–1,5 cun senkrecht in Richtung des unteren Teils des Schultergelenks einstechen
Nadelsensation: lokal sich ausbreitender Schmerz

Yunmen (Lu 2)

■ **Punktionsort:** betroffene Seite ■ **Gauge/Ø:** 30/0,32 mm ■ **Nadellänge:** 40 mm
Stichtechnik: 0,5–1,0 cun leicht schräg (in einem Winkel von 15°) in Richtung Dü 9, auf dem hinteren Teil der Schulter, einstechen
Nadelsensation: sich ausbreitender Schmerz in der Schulter und/oder in Arm oder Hand ausstrahlender Schmerz

Jianyu (Di 15)

■ **Punktionsort:** betroffene Seite ■ **Gauge/Ø:** 30/0,32 mm ■ **Nadellänge:** 40 mm
Stichtechnik:
- einstechen
- 1,0 cun leicht schräg (in einem Winkel von 15°) in Richtung Di 11 schieben

Nadelsensation: sich ausbreitender Schmerz im M. deltoideus und/oder nach oben ausstrahlender Schmerz

Quchi (Di 11)

■ **Punktionsort:** betroffene Seite ■ **Gauge/Ø:** 30/0,32 mm ■ **Nadellänge:** 50 mm
Stichtechnik:
- waagrecht einstechen
- 1,2–1,5 cun subcutan in Richtung *Shaohai* (He 3)

Nadelsensation: lokal sich ausbreitender Schmerz

Waiguan (SJ 5)

■ **Punktionsort:** betroffene Seite ■ **Gauge/Ø:** 30/0,32 mm ■ **Nadellänge:** 40 mm
Stichtechnik:

- 1,2 cun senkrecht in Richtung *Neiguan* (Pe 6) einstechen
- Cave: N. medianus

Nadelsensation: lokal sich ausbreitender und/oder in Handrücken und Mittelfinger ausstrahlender Schmerz

Hegu (Di 4)

■ **Punktionsort:** betroffene Seite ■ **Gauge/Ø:** 30/0,32 mm ■ **Nadellänge:** 50 mm
Stichtechnik: 1,0–1,5 cun in Richtung *Houxie* (Dü 3) einstechen
Nadelsensation: in die Handfläche ausstrahlender Schmerz

Xiaguan (Ma 7)

■ **Punktionsort:** betroffene Seite ■ **Gauge/Ø:** 30/0,32 mm ■ **Nadellänge:** 40 mm
Stichtechnik:

- 0,5–1,0 cun senkrecht einstechen
- Cave: N. facialis

Nadelsensation: lokal sich ausbreitender Schmerz

Dicang (Ma 4)

■ **Punktionsort:** betroffene Seite ■ **Gauge/Ø:** 30/0,32 mm ■ **Nadellänge:** 50 mm
Stichtechnik:

- waagrecht einstechen
- in Richtung *Jiache* (Ma 6) schieben

Nadelsensation: lokal sich ausbreitender Schmerz

Taiyang (EX-HN 5)

■ **Punktionsort:** betroffene Seite ■ **Gauge/Ø:** 30/0,32 mm ■ **Nadellänge:** 50 mm
Stichtechnik: 1,0–1,5 cun waagrecht nach unten in Richtung Ma 6 einstechen
Nadelsensation: lokal sich ausbreitender Schmerz

Verfahren

- bei einseitigem Schmerz und Muskelatrophie der oberen Extremität Auswahl einseitiger Akupunkturpunkte
- bei beidseitigem Befall Auswahl beidseitiger Akupunkturpunkte
- bei Empfindungsstörungen nur in dem Bereich des Gesichts, der durch den N. trigeminus innerviert wird, Auswahl ein- oder beidseitiger Punkte im Gesicht (Ma 7, Ma 4 und EX-HN 5) zusammen mit Di 4 der gleichen Seite
- Auswahl aller oben aufgeführter Punkte im Bereich der oberen Extremität und des Gesichts bei gleichzeitigem Befall des Gesichts und der oberen Extremität
- Lagerung des Unterarms auf einer ebenen Fläche, der mediale Teil parallel zum Körper, damit Di 11 und He 3 in senkrechter Anordnung liegen

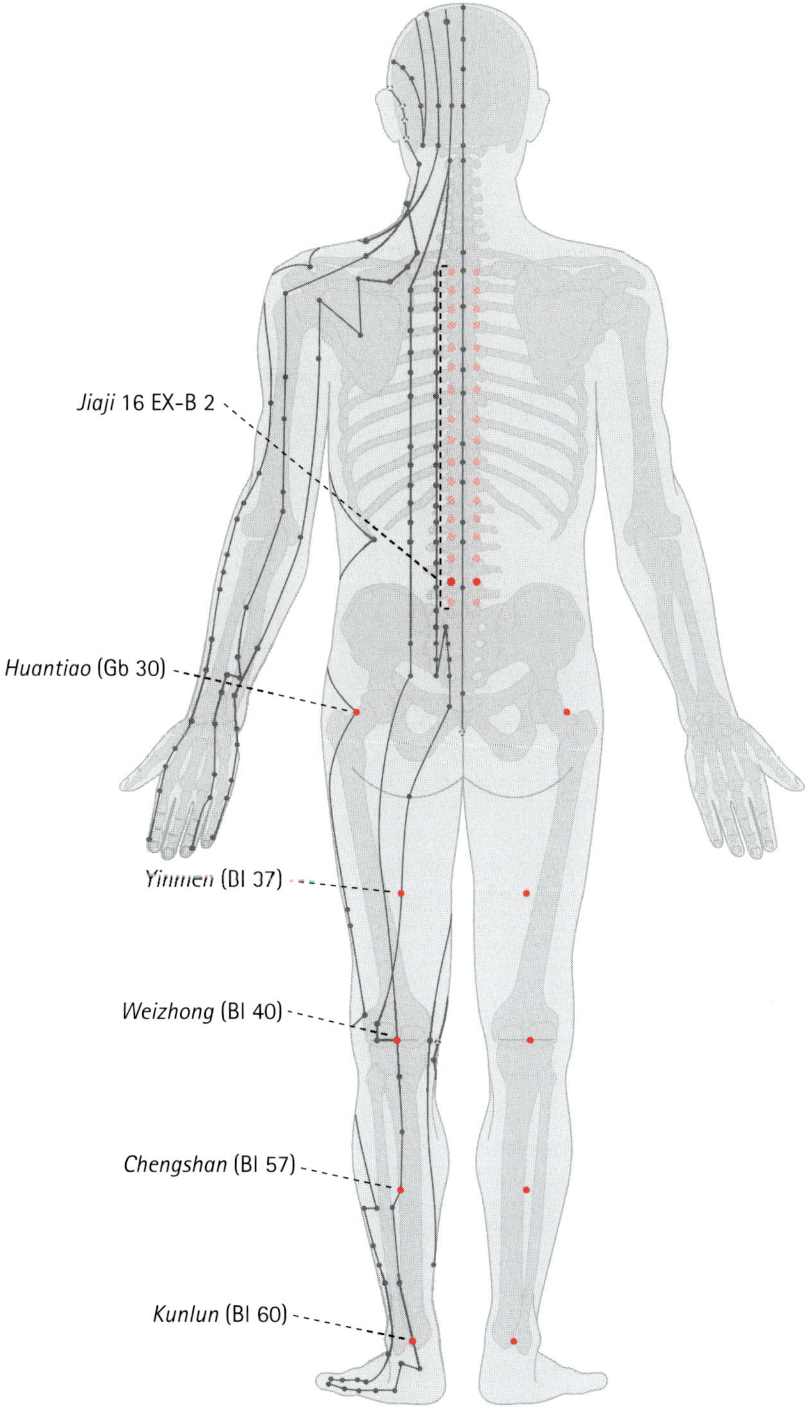
Jiaji 16 EX-B 2
Huantiao (Gb 30)
Yinmen (Bl 37)
Weizhong (Bl 40)
Chengshan (Bl 57)
Kunlun (Bl 60)

- nach Nadeleinstich Elektroakupunkturanwendung für 40 min
- Akupunkturanwendung einmal täglich an 10 aufeinander folgenden Tagen (1 Behandlungszyklus)
- bei Bedarf erneute Behandlung nach 5 Tagen

Akupunkturpunkte und -techniken bei Syringomyelie des lumbosakralen Rückenmarks

Jiaji 16 (EX-B 2)

■ **Punktionsort:** betroffene Seite ■ **Gauge/Ø:** 30/0,32 mm ■ **Nadellänge:** 40 mm
Stichtechnik: 1,0 cun in die Spalte des Querfortsatzes des LWK 4 einstechen, bis das Elektrisierungsgefühl in die untere Extremität ausstrahlt
Nadelsensation: Elektrisierungsgefühl in die ipsilaterale untere Extremität und den Fuß

Huantiao (Gb 30)

■ **Punktionsort:** betroffene Seite ■ **Gauge/Ø:** 30/0,32 mm ■ **Nadellänge:** 125 mm
Stichtechnik:
- 3,0–3,5 cun in Richtung des M. piriformis in das Foramen ischiadicum majus einstechen
- Cave: N. ischiadicus

Nadelsensation: Taubheit ausstrahlend in die untere Extremität und Fußsohle oder in das Perineum und den Anus

Yinmen (Bl 37)

■ **Punktionsort:** betroffene Seite ■ **Gauge/Ø:** 30/0,32 mm ■ **Nadellänge:** 65 mm
Stichtechnik:
- 2,0 cun senkrecht einstechen
- Cave: N. ischiadicus

Nadelsensation: sich ausbreitender Schmerz in den Oberschenkel und/oder in die untere Extremität und den Fuß ausstrahlender Schmerz

Weizhong (Bl 40)

■ **Punktionsort:** betroffene Seite ■ **Gauge/Ø:** 30/0,32 mm ■ **Nadellänge:** 50 mm
Stichtechnik:
- 1,0–1,5 cun senkrecht einstechen
- Cave: N. tibialis und A. und V. poplitea, und die A. perinealis

Nadelsensation: sich in die Fossa poplitea und/oder in den Fuß ausbreitender Schmerz

Chengshan (Bl 57)

■ **Punktionsort:** betroffene Seite ■ **Gauge/Ø:** 30/0,32 mm ■ **Nadellänge:** 50 mm
Stichtechnik:
- 1,0–1,5 cun senkrecht einstechen
- Cave: N. tibialis und die Popliteal-Gefäße

Nadelsensation: lokal sich ausbreitender Schmerz

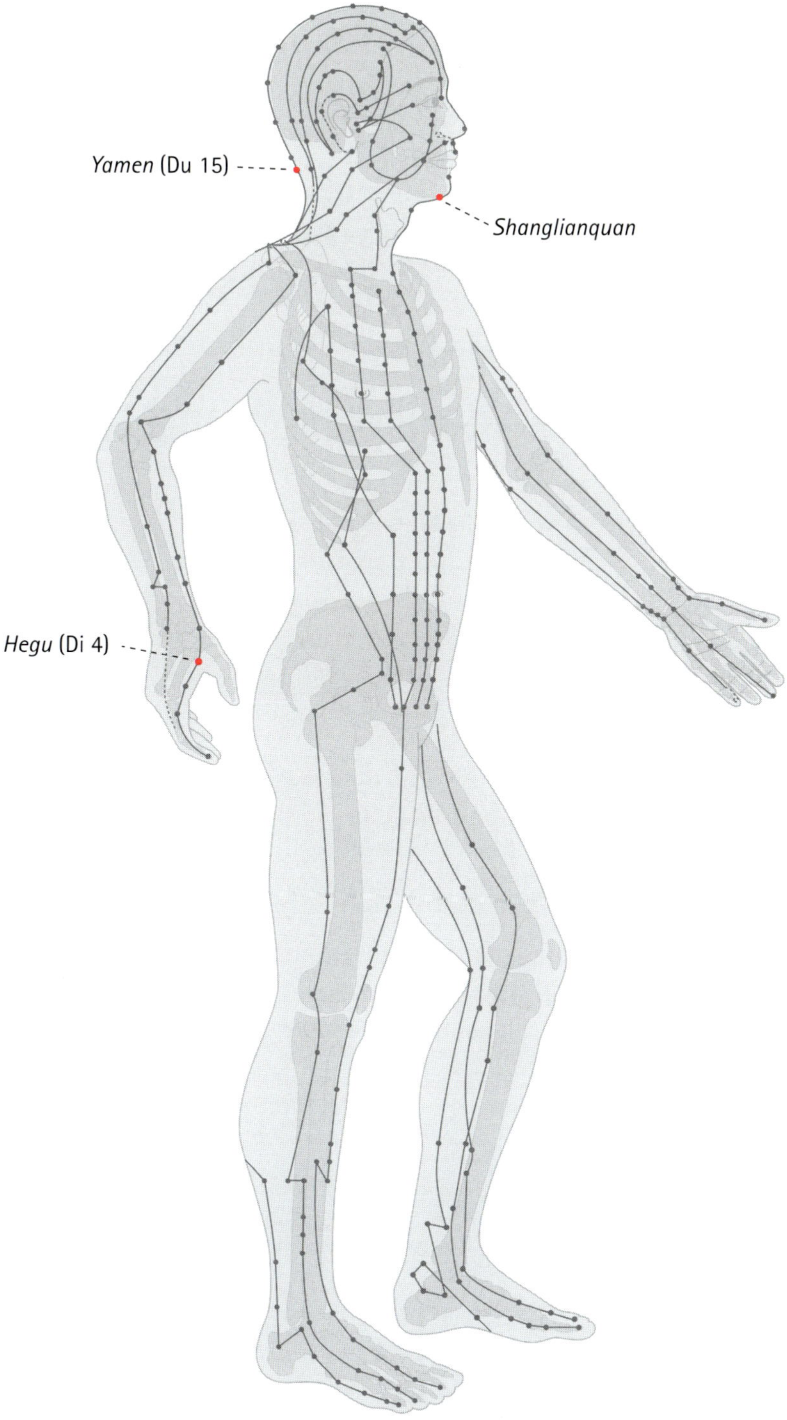
Yamen (Du 15)
Shanglianquan
Hegu (Di 4)

Kunlun (Bl 60)

Punktionsort: betroffene Seite **Gauge/⌀:** 30/0,32 mm **Nadellänge:** 40 mm
Stichtechnik: 0,5–1,0 cun in Richtung des medialen Malleolus einstechen
Nadelsensation: sich ausbreitender Schmerz in die Ferse und/oder in den Fußrücken ausstrahlender Schmerz

Verfahren

- Patient in Bauchlage
- Elektroakupunkturanwendung für 40 min
- nach Entfernen der Nadeln einminütige Schröpftherapie
- Akupunkturanwendung einmal täglich an 10 aufeinander folgenden Tagen (1 Behandlungszyklus)
- bei Bedarf erneute Behandlung nach 5 Tagen

Akupunkturpunkte und -techniken bei Syringobulbie

Shanglianquan

In der Mitte zwischen Ren 23 und dem Unterrand des Unterkiefers
Punktionsort: median **Gauge/⌀:** 32/0,28 mm **Nadellänge:** 25 mm
Stichtechnik: 0,5–0,8 cun schräg (im 45°-Winkel) in Richtung der Zungenwurzel einstechen
Nadelsensation: sich ausbreitende Schmerzen in der Zungenwurzel

Yamen (Du 15)

Punktionsort: median **Gauge/⌀:** 30/0,32 mm **Nadellänge:** 25 mm
Stichtechnik: 0,5–0,8 cun senkrecht einstechen
Nadelsensation: lokal sich ausbreitender Schmerz

Hegu (Di 4)

Punktionsort: beidseitig **Gauge/⌀:** 30/0,32 mm **Nadellänge:** 50 mm
Stichtechnik: 1,0–1,5 cun in Richtung *Houxie* (Dü 3) einstechen
Nadelsensation: sich in der Handfläche ausbreitender Schmerz

Verfahren

- Patient in sitzender Position mit nach hinten geneigtem Kopf
- Elektroakupunkturanwendung für 40 min
- Akupunkturanwendung einmal täglich an 10 aufeinander folgenden Tagen (1 Behandlungszyklus)
- bei Bedarf erneute Behandlung nach 5 Tagen

Anmerkungen

Gegenwärtig gibt es keine spezifische Behandlung für die Syringomyelie. Die Akupunktur kann den Schmerz lindern, dazu beitragen, die atrophierten Muskeln wiederherzustellen, und die motorischen und sensorischen Störungen zu bessern. Die Therapie dauert jedoch relativ lang. Patienten mit Funktionsstörungen der Extremitäten und Muskelatrophie sollten während der Therapiezeit körperliche Übungen durchführen, um ihren Allgemeinzustand zu verbessern und eine raschere Heilung zu fördern.

I
II
III
IV

25 Morbus Parkinson

Morbus Parkinson ist das häufigste extrapyramidale Syndrom. Kennzeichnend für diese Erkrankung sind Tremor, Rigor und Hypokinese. Verursacht wird sie hauptsächlich durch eine Degeneration der Substantia nigra und ihrer Bahnen zum Corpus striatum.

Klinik

- oft bei Patienten, die das 50. Lebensjahr überschritten haben; Männer und Frauen sind in etwa gleich häufig betroffen
- kann eine Nebenwirkung bestimmter Psychopharmaka sein
- beginnt langsam; der Zustand verschlechtert sich schrittweise

Die Hauptsymptome sind:

Ruhetremor

- beginnt häufig an einer Hand
- In der betroffenen Extremität kontrahieren und relaxieren sich die Antagonisten mit einer Frequenz von vier bis sechs Schlägen in der Sekunde.
- Der Tremor steigert sich bei emotionaler Erregung, nimmt bei entspannter Gemütslage ab und hört auf, wenn der Patient schläft.
- Mit fortschreitender Erkrankung kann sich der Tremor auf die untere Extremität der gleichen Seite sowie die unteren und oberen Gliedmaßen der Gegenseite und auf Unterkiefer, Zunge und Kopf ausbreiten.

Rigor

- Die Gliedmaßen werden steif und können nur gegen einen Widerstand bewegt werden.
- Durch die Starre der Gesichtsmuskulatur nimmt die mimische Ausdrucksfähigkeit ab, und das Gesicht bekommt maskenförmige Züge.
- Aufgrund der starken Muskelsteifigkeit schmerzen die Gliedmaßen.

Hypokinese

- Bei allen Bewegungen sind Geschwindigkeit und Frequenz reduziert.
- Der Patient sitzt oft unbeweglich, seine Feinmotorik ist gestört, so dass er beispielsweise keinen Knoten aufbinden kann, und seine Schrift wird während des Schreibens kleiner.
- Er spricht langsam und monoton mit leiser Stimme.
- Beim Gehen sind kleine schlurfende Schritte charakteristisch, mit gelegentlichem Wechsel in eine schnelle, überschießende Vorwärtsbewegung (Propulsion).
- Man findet Symptome wie Sialorrhoe, Seborrhoe und verstärkte Schweißsekretion sowie bei manchen Patienten Depression oder Demenz.

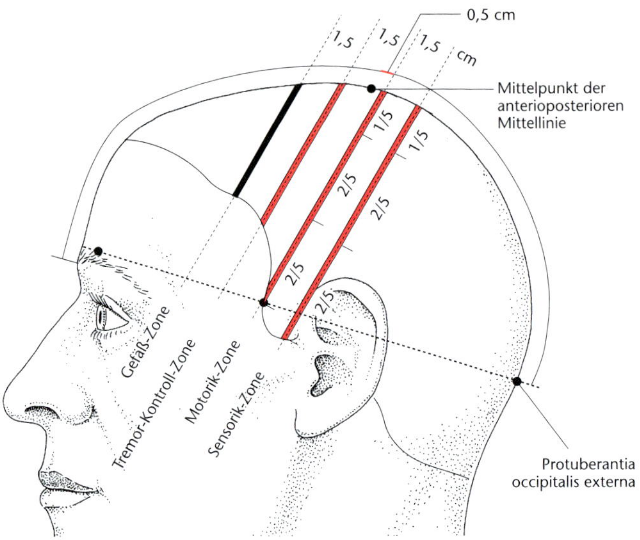

Behandlung

Schädelakupunktur: Punkte und Techniken

Motorik-Zone

s. S. 263

Sensorik-Zone

s. S. 263

Tremor-Kontroll-Zone

s. S. 263

▪ **Punktionsort:** nichtbetroffene Seite oder beidseitig ▪ **Gauge/Ø:** 30/0,32 mm ▪ **Nadellänge:** 40 mm

Stichtechnik: Relay-Punktion wird nach einer sorgfältigen Auswahl der Akupunkturpunkte durchgeführt. Die Anzahl der Zonen, die behandelt werden, hängt von den befallenen Regionen ab, wie oben beschrieben. Nach Desinfektion des betroffenen Areals die geeigneten Nadeln (s.o.) nacheinander in die Kopfhaut in einem Winkel von 30° zur Haut einstechen (eine für jede Zone, ausgewählt in Übereinstimmung mit den betroffenen Regionen). Die Nadeln sollten in das subcutane Gewebe geschoben unter die Galea aponeurotica und 0,5 – 1,3 cun waagrecht entlang dem Cranium bewegt werden. Bei der Relay-Punktion der Tremor-Kontroll-Zone zwei Nadeln in einem Winkel von 30° zur Haut in die Kopfhaut nach unten einstechen und 1,3 cun entlang der Linie schieben.

Nadelsensation: lokal sich ausbreitender und stechender Schmerz

Punktauswahl:
- für die Motorik- und Sensorik-Zone je nach klinischer Manifestation (s. Kap. 19)
- 2 Punkte entlang der Tremor-Kontroll-Zone werden ausgewählt.

Verfahren

- Patient in sitzender Position
- sofort nach Nadeleinstich in die für die Relais-Punktion geeigneten Punkte der betroffenen Regionen einminütiges schnelles Drehen der Nadel (ungefähr 200 Drehungen/min)
- Nadelung für 1 Stunde, während dieser Zeit 3 weitere einminütige Drehstimulationen alle 20 min (ungefähr 200 Drehungen/min)
- nach Entfernen der Nadeln Druckausübung auf die Einstichpunkte mit einem sterilen Wattebausch zur Vermeidung von Blutungen
- Akupunkturanwendung einmal täglich an 10 aufeinander folgenden Tagen (1 Behandlungszyklus)
- bei Bedarf erneute Behandlung nach 5 Tagen

Anmerkungen

Morbus Parkinson ist eine häufige Erkrankung. Wird das oben genannte Verfahren im Frühstadium angewandt, sind die therapeutischen Wirkungen relativ zufrieden stellend, und der Tremor kann sich bessern oder ohne jegliche Medikation beherrscht werden. In den Fällen, in denen die Krankheit mindestens 2 Jahre besteht und der Tremor entweder einseitig in der oberen und unteren Extremität und am Kopf oder in allen Extremitäten, Hals und Kopf erscheint, kann die oben angegebene Therapie den Tremor nur vorübergehend während der Zeit der Akupunkturbehandlung lindern.

26 Chorea Sydenham (Chorea minor)

Diese Erkrankung steht in engem Zusammenhang mit einem rheumatischen Fieber. Bei den meisten Fällen stößt man in der Vorgeschichte auf eine 1–6 Monate zurückliegende Infektion mit β-hämolysierenden Streptokokken der Gruppe A oder andere Manifestationen eines rheumatischen Fiebers wie Arthralgie, Erythema marginatum, Purpura oder häufige Halsentzündungen; bei einigen Patienten kann es auch vor oder nach dem Ausbruch der Chorea oder im Verlauf der Erkrankung zu einer rheumatischen Herzentzündung kommen. In vielen Fällen findet man eine Familienanamnese für rheumatisches Fieber. Die Erkrankung kann sich nach 2–6 Wochen spontan zurückbilden, bricht aber oft erneut aus. Dazu können unter anderem emotionale Faktoren oder eine Schwangerschaft beitragen.

Klinik

- befällt oft Kinder, bevorzugt Mädchen, im Alter von 5–15 Jahren
- setzt im Allgemeinen langsam ein, kann in einer emotionalen Stresssituation aber auch plötzlich auftreten
- Im Frühstadium ist das Kind ruhiger als gewöhnlich, kann sich nicht konzentrieren, ist emotional sehr labil, bewegt sich schwerfällig und schreibt schlecht; außerdem fallen ihm häufig Gegenstände aus der Hand.
- Nach und nach kommt es an Gesicht und Fingern zu unwillkürlichen Bewegungen, beispielsweise Stirnrunzeln, Zwinkern, Herausstrecken der Zunge, Lachen, Achselzucken und Ausstrecken der Arme.
- Diese unwillkürlichen Bewegungen können sich bei emotionaler Anspannung verstärken, verschwinden aber im Schlaf.

Behandlung

Schädelakupunktur: Punkte und Techniken

Motorik-Zone

s. S. 263

Sensorik-Zone

s. S. 263

Tremor-Kontroll-Zone

s. S. 264

■ **Punktionsort:** nichtbetroffene Seite oder beidseitig ■ **Gauge/Ø:** 30/0,32 mm

■ **Nadellänge:** 40 mm

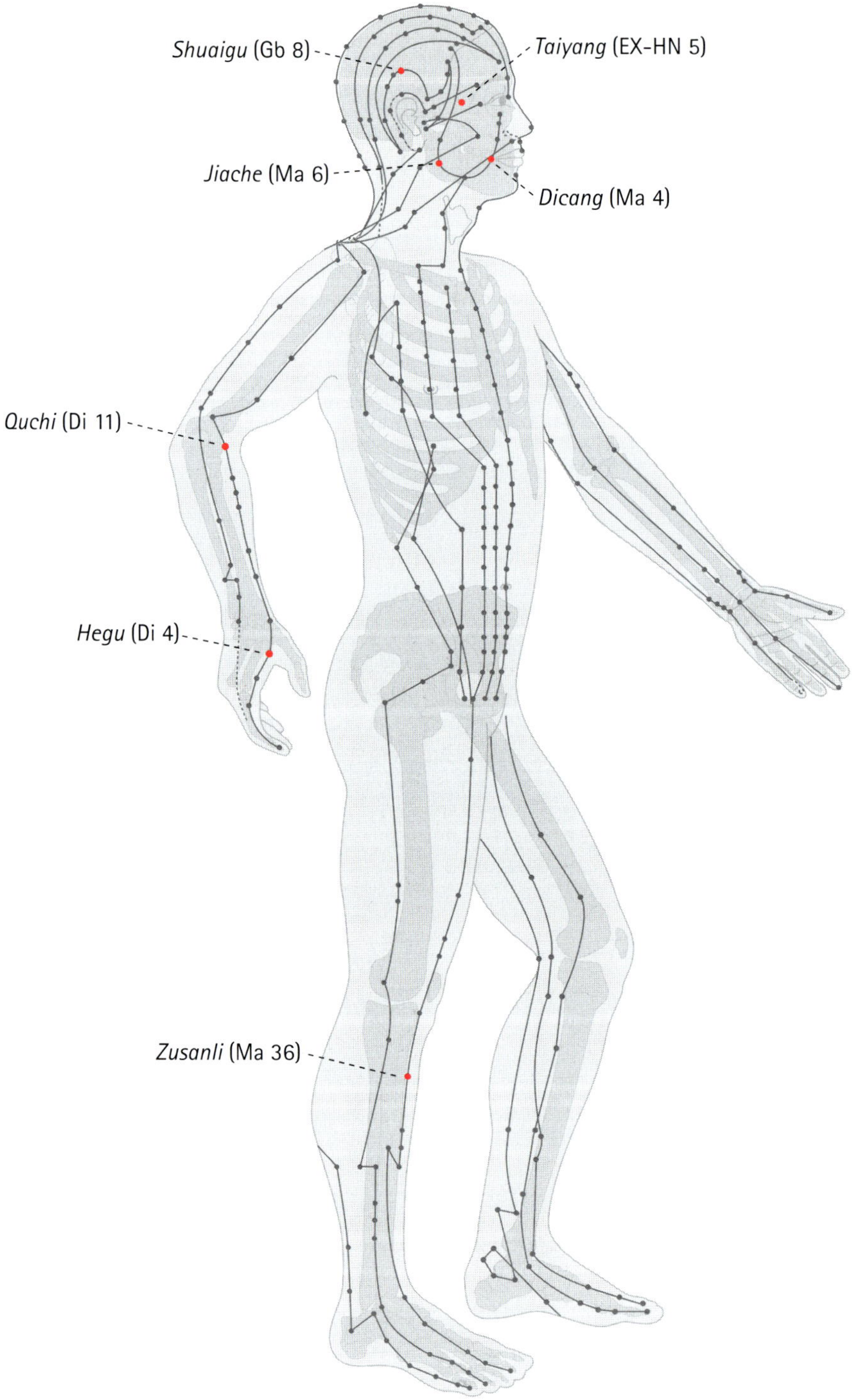
Shuaigu (Gb 8)
Taiyang (EX-HN 5)
Jiache (Ma 6)
Dicang (Ma 4)
Quchi (Di 11)
Hegu (Di 4)
Zusanli (Ma 36)

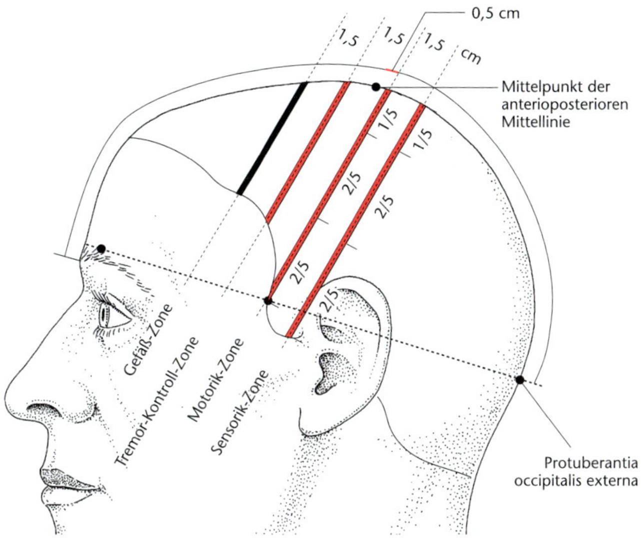

I

II

III

Stichtechnik: Relay-Punktion wird nach einer sorgfältigen Auswahl der Akupunkturpunkte durchgeführt. Die Anzahl der Zonen, die behandelt werden, hängt von den befallenen Regionen ab, wie oben beschrieben. Nach Desinfektion des betroffenen Areals die geeigneten Nadeln (s.o.) nacheinander in die Kopfhaut in einem Winkel von 30° zur Haut einstechen (eine für jede Zone, ausgewählt in Übereinstimmung mit den betroffenen Regionen). Die Nadeln sollten in das subcutane Gewebe unter die Galea aponeurotica geschoben und 0,5–1,3 cun waagrecht entlang dem Cranium bewegt werden. Bei der Relay-Punktion der Tremor-Kontroll-Zone zwei Nadeln in einem Winkel von 30° zur Haut in die Kopfhaut nach unten entlang der Linie einstechen.
Nadelsensation: lokal sich ausbreitender und stechender Schmerz

Punktauswahl:
- für die Motorik- und Sensorik-Zone je nach klinischer Manifestation (s. Kap. 19)
- 2 Punkte entlang der Tremor-Kontroll-Zone werden ausgewählt.

Körperakupunktur: Punkte und Techniken

Taiyang (EX-HN 5)

IV

■ **Punktionsort:** beidseitig ■ **Gauge/Ø:** 30/0,32 mm ■ **Nadellänge:** 50 mm
Stichtechnik: 1,0–1,5 cun waagrecht nach unten in Richtung GB 8 einstechen
Nadelsensation: sich ausbreitender Schmerz in die Temporal-Region

Dicang (Ma 4)

■ **Punktionsort:** beidseitig ■ **Gauge/Ø:** 30/0,32 mm ■ **Nadellänge:** 50 mm

Stichtechnik:
- waagrecht einstechen
- mit Ma 6 verbinden

Nadelsensation: lokal sich ausbreitender Schmerz

Hegu (Di 4)

■ **Punktionsort:** beidseitig ■ **Gauge/Ø:** 30/0,32 mm ■ **Nadellänge:** 50 mm
Stichtechnik: 1,0–1,5 cun in Richtung *Houxie* (Dü 3) einstechen
Nadelsensation: sich ausbreitender Schmerz in die Handfläche

Quchi (Di 11)

■ **Punktionsort:** beidseitig ■ **Gauge/Ø:** 30/0,32 mm ■ **Nadellänge:** 50 mm
Stichtechnik:
- waagrecht einstechen
- 1,2–1,5 cun subcutan in Richtung *Shaohai* (He 3)

Nadelsensation: lokal sich ausbreitender Schmerz

Zusanli (Ma 36)

■ **Punktionsort:** beidseitig ■ **Gauge/Ø:** 30/0,32 mm ■ **Nadellänge:** 50 mm
Stichtechnik: 1,2–1,5 cun senkrecht einstechen
Nadelsensation: lokal sich ausbreitender und/oder in den Fußrücken ausstrahlender Schmerz

Verfahren

- Patient in sitzender Position oder in Rückenlage
- Lagerung des Unterarms auf einer ebenen Fläche, der mediale Teil parallel zum Körper, damit Di 11 und He 3 in senkrechter Anordnung liegen
- bei Begrenzung der Symptome auf das Gesicht und die obere Extremität Auswahl beidseitiger Akupunkturpunkte im Bereich des Gesichts und der oberen Extremität (insgesamt 8 Punkte)
- Nadelung aller Schädel- und Körperakupunkturpunkte bei Symptomen im Bereich des Gesichts und allen Extremitäten
- für die Schädelakupunkturpunkte Anwendung der Techniken in Kapitel 25
- Körperakupunkturanwendung für 40 min, während dieser Zeit einmalige Nadelstimulation durch Drehen
- Akupunkturanwendung einmal täglich an 10 aufeinander folgenden Tagen (1 Behandlungszyklus)
- bei Bedarf erneute Behandlung nach 5 Tagen

Anmerkungen

Die oben angegebene Stichtiefe ist geeignet für Patienten über 15 Jahre. Bei jüngeren Patienten und schlanken Personen sollte die Stichtiefe geringer sein. Die Patienten sollten gut auf die Akupunktur vorbereitet werden, damit die Nadelung in einer kooperativen Atmosphäre erfolgen kann. Die Bewegungen sollten leicht und schnell erfolgen. Die therapeutische Wirkung ist relativ zufriedenstellend, und diese Behandlung ist im Frühstadium der Chorea, die nur das Gesicht betrifft, besonders effektiv und schnell. In schweren Fällen der Chorea des Gesichts und der Extremitäten können ebenfalls zufriedenstellende Ergebnisse erzielt werden, wenn die Akupunktur korrekt ausgeführt wird und sowohl der Arzt als auch der Patient darauf vorbereitet sind, die Ergebnisse abzuwarten.

27 Epilepsie

Epilepsie ist eine chronische Erkrankung, die von immer wieder auftretenden paroxysmalen Funktionsstörungen des Gehirns infolge exzessiver Entladungen von Neuronen gekennzeichnet ist.

Für die Epilepsie sind diverse Klassifikationen gebräuchlich, von denen jedoch keine allgemein anerkannt ist. Die hier vorgestellte Einteilung richtet sich nach den klinischen Manifestationen der Krampfanfälle. Die Epilepsie kann eine primär neurologische Erkrankung sein (auch als funktionelle, kryptogenetische oder idiopathische Epilepsie bezeichnet) oder sekundär aufgrund einer Hirnerkrankung auftreten.

Klinik

Grand-Mal-Epilepsie (generalisierte tonisch-klonische Anfälle)

- plötzlicher Bewusstseinsverlust und generalisierter Krampfanfall

Aura:

- Bauchbeschwerden
- Schwindelgefühl
- emotionale Unbeständigkeit oder Parästhesien

Tonische Phase:

- plötzliche Bewusstlosigkeit mit systemischer tonischer Muskelkontraktion; der Kopf des Patienten ist nach hinten gebeugt, beide Arme sind angewinkelt; der Patient stößt laute Schreie aus, seine Pupillen sind erweitert, der Blutdruck erhöht, die Atmung vorübergehend unterbrochen, so dass sich Lippen und Haut bläulich verfärben
- Diese Phase kann über 10 Sekunden dauern, bevor sie in die klonische Phase übergeht.

Klonische Phase:

- Rhythmische Krampfanfälle, die alle Muskeln erfassen; der zunächst schnelle Rhythmus verlangsamt sich nach und nach, bis die Krämpfe aufhören
- Diese Phase dauert etwa 1–3 min.

Postiktale Phase:

- Als Erstes erholt sich die Atmung, dann normalisiert sich die Herzfrequenz, der Blutdruck sinkt, und die Pupillenerweiterung geht zurück.
- Es dauert unter Umständen etwa 10–30 min, bis der Patient das Bewusstsein wiedererlangt.
- Der Patient hat keine Erinnerung an den Vorfall; Schmerzen und Schwäche in den Gliedmaßen verschwinden innerhalb von etwa 3 Tagen.

Petit-Mal-Epilepsie

- kurze Störung oder kurzer Verlust des Bewusstseins. Dies kommt meist bei Kindern vor, seltener bei über 15-Jährigen. Man unterscheidet folgende Untergruppen:

Absence-Epilepsie:
- Die Hirnfunktionsstörung setzt plötzlich ein und endet ebenso abrupt; für einen Augenblick ist der Strom der Gedanken und Hirnaktivitäten unterbrochen. Das Ganze dauert einige Sekunden und kann sich über hundertmal am Tag wiederholen.
- Während des Anfalls ist der Blick starr oder die Augen sind nach oben gedreht; die Farbe kann aus dem Gesicht weichen, Aktivitäten und Sprechen werden unterbrochen, und der Patient reagiert nicht auf Befehle.
- Der Patient stürzt nur selten hin und hat keine Erinnerung an den Anfall.

Myoklonische Epilepsie:
- Anfälle von intermittierenden klonischen Krämpfen bilateraler Muskelgruppen, die eine bis zwei Sekunden andauern. Betroffen sind besonders mimische Muskeln und die Flexoren von Armen, Kopf und Rumpf.
- wird häufig erschwert durch eine Grand-Mal-Epilepsie, seltener durch eine Absence-Epilepsie

Atypische Petit-Mal-Anfälle:
- Bei den meisten Fällen findet man einen diffusen pathologischen Hirnbefund; über die Hälfte der Patienten ist geistig behindert.
- betrifft häufig Kinder zwischen 1 und 3 Jahren und ähnelt der Absence-Epilepsie.
- vergleichsweise kurze Dauer; leichte Bewusstseinsstörung; die Erkrankung beginnt langsam und der Patient braucht lange, um sich wieder zu erholen

Fokale Epilepsie

- hält ein paar Sekunden bis zu über einer Minute an
- Wenn sie sich nicht ausbreitet oder in eine Grand-Mal-Epilepsie übergeht, kommt es zu keiner offensichtlichen Beeinträchtigung der geistigen Aktivitäten.

Es werden 2 Untergruppen unterschieden:

Anfälle mit motorischen Symptomen:
- klonische Anfälle, die dadurch gekennzeichnet sind, dass sich die Verkrampfung zunächst nur auf einen Teil des Körpers erstreckt (z. B. Mundwinkel, Augenlider, Finger oder Zehen) und sich dann auf derselben Seite langsam auf andere Teile des Körpers ausbreitet (Jackson-Anfälle)
- Anfälle von Aphasie oder paroxysmale Broca-Aphasie
- Versivanfälle: Kopf und Augen, manchmal der gesamte Körper, werden einer Seite zugewendet oder rotieren in einer Richtung. Aus dieser Epilepsieform entwickelt sich leicht eine Grand-Mal-Epilepsie

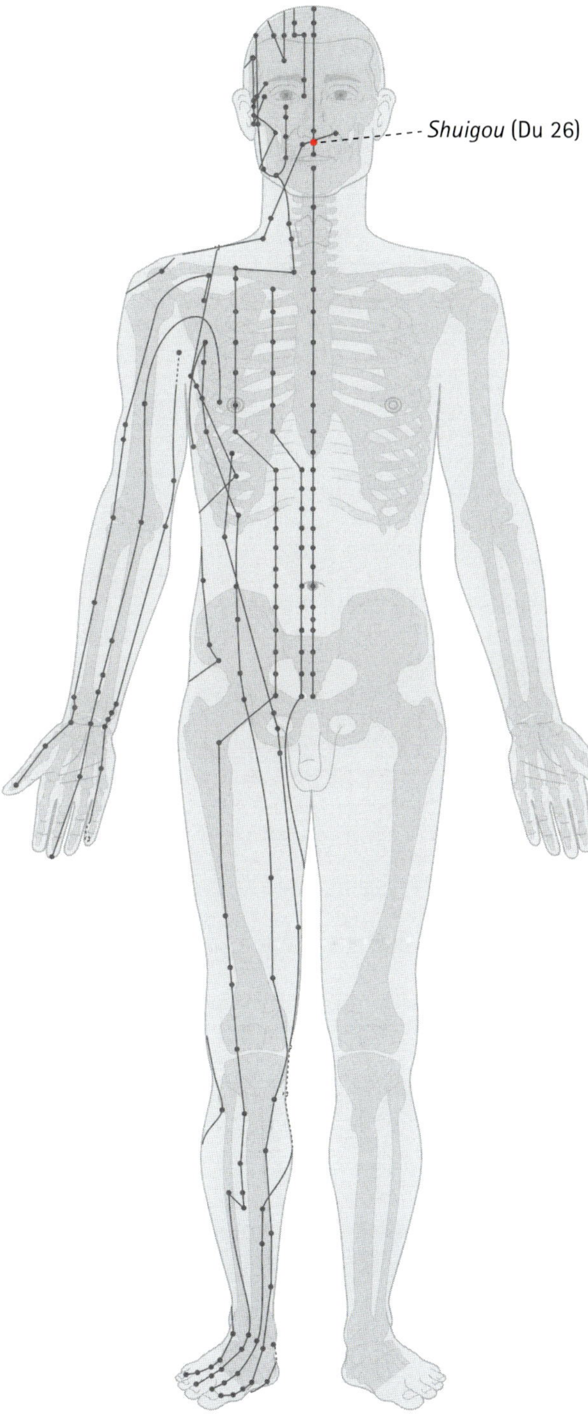
Shuigou (Du 26)

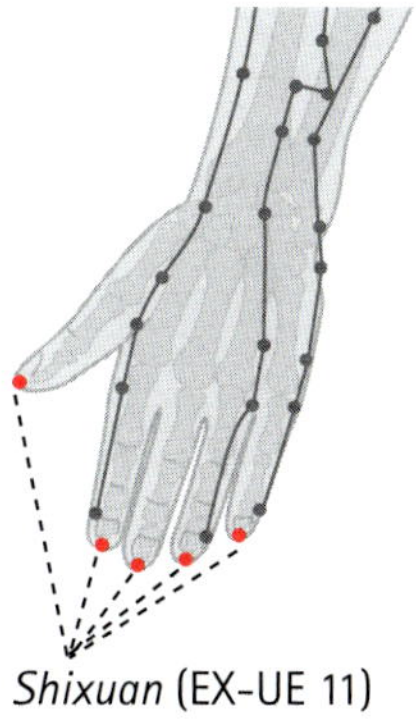
Shixuan (EX-UE 11)

Anfälle mit sensiblen oder sensorischen Symptomen:
- Am Körper: Die Anfälle beschränken sich überwiegend auf eine Seite (des Mundes, der Zunge, des Gesichts und der Extremitäten) und führen zu einer paroxysmalen Taubheit und einem stechenden Schmerz.
- spezielle Anfälle, die von Halluzinationen gekennzeichnet sind

Psychomotorische Epilepsie (komplex-partielle Anfälle mit Bewusstseinsstörung)
- kann in jedem Alter vorkommen, tritt aber später als andere Formen auf
- Bewusstseinsstörung: in einigen Fällen nur paroxysmal, aber in den meisten Fällen erscheinen nach und nach weitere Symptome
- Psychische Symptome: Halluzinationen und Illusionen, wie das Gefühl, „aus dem Magen steige Gas auf", Déjà-vu-Erlebnisse, Realitätsverlust und übertriebene Ängste
- Automatismen mit charakteristischen stereotypen Bewegungen wie Saugen, Kauen, Räuspern, Händereiben, Ausziehen der Kleidung oder Selbstgespräche

Behandlung

Gruppe I: Notfallpunkte

Shuigou (Du 26)

■ **Punktionsort:** median ■ **Gauge/Ø:** 30/0,32 mm ■ **Nadellänge:** 25 mm
Stichtechnik: 0,3–0,5 cun leicht abwärts (in einem Winkel von 15°) einstechen
Nadelsensation: lokal sich ausbreitender Schmerz

Shixuan (EX-UE 11)

■ **Punktionsort:** beidseitig (10 Nadeln) ■ **Gauge/Ø:** 30/0,32 mm ■ **Nadellänge:** 15 mm
Stichtechnik: 0,1–0,2 cun in jeden Finger einstechen
Nadelsensation: lokal stechende Schmerzen

Verfahren

- Patient in Rückenlage
- nach Nadeleinstich starke Nadelstimulation der Reihe nach an jedem Punkt bis der Patient das Bewusstsein wieder erlangt
- Anwendung nur in Notfällen, nicht unter normalen Bedingungen

Gruppe II: Attackenprävention

Die folgenden Akupunkturpunkte werden zur Prävention eines Anfalls ausgewählt und sind indiziert bei häufigen Anfällen (z.B. ein- bis mehrmals täglich, ein- bis mehrmals in der Woche oder vor jeder Menstruation). Die Akupunktur wird einige Stunden oder eine Woche vor dem zu erwartendem Anfall durchgeführt oder eine Woche vor der Menstruation, aber nur in Fällen, bei denen der Zeitpunkt des Anfalls präzise vorausgesagt werden kann.

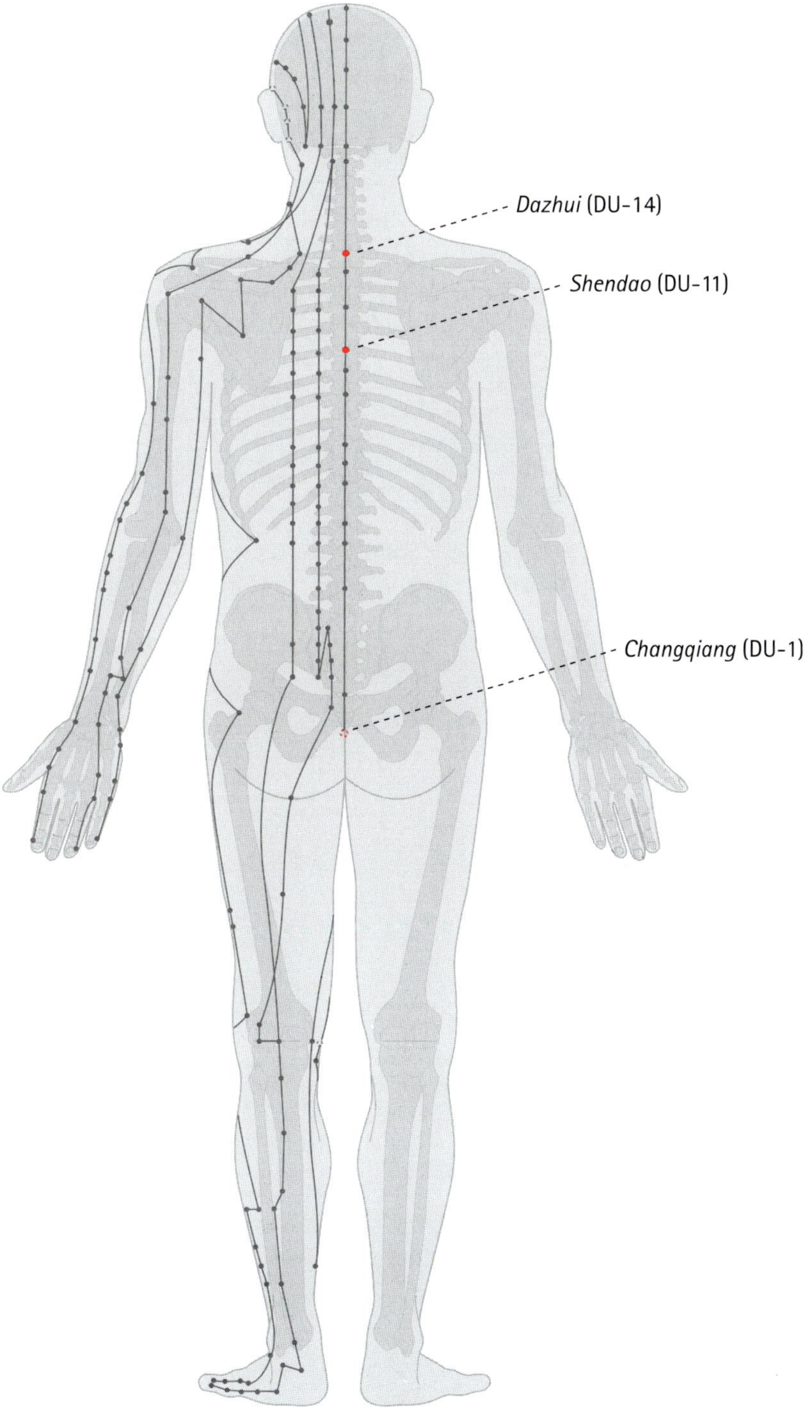
Dazhui (DU-14)
Shendao (DU-11)
Changqiang (DU-1)

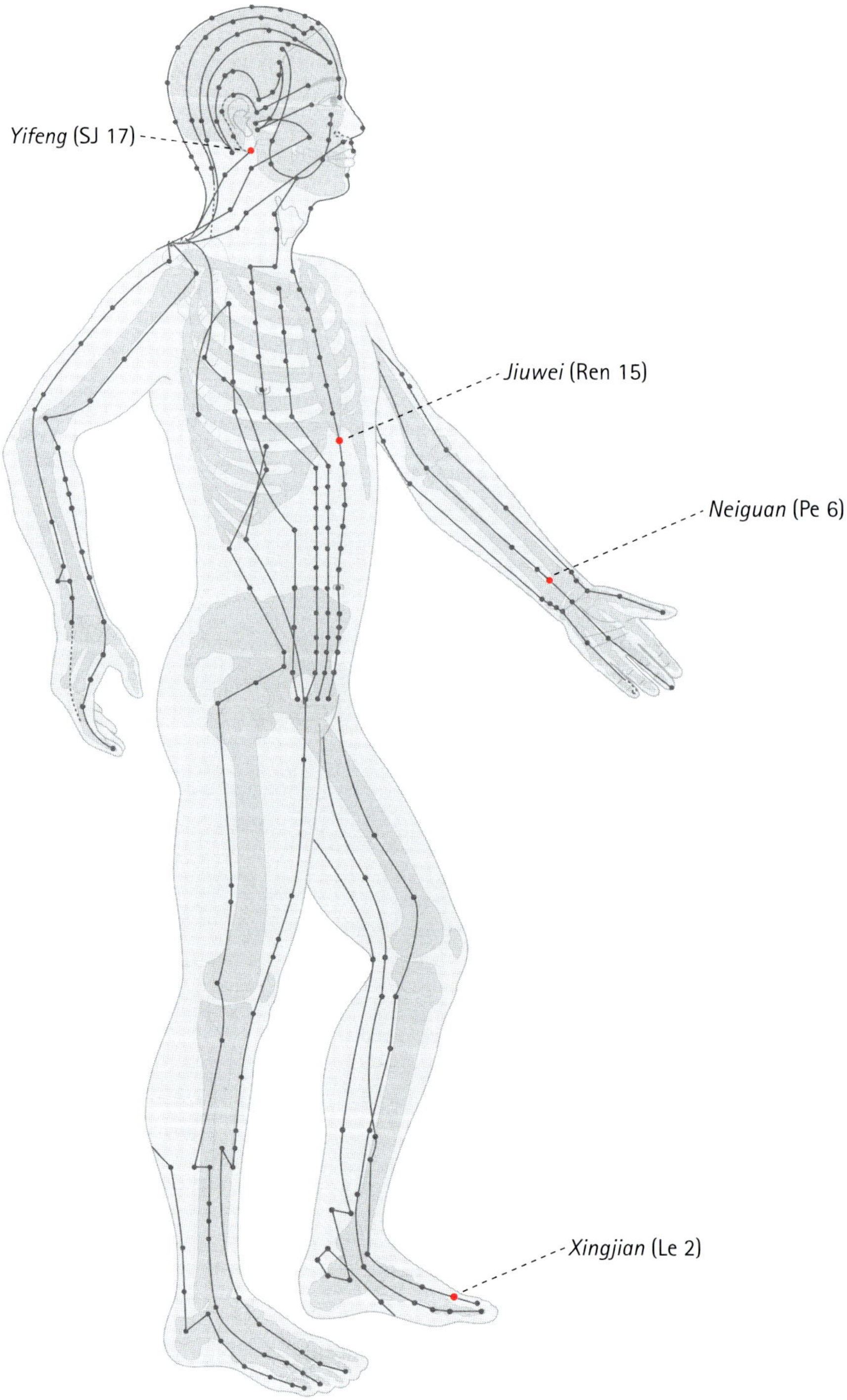

Yifeng (SJ 17)
Jiuwei (Ren 15)
Neiguan (Pe 6)
Xingjian (Le 2)

Für alle Punkte gilt:
Nach Desinfektion der Haut die Dreikant-Nadeln mit einer schnellen Punktur einstechen und durch Pressen der Punkte mit steriler Gaze mit der anderen Hand ein Blutenlassen erzeugen. Nach Reinigung der Wunde die Punkte mit steriler Gaze bedecken und diese mit einem Pflaster für 10 Std. fixieren. Den Kontakt mit Wasser möglichst für 36 Std. vermeiden.

Dazhui (DU-14)

In das Zentrum des Akupunkturpunkts ungefähr 0,5 cun tief einstechen. Zwei andere Dreikant-Nadeln in Höhe des Punktes und 1 cm seitlich auf jeder Seite einstechen.

Shendao (DU-11)

Senkrecht 0,3 cun einstechen.

Changqiang (DU-1)

Die Haut mit den Fingern anheben, fünf Dreikant-Nadeln 6–9 mm tief in Punkte im Abstand von 1,5 cm voneinander einstechen, das Muster der Punkte nimmt die Form einer Pflaumenblüte ein.

Verfahren

- Patient in Bauchlage mit Kissenstütze im Bereich des Unterbauchs
- nach der Behandlung 10-minütige Pause, Patient in Seitenlage
- Anwendung der Therapie einmal wöchentlich für 10 Sitzungen (1 Behandlungszyklus)
- bei Nichtansprechen der Behandlung Verzicht auf diese Therapie oder erneuter Versuch nach einem Monat

Gruppe III: Rekonvaleszenz

Diese Punkte werden in der Rekonvaleszenz-Phase, oder zur Konsolidierung der Wirkung bei Patienten der Gruppe II eingesetzt, nachdem die Anfälle unter Kontrolle gebracht wurden. Diese Punkte sind auch bei leichten Fällen indiziert wie Epilepsia minor.

Yifeng (SJ 17)

■ **Punktionsort:** beidseitig ■ **Gauge/Ø:** 30/0,32 mm ■ **Nadellänge:** 40 mm
Stichtechnik: ungefähr 1,0 cun senkrecht einstechen
Nadelsensation: lokal sich ausbreitender Schmerz

Neiguan (Pe 6)

■ **Punktionsort:** beidseitig ■ **Gauge/Ø:** 30/0,32 mm ■ **Nadellänge:** 40 mm
Stichtechnik:
- 1,0–1,3 cun senkrecht in Richtung *Waiguan* (SJ 5) einstechen
- Cave: N. medianus

Nadelsensation: lokal sich ausbreitender und/oder in Handrücken und Mittelfinger ausstrahlender Schmerz

Jiuwei (Ren 15)

■ **Punktionsort:** median ■ **Gauge/Ø:** 28/0,38 mm ■ **Nadellänge:** 40 mm
Stichtechnik:
- ungefähr 1,0 cun nach unten in einem Winkel von 25°durch die Haut einstechen
- Cave: Peritonealraum

Nadelsensation: lokal sich ausbreitender Schmerz

Xingjian (Le 2)

■ **Punktionsort:** beidseitig ■ **Gauge/Ø:** 30/0,32 mm ■ **Nadellänge:** 40 mm
Stichtechnik: 0,5–1,0 cun schräg abwärts in Richtung Ferse (in einem Winkel von 45°) einstechen
Nadelsensation: lokal sich ausbreitender Schmerz

Verfahren

- Patient in Rückenlage
- Nadelung der Akupunkturpunkte für 1 Stunde ohne Manipulation
- Akupunkturanwendung einmal täglich an 10 aufeinander folgenden Tagen (1 Behandlungszyklus)
- bei Bedarf erneute Behandlung nach 5 Tagen

Anmerkungen

Die Ursachen der Epilepsie sind vielfältig und kompliziert. Die oben angegebenen 3 Gruppen von Akupunkturpunkten für die Behandlung der Erkrankung können gewisse therapeutische Wirkungen erzielen. Die Ergebnisse sind relativ gut bei der leichten Form der Epilepsie und/oder der Epilepsie mit voraussagbarem Beginn. Bei der Behandlung sekundärer Epilepsie sollte zunächst die Primärerkrankung angemessen behandelt werden (primäre und metastasierende intracranielle Tumoren, cerebrale Blutungen und leichte Schädel-Hirn-Verletzungen im Frühstadium). Die Therapie hilft nur begrenzt bei Patienten mit lange bestehender Epilepsie, besonders bei denen, die Antiepileptika und Tranquilizer einnehmen, und denjenigen, deren Anfälle nicht gut beherrscht werden. Bei den Patienten, die eine Langzeit-Antiepileptikatherapie erhalten, sollten, sobald sich die Situation bessert, die Medikamente während der Therapiezeit schrittweise abgesetzt werden, um einen Rebound-Effekt und Rezidive zu vermeiden.

28 Hysterie

Klinisch handelt es sich bei der Hysterie um eine einfache psychoneurotische oder psychosomatische Störung, die zu einer vorübergehenden Beeinträchtigung körperlicher Funktionen führt.

Hauptursache für diese Erkrankung ist ein psychisches Trauma. Die prädisponierenden Faktoren hängen in den meisten Fällen von der Veranlagung des Patienten ab; dazu gehören etwa ein unstetes Temperament, übersteigertes Misstrauen, Halluzinationen, mangelnde Beherrschung der Gefühle, krankhaftes Selbstbewusstsein und Selbstüberschätzung. Wenn diese Eigenschaften nicht rechtzeitig korrigiert werden, werden sie zu prädisponierenden Faktoren.

Klinik

- Die klinischen Symptome, die je nachdem eine paroxysmale motorische, sensible, vegetative oder psychische Störung anzeigen, sind äußerst vielfältig.

Motorische Störungen

- Die motorischen Funktionen der Extremitäten sind übersteigert, geschwächt oder ausgefallen.
- Pseudo-Epilepsie, Tremor, Lähmung der Extremitäten (z.B. Monoplegie, Paraplegie, Hemiplegie), sonderbare Gangart (z. B. Scherengang)

Sensibilitätsstörungen

- Es kann zu Hyperästhesien, Hypästhesien oder Anästhesien in einem handschuh- oder strumpfförmigen Hautbereich kommen, der nicht mit dem sensiblen Innervationsmuster übereinstimmt.
- Charakteristisch sind ein widersprüchliches neurologisches Verteilungsmuster sowie eine scharfe Grenze zwischen den gesunden und den erkrankten Bereichen; wenn der überempfindliche Bereich berührt wird, bringt der Patient einen unerträglichen Schmerz zum Ausdruck.
- Der Patient kann beispielsweise das Gefühl haben, er habe einen Ballon in der Bauchhöhle, der langsam aufsteigt und Magen und Hals verstopft, was zu Schluckauf, Niedergeschlagenheit und Erstickungsgefühlen führt.
- Es kann auch Taubheit, Blindheit (hysterische Amaurose) oder Aphonie vorliegen.
- Ein „tauber" Patient kann durch Rufen aus dem Schlaf aufgeweckt werden.
- Ein Patient ist plötzlich „blind", bei der Augenuntersuchung kann jedoch kein pathologischer Befund entdeckt werden.
- Vor Ausbruch der Hysterie findet man eindeutige psychische Symptome, zum Beispiel eine auf beiden Seiten bestehende symmetrische tunnelförmige Gesichtsfeldeinengung oder lautes Husten bei Patienten, die eigentlich „stumm" sind.

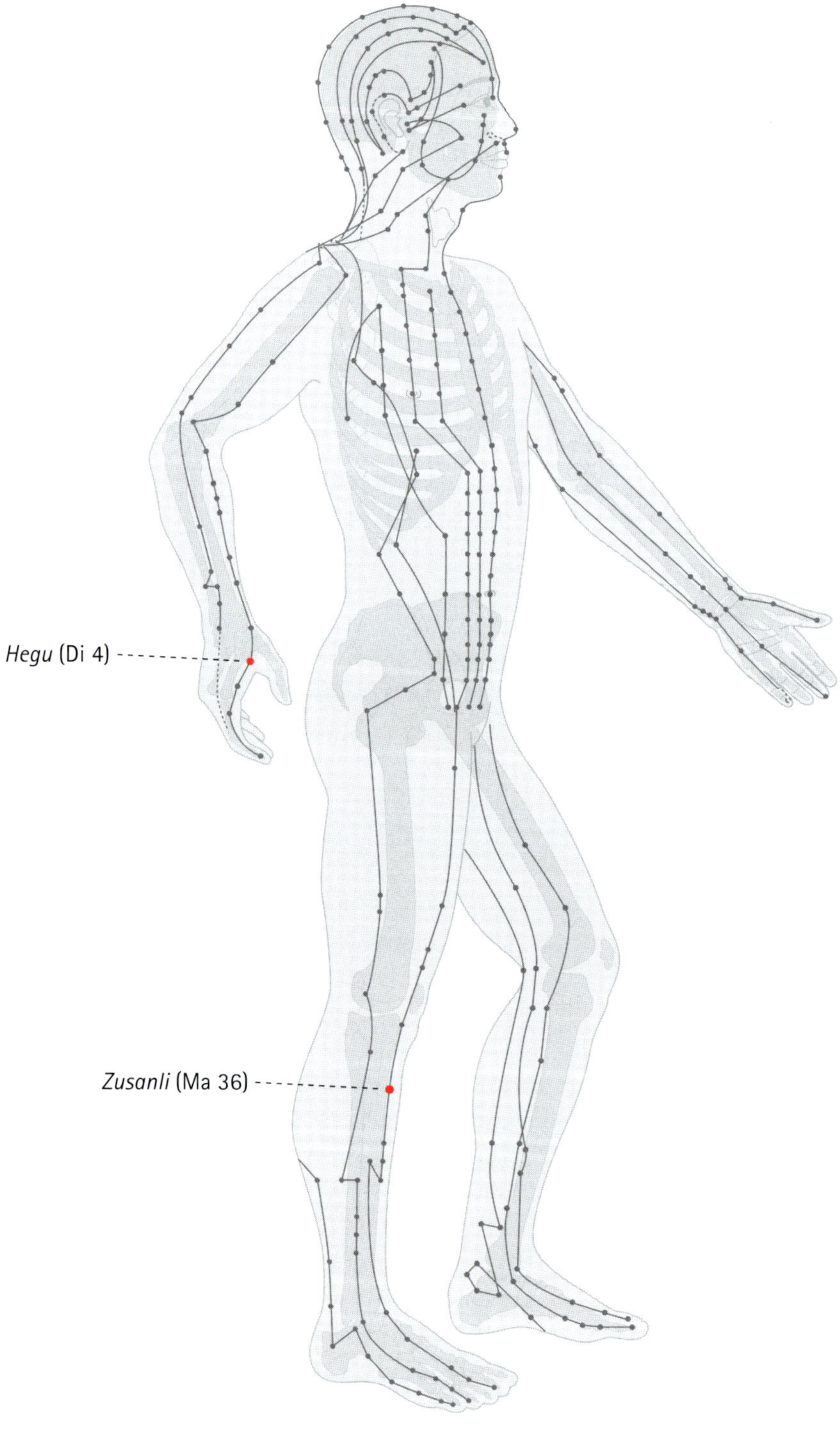
Hegu (Di 4)
Zusanli (Ma 36)

Vegetative Symptome

- Sie zeigen sich in der Regel als Erbrechen, Anorexie, häufiges Wasserlassen oder Scheinschwangerschaft.

Psychische Symptome

- Während eines Anfalls sind Symptome wie lautes Lachen und Rufen, ungehemmtes Sprechen und Singen, Freudentänze oder Übertreibungen bei Aktivitäten oder im Ausdruck zu beobachten.
- Zu einem Anfall kommt es bevorzugt an Orten, an denen viele Leute vorhanden sind.
- Bei emotionalem Stress fallen einige Patienten plötzlich zu Boden, antworten nicht, wenn sie angesprochen werden, leiden unter allgemeiner Steifheit, Zittern in allen Glieder und Apnoe, was einer Grand-Mal-Epilepsie ähnelt.
- Ein Anfall kann einige Minuten bis Stunden andauern.

Behandlung

Akupunkturpunkte und -techniken während des Anfalls

Hegu (Di 4)

■ **Punktionsort:** beidseitig ■ **Gauge/Ø:** 30/0,32 mm ■ **Nadellänge:** 50 mm
Stichtechnik: 1,0–1,5 cun in Richtung *Houxie* (Dü 3) einstechen
Nadelsensation: sich ausbreitender Schmerz in die Handfläche

Zusanli (Ma 36)

■ **Punktionsort:** beidseitig ■ **Gauge/Ø:** 30/0,32 mm ■ **Nadellänge:** 50 mm
Stichtechnik: 1,2–1,5 cun senkrecht einstechen
Nadelsensation: lokal sich ausbreitender und/oder in den Fußrücken ausstrahlender Schmerz

Verfahren

- Patient in Rückenlage
- Kombination von Akupunktur und Psychotherapie, z. B. ruhige Umgebung, Hysterie nicht erwähnen, verständnisvoll und freundlich dem Patienten gegenüber sein, den Patienten überreden, auf Fragen zu antworten (Alter, Beginn der Symptome usw.); geschickte Erforschung der zugrunde liegenden Ursachen der Hysterie
- Beginn der Akupunktur dem Patienten vorher mitteilen; nach der ersten Punktion an Di 4 (bei Männern zuerst links, bei Frauen zuerst rechts) sollte der Patient sprechen können; nach der zweiten Punktion (Di 4 kontralateral) sollte das Gesicht entspannt sein und die Augen zwanglos geöffnet werden; nach der dritten und vierten Punktion (Ma 36 auf beiden Seiten) sollte der gesamte Körper entspannt und die Störung stark gebessert sein
- dem Patienten im Voraus mitteilen, dass die Nadeln 20 min verbleiben, auch wenn ein Gefühl der Besserung eintritt, und dass die Therapie 5 weiterer Sitzungen bedarf, um die Gefühle des Unglücklichseins, der Reizbarkeit und der Angst vollkommen zu beseitigen

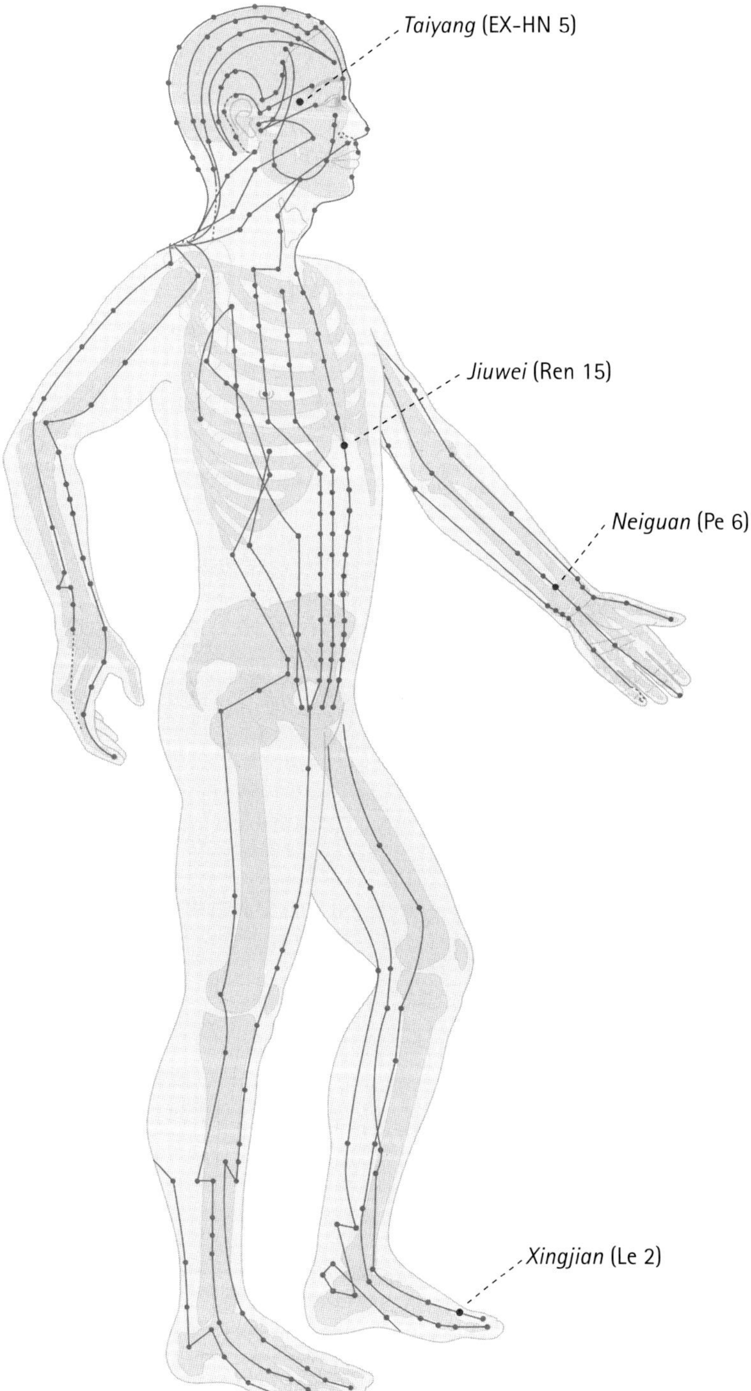
Taiyang (EX-HN 5)
Jiuwei (Ren 15)
Neiguan (Pe 6)
Xingjian (Le 2)

- vor Entfernen der Nadeln den Patienten darüber aufklären, dass die Nadelentfernung schmerzfrei und die Bewegung vollkommen frei ist
- Anwendung der Akupunktur in den nächsten 5 Sitzungen an den Punkten der Zwischenphase (s. u.)

I

Akupunkturpunkte und -techniken zwischen den Anfällen

Taiyang (EX-HN 5)

■ **Punktionsort:** beidseitig ■ **Gauge/Ø:** 30/0,32 mm ■ **Nadellänge:** 50 mm
Stichtechnik: 1,0–1,5 cun waagrecht nach hinten in Richtung *Shuaigu* (Gb 8) einstechen
Nadelsensation: sich ausbreitender Schmerz in der Temporal-Region

Neiguan (Pe 6)

■ **Punktionsort:** beidseitig ■ **Gauge/Ø:** 30/0,32 mm ■ **Nadellänge:** 40 mm
Stichtechnik:
- 1,0–1,3 cun senkrecht in Richtung *Waiguan* (SJ 5) einstechen
- Cave: N. medianus

II

Nadelsensation: lokal sich ausbreitender und/oder in Handrücken und Mittelfinger ausstrahlender Schmerz

Jiuwei (Ren 15)

■ **Punktionsort:** median ■ **Gauge/Ø:** 30/0,32 mm ■ **Nadellänge:** 40 mm
Stichtechnik:
- ungefähr 1,0 cun nach unten in einem Winkel von 25°durch die Haut einstechen
- Cave: Peritonealraum

Nadelsensation: lokal sich ausbreitender Schmerz

III

Xingjian (Lc 2)

■ **Punktionsort:** beidseitig ■ **Gauge/Ø:** 30/0,32 mm ■ **Nadellänge:** 40 mm
Stichtechnik: 0,5–1,0 cun schräg abwärts in Richtung Ferse (in einem Winkel von 45°) einstechen
Nadelsensation: lokal sich ausbreitender Schmerz

Verfahren

- Patient in einem abgeschirmten Raum in Rückenlage
- Nadelung der Akupunkturpunkte für 1 Stunde, während dieser Zeit sollte der Patient schlafen; keine Nadelmanipulation
- vor Entfernen der Nadeln den Patienten sanft wecken
- Akupunkturanwendung einmal täglich an 5 aufeinander folgenden Tagen (1 Behandlungszyklus)
- bei Bedarf Wiederholung der Behandlung jeden Monat

IV

Anmerkungen

Die Akupunktur und die Suggestionstherapie haben einen außergewöhnlichen therapeutischen Effekt bei der Behandlung dieser Erkrankung. Die Wirkung der Therapie beruht auf 3 Faktoren: angemessene Anwendung der Suggestionstherapie, korrekte Auswahl und Lokalisation der Akupunkturpunkte sowie Ruhe im Behandlungszimmer. Der wichtigste Faktor ist jedoch der Erfolg der initialen Akupunktur, die entscheidend für befriedigende Ergebnisse einer nachfolgenden Therapie sind. Wenn die Akupunktur zu Beginn nicht anschlägt, gibt es nur sehr geringe Chancen für eine Heilung des Patienten. Nach der Genesung sollte der Patient einige körperliche Übungen durchführen und geistig entspannt bleiben, um den therapeutischen Effekt zu festigen.

29 Morbus Menière

Morbus Menière ist ein Hydrops des Labyrinths und durch Schwindelanfälle, Übelkeit, Erbrechen, Tinnitus, fortschreitende Schwerhörigkeit sowie einem Druck- und Völlegefühl im Ohr gekennzeichnet.

Der pathogene Mechanismus hängt mit dem Hydrops des Ductus endolymphaticus zusammen. Als weitere Faktoren können Müdigkeit, emotionale Belastung oder ein psychisches Trauma hinzukommen. Der Beginn der Erkrankung liegt in etwa drei Viertel aller Fälle zwischen dem 20. und 50. Lebensjahr, wobei Männer häufiger betroffen sind als Frauen.

Klinik

- wiederkehrende Schwindelanfälle, die Minuten bis Tage anhalten können und von Übelkeit und Erbrechen begleitet sind
- fortschreitende Schallempfindungsschwerhörigkeit
- Tinnitus
- unangenehmes Druckgefühl im Ohr

Behandlung

Akupunkturpunkte und -techniken

Taiyang (EX-HN 5)

■ **Punktionsort:** beidseitig ■ **Gauge/Ø:** 30/0,32 mm ■ **Nadellänge:** 50 mm
Stichtechnik: 1,0–1,5 cun waagrecht nach hinten in Richtung *Shuaigu* (Gb 8) einstechen
Nadelsensation: sich ausbreitender Schmerz in der Temporal-Region

Shuaigu (Gb 8)

■ **Punktionsort:** beidseitig ■ **Gauge/Ø:** 30/0,32 mm ■ **Nadellänge:** 40 mm
Stichtechnik: 1,3 cun waagrecht nach hinten einstechen
Nadelsensation: sich ausbreitender Schmerz in der Temporal-Region

Fengchi (Gb 20)

■ **Punktionsort:** beidseitig ■ **Gauge/Ø:** 30/0,32 mm ■ **Nadellänge:** 50 mm
Stichtechnik:

- einstechen und 1,0–1,3 cun in Richtung Wirbelkanal schieben
- da die Haut an dieser Stelle dick ist, sollte der Einstich schnell erfolgen und dann langsam in die gewünschte Tiefe geschoben werden (um ein Verbiegen der Nadel zu vermeiden)

Nadelsensation: sich ausbreitender Schmerz im Nacken mit Ausstrahlung zum Hinterkopf

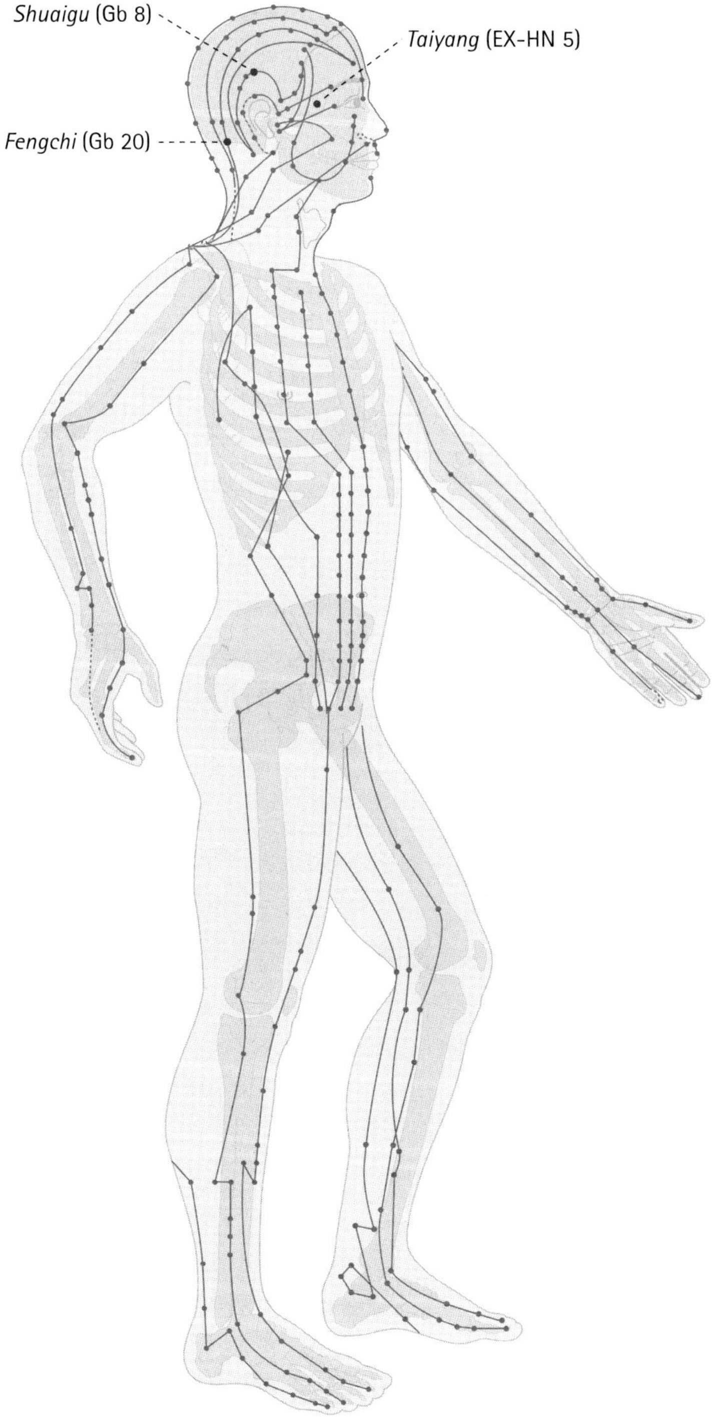
Shuaigu (Gb 8)
Taiyang (EX-HN 5)
Fengchi (Gb 20)

Verfahren

- Patient in sitzender Position mit abgestütztem Kopf
- Nadelung der Akupunkturpunkte für 40 min; während dieser Zeit einmalige Nadelstimulation durch Drehen
- Akupunkturanwendung einmal täglich an 6 aufeinander folgenden Tagen (1 Behandlungszyklus)
- Aussetzen der Behandlung, falls die Erkrankung innerhalb von 6 Tagen verschwindet
- Fortsetzen der Behandlung nach 3 Tagen, falls Erfolge sichtbar sind
- Abbrechen der Behandlung, falls nach 6 Sitzungen noch kein Fortschritt sichtbar ist

Anmerkungen

Die Prognose dieser Erkrankung ist sehr gut. Die Akupunkturanwendung kann den Schwindel in der Akutphase effektiv bessern. Bei vielen Patienten kann der Schwindel nach nur 10 min Akupunktur gebessert oder erleichtert werden. Einige Patienten können nach einer Sitzung ihre Augen öffnen, aufstehen und herumgehen. In den fortgeschrittenen Fällen mit vielfältigen wiederkehrenden Attacken, Taubheit und Tinnitus bedarf es einer längeren Behandlungsdauer, aber auch hier können relativ gute Ergebnisse erzielt werden.

30 Athetose

Athetose ist ein Syndrom, das von Myotonie, langsamen, schraubenden, „wurmförmigen" Bewegungen sowie unwillkürlichem Strecken und Beugen der Hände, manchmal auch der Füße gekennzeichnet ist.

Klinik

Athetose

- betrifft die Gliedmaßen, entweder nur einer oder beider Seiten
- Im Frühstadium zeigt sich die Athetose verstärkt an den distalen Extremitätenabschnitten.
- Anfänglich findet man konstante, langsame, sich schlängelnde und windende Bewegungen der Finger, hyperextendierte Articulationes metacarpophalangeales und ineinander verflochtene Finger wie bei Buddhastatuen.
- Wenn auch die Beine betroffen sind, ist oft eine spontane Dorsalflexion der Großzehe zu beobachten.
- Ist die mimische Muskulatur mit betroffen, runzelt der Patient oft die Stirn und zwinkert.
- Sind auch die Hals- und Zungenmuskeln in Mitleidenschaft gezogen, können sich Dysphasie, Dysphagie und Probleme beim Kauen einstellen.
- Die Symptome sind bei emotionaler Anspannung verstärkt, fehlen aber, wenn der Patient schläft.

Erhöhter Muskeltonus

- Die Muskelspannung erhöht sich beim Stehen und nimmt in Ruhe ab.
- In schweren Fällen kann die Spastik zur Kontraktur werden, und der Gang des Patienten ähnelt dem eines Huhns.
- Im Schlaf verschwinden die Symptome.

Geistige Behinderung

- Eventuell antwortet der Patient verzögert, macht unbeholfene Hand- und Fußbewegungen; möglicherweise findet man auch eine Demenz.

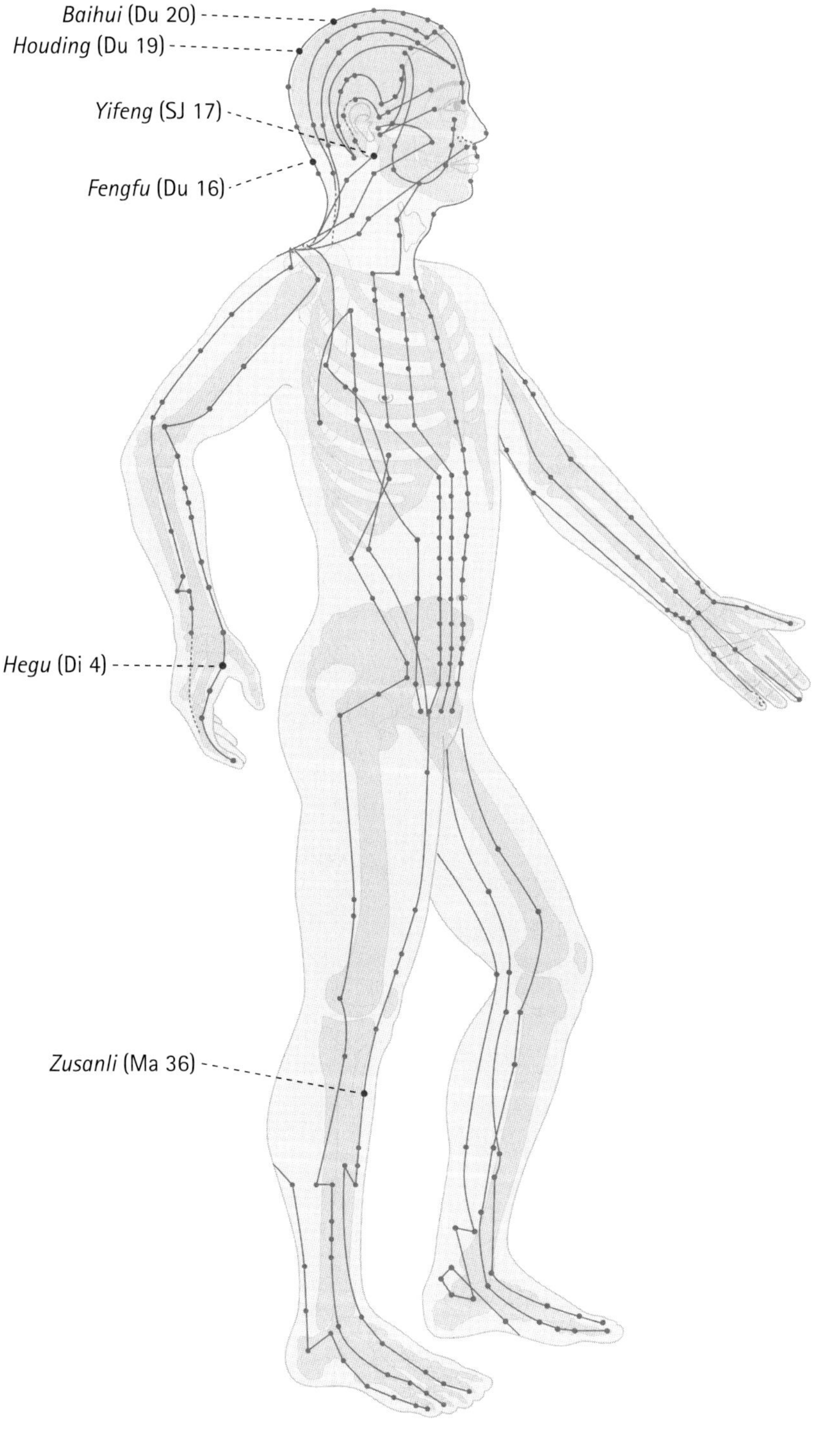
Baihui (Du 20)
Houding (Du 19)
Yifeng (SJ 17)
Fengfu (Du 16)
Hegu (Di 4)
Zusanli (Ma 36)

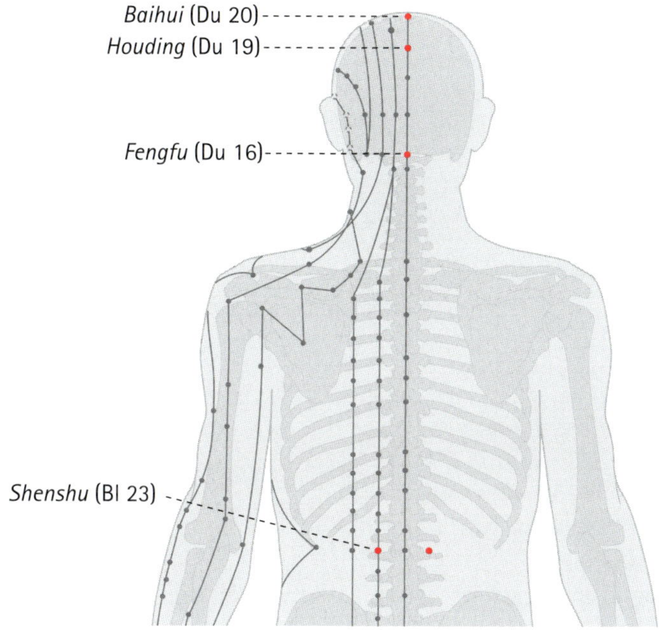

I

II

Behandlung

Akupunkturpunkte und -techniken

Baihui (Du 20)

■ **Punktionsort:** median ■ **Gauge/Ø:** 30/0,32 mm ■ **Nadellänge:** 25 mm
Stichtechnik: 0,5 cun leicht schräg (in einem Winkel von 15°) in Richtung *Houding* (Du 19) einstechen
Nadelsensation: lokal sich ausbreitender Schmerz

III

Fengfu (Du 16)

■ **Punktionsort:** median ■ **Gauge/Ø:** 30/0,32 mm ■ **Nadellänge:** 25 mm
Stichtechnik: 0,5–0,8 cun in Richtung des Foramen magnum senkrecht einstechen
Nadelsensation: sich ausbreitende Schmerzen im Hinterkopf

Yifeng (SJ 17)

■ **Punktionsort:** beidseitig ■ **Gauge/Ø:** 30/0,32 mm ■ **Nadellänge:** 40 mm
Stichtechnik: ungefähr 1,0 cun senkrecht einstechen
Nadelsensation: lokal sich ausbreitender Schmerz

IV

Hegu (Di 4)

■ **Punktionsort:** beidseitig ■ **Gauge/Ø:** 30/0,32 mm ■ **Nadellänge:** 50 mm
Stichtechnik: 1,0–1,5 cun in Richtung *Houxie* (Dü 3) einstechen
Nadelsensation: lokal sich ausbreitender Schmerz in der Hand

Shenshu (Bl 23)

■ **Punktionsort:** beidseitig ■ **Gauge/Ø:** 30/0,32 mm ■ **Nadellänge:** 50 mm
Stichtechnik: 1,0–1,5 cun leicht geneigt (in einem Winkel von 75°) einstechen
Nadelsensation: lokal sich ausbreitender Schmerz

Zusanli (Ma 36)

■ **Punktionsort:** beidseitig ■ **Gauge/Ø:** 30/0,32 mm ■ **Nadellänge:** 50 mm
Stichtechnik: 1,2–1,5 cun senkrecht einstechen
Nadelsensation: lokal sich ausbreitender und/oder in den Fußrücken ausstrahlender Schmerz

Verfahren

- Patient in sitzender Position
- Nadelung der Akupunkturpunkte für 40 min; während dieser Zeit einmalige Nadelstimulation durch Drehen
- Akupunkturanwendung einmal täglich an 10 aufeinander folgenden Tagen (1 Behandlungszyklus)
- bei Bedarf erneute Behandlung nach 5 Tagen

Anmerkungen

Die Akupunktur hat eine gewisse therapeutische Wirkung bei dieser Erkrankung, auch wenn die Behandlung wahrscheinlich lange dauert. Während der Behandlung sollte der Patient in einem entspannten und zufriedenen Zustand sein. Bei Athetose nach Apoplex mit Hemiplegie oder beidseitiger Lähmung der Extremitäten kann die Schädelakupunktur angewendet werden. Bei fortschreitender Verschlechterung und Nichtansprechen auf die Akupunktur sollte die Therapie beendet und der Patient zu einem Neurologen zur Weiterbehandlung überwiesen werden.

III Erkrankungen der Spinalnerven

31 Läsion des Plexus brachialis

Diese Erkrankung beginnt mit Lähmungserscheinungen im Verbreitungsgebiet des Armplexus, zu denen es aufgrund einer äußeren Krafteinwirkung oder Kompression der Wurzeln oder Primärstränge des Armnervengeflechts kommt.

Hauptursachen sind eine Fraktur oder Luxation der Schulter, eine Schlüsselbeinfraktur, Nacken- und Schulterverletzungen bei der Geburt, ein cervicales Trauma, Infektion, eine Verstauchung der oberen Extremität oder Operationen in der Brusthöhle. Darüber hinaus können die Symptome einer Armplexuslähmung auch durch eine Kompression seitens eines Tumors oder eines Aneurysmas hervorgerufen werden.

Klinik

Bei den Läsionen des Armplexus unterscheidet man eine obere und eine untere Form. Bei der oberen ist die 5. und 6. Cervicalwurzel (Erb-Lähmung), bei der unteren sind die Wurzeln des 7. Cervical- und des 1. Thorakalnervs geschädigt.

Obere Armplexuslähmung

- Bewegungseinschränkung: der Oberarm kann nicht abduziert, der Unterarm nicht gebeugt werden, bei Hand und Arm ist keine Außenrotation, beim Unterarm keine Supination mehr möglich; die Hand liegt in einer Linie mit dem Unterarm, daher findet man auch gelegentlich die Bezeichnung „porter's tip".
- Sensibilitätsstörung: die Sensibilität ist nicht generell beeinträchtigt, gelegentlich kann jedoch die Schmerzempfindlichkeit am Akromion verringert sein.
- Muskelatrophie: an der Schulter und am Oberarm kann sich eine Muskelatrophie ausbilden oder die Muskulatur erschlaffen.
- veränderte Reflexe: Abschwächung oder Aufhebung des Bizeps- und Trizepssehnen- sowie des Radiusperiostreflexes

Untere Armplexuslähmung

- Bewegungseinschränkung: Finger und Handgelenk können nicht gebeugt, die Finger nicht abduziert und adduziert, der Daumen nicht gebeugt, abduziert und adduziert oder auf der Palmarseite mit dem kleinen Finger zusammengeführt werden
- Sensibilitätsstörung: Hypästhesie der ulnaren Seite des Unterarms und der Hand
- Muskelatrophie: die Muskeln des Daumen- und Kleinfingerballens atrophieren
- vegetative Störungen: Schwellung und Zyanose der Hand; die Fingernägel werden dünn und brechen leicht; Ausbildung eines Horner-Syndroms

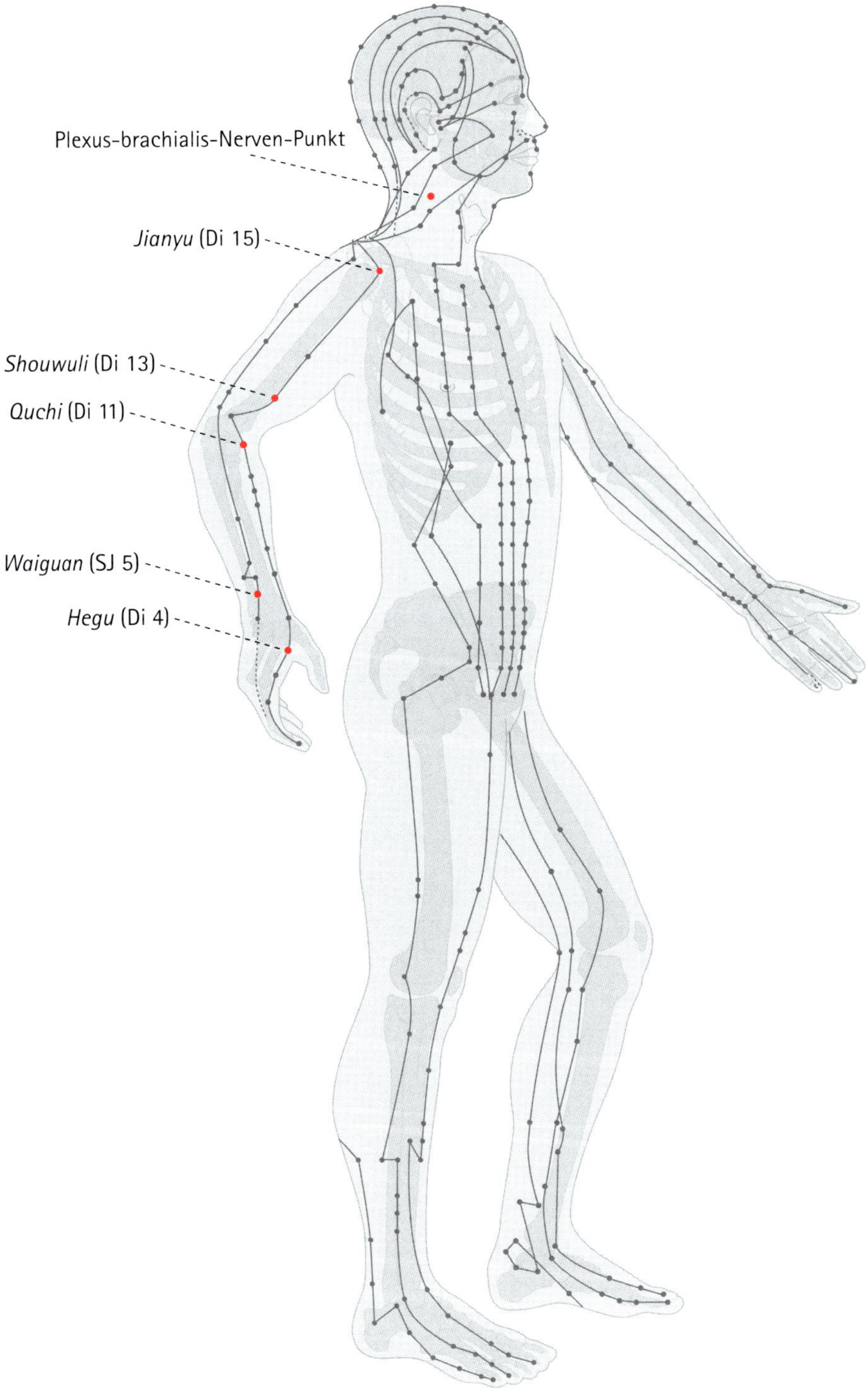
Plexus-brachialis-Nerven-Punkt
Jianyu (Di 15)
Shouwuli (Di 13)
Quchi (Di 11)
Waiguan (SJ 5)
Hegu (Di 4)

Behandlung

Akupunkturpunkte und -techniken

Plexus-brachialis-Nerven-Punkt

Am unteren Nacken in der Vertiefung an der Schnittstelle des M. splenius capitis mit dem M. sternocleidomastoideus

■ **Punktionsort:** betroffene Seite ■ **Gauge/Ø:** 30/0,32 mm ■ **Nadellänge:** 25 mm

Stichtechnik:

- 0,5 cun nach hinten in Richtung des mittleren Anteils der hinteren Spina des Schulterblatts (nahe des Spinalkanals) in Richtung der 1. Rippe
- Cave: Pneumothorax!

Nadelsensation: Taubheit, die den Arm oder die Hand entlang wandert oder ein elektrisierendes Gefühl

Jianyu (Di 15)

■ **Punktionsort:** betroffene Seite ■ **Gauge/Ø:** 30/0,32 mm ■ **Nadellänge:** 50 mm

Stichtechnik: 1,8 cun leicht schräg (in einem Winkel von 15°) in Richtung Ellbogen einstechen

Nadelsensation: sich ausbreitender Schmerz in der Schulter oder nach unten in den oberen Ellbogen entlang der Mittellinie des Arms ausstrahlender Schmerz

Shouwuli (Di 13)

■ **Punktionsort:** betroffene Seite ■ **Gauge/Ø:** 30/0,32 mm ■ **Nadellänge:** 50 mm

Stichtechnik:

- 1,0–1,5 cun entlang der mittleren Kante des Humerus senkrecht einstechen
- Cave: N. radialis

Nadelsensation: lokal sich ausbreitender Schmerz und/oder zu der radialen Seite des Handgelenks ausstrahlendes Gefühl

Quchi (Di 11)

■ **Punktionsort:** betroffene Seite ■ **Gauge/Ø:** 30/0,32 mm ■ **Nadellänge:** 50 mm

Stichtechnik:

- 1,5 cun senkrecht einstechen
- Cave: N. radialis

Nadelsensation: lokal sich ausbreitender Schmerz

Waiguan (SJ 5)

■ **Punktionsort:** betroffene Seite ■ **Gauge/Ø:** 30/0,32 mm ■ **Nadellänge:** 40 mm

Stichtechnik:

- 1,2 cun senkrecht in Richtung *Neiguan* (Pe 6) einstechen
- Cave: N. medianus

Nadelsensation: lokal sich ausbreitender und/oder in den Handrücken und Mittelfinger ausstrahlender Schmerz

Hegu (Di 4)

■ **Punktionsort:** betroffene Seite ■ **Gauge/Ø:** 30/0,32 mm ■ **Nadellänge:** 50 mm
Stichtechnik: 1,0–1,5 cun in Richtung *Houxie* (Dü 3) einstechen
Nadelsensation: lokal sich ausbreitender Schmerz in der Hand

Verfahren

- Patient in sitzender Position
- Nadelung der Akupunkturpunkte für 40 min; während dieser Zeit Anwendung von Elektroakupunktur
- Akupunkturanwendung einmal täglich an 10 aufeinander folgenden Tagen (1 Behandlungszyklus)
- bei Bedarf erneute Behandlung nach 5 Tagen

Anmerkungen

Die Elektroakupunktur wirkt hervorragend bei der Behandlung der Lähmungserscheinungen nach Läsionen des Plexus brachialis, besonders bei solchen Lähmungen, die durch Hämatomabsorption in dem Bereich, der vom Plexus brachialis am Hals versorgt wird, verursacht sind. Ein relativ guter therapeutischer Effekt lässt sich auch dann erzielen, wenn die Läsionen des Plexus brachialis, die nach Einrichten einer Clavicula- oder Scapulafraktur oder Resektion eines Tumors oder Angioms auftreten, im Frühstadium behandelt werden. Eine vollständige Heilung ist bei Säuglingen mit Geburtstrauma jedoch sehr unwahrscheinlich. Es ist möglich, dass die Erkrankung bis zu einem Alter von 1–2 Jahren nicht diagnostiziert wird. Das Kind wird dann womöglich die Akupunktur ablehnen, bis es 4 oder 5 Jahre alt ist. Langdauernde Läsionen des Plexus brachialis können zu einer neuromuskulären Fehlfunktion führen, und dann kann auch nach Anwendung geeigneter Akupunktur über einen ziemlich langen Zeitraum die neuromuskuläre Funktion nur teilweise wieder hergestellt werden.

32 Neuropathie des Plexus brachialis

In den meisten Fällen wird durch eine cervicale Spondylopathie, einen cervicalen Bandscheibenvorfall, eine cervicale Tuberkulose, einen Tumor des Halsmarks oder der Wirbelsäule, eine Schulterblatt- oder Schlüsselbeinfraktur, Dislokation der Schulter oder Arachnoiditis Druck auf die Wurzeln des Armnervengeflechts ausgeübt. Zu einer Neuropathie des Plexus brachialis kann es aber auch auf der Ebene der Primärstränge (Trunci) des Armnervengeflechts kommen, die beim Thoracic-outlet-Syndrom oder durch eine Halsrippe, einen cervicalen Tumor, vergrößerte axilläre Lymphknoten (beispielsweise bei Lymphomen oder Metastasen) oder eine Schlüsselbeinfraktur komprimiert werden können. Darüber hinaus kann die Neuropathie auch durch eine Fokalinfektion oder Entzündung benachbarter Gewebe infolge einer Infektionskrankheit ausgelöst werden.

Klinik

- ist häufig bei Erwachsenen mit schwacher Konstitution zu beobachten, nach einer Grippe oder Erkältungskrankheit oder wenn Nacken oder Arm während des Schlafens der Kälte ausgesetzt waren
- kann akut oder subakut einsetzen
- Der Schmerz beginnt im Nacken, in der Schulter und dem oberen Teil der Clavicula, breitet sich rasch auf den hinteren Teil der Schulter und dann innerhalb weniger Tage auf Oberarm, Unterarm und Hand aus.
- Der anfangs intermittierend auftretende Schmerz wird nach kurzer Zeit zum Dauerschmerz in der gesamten oberen Extremität.
- Der Patient kann auf der betroffenen Seite nicht liegen.
- erhebliche Druckschmerzhaftigkeit entlang den Trunci des Armnervengeflechts (in der Fossa supraclavicularis und infraclavicularis oder der Achsel)
- Der Schmerz wird bei Zug auf den Armplexus durch Abduzieren oder Heben des Arms ausgelöst.
- Im Anfangsstadium ist die Kraft des Arms reduziert.
- Die Sehnenreflexe sind nur noch im Frühstadium vorhanden, werden nach kurzer Zeit schwächer oder verschwinden vollständig.
- In schweren Fällen können die Finger anschwellen; die Haut atrophiert und wird glatt.

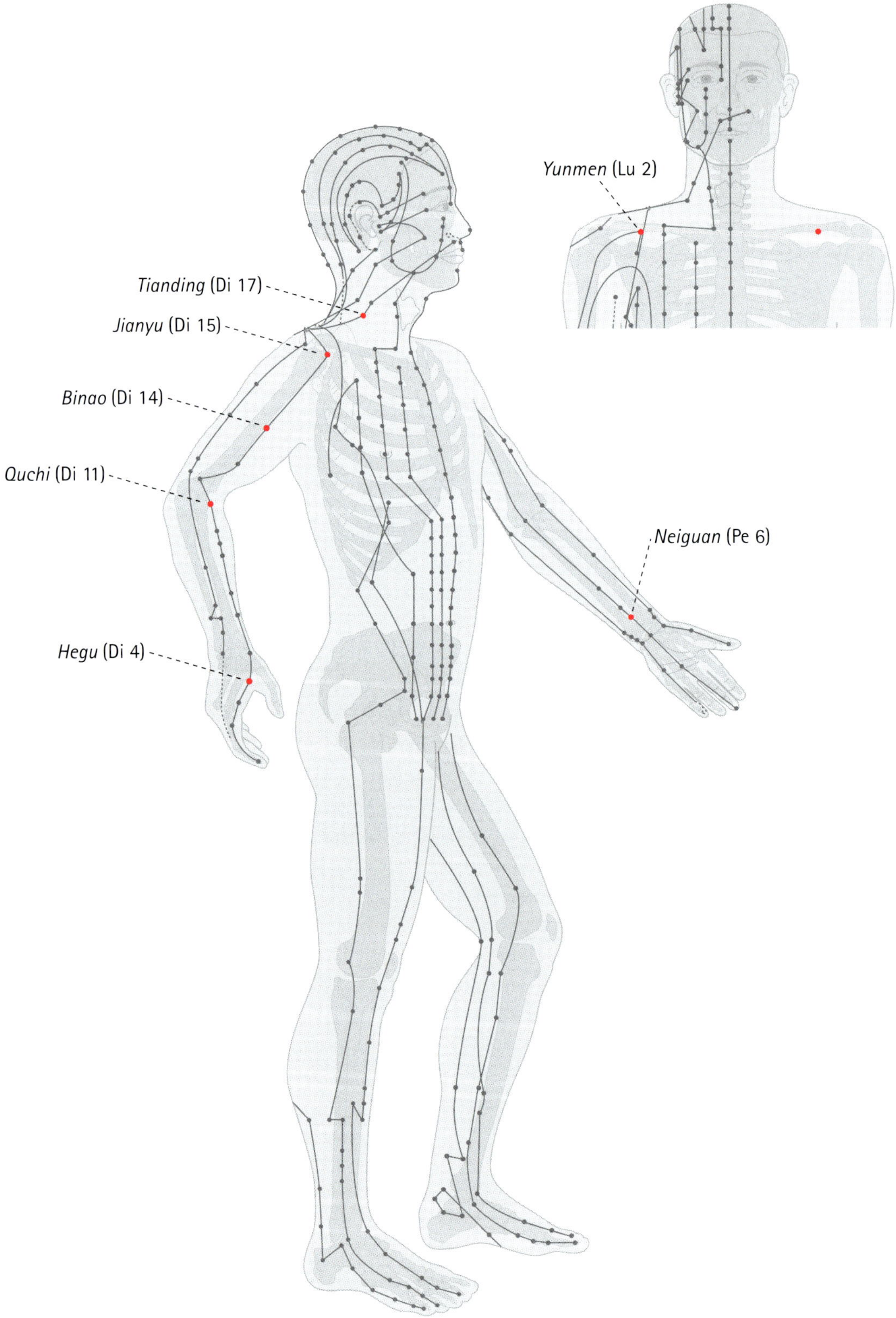
Yunmen (Lu 2)
Tianding (Di 17)
Jianyu (Di 15)
Binao (Di 14)
Quchi (Di 11)
Neiguan (Pe 6)
Hegu (Di 4)

Behandlung

Akupunkturpunkte und -techniken

Tianding (Di 17)

■ **Punktionsort:** betroffene Seite ■ **Gauge/Ø:** 30/0,32 mm ■ **Nadellänge:** 25 mm
Stichtechnik:
- 0,5 cun in Richtung Spinalkanal einstechen
- Cave: V. jugularis externa und Nn. supraclaviculares

Nadelsensation: lokal sich ausbreitender und/oder in den Oberarm und die Hand ausstrahlender Schmerz

Jianyu (Di 15)

■ **Punktionsort:** betroffene Seite ■ **Gauge/Ø:** 30/0,32 mm ■ **Nadellänge:** 50 mm
Stichtechnik: 1,8 cun leicht schräg (in einem Winkel von 15°) in Richtung Ellbogen einstechen
Nadelsensation: sich ausbreitender Schmerz in der Schulter oder nach unten in den oberen Ellbogen entlang der Mittellinie des Arms ausstrahlender Schmerz

Yunmen (Lu 2)

■ **Punktionsort:** betroffene Seite ■ **Gauge/Ø:** 30/0,32 mm ■ **Nadellänge:** 40 mm
Stichtechnik: 0,5–1,0 cun leicht schräg (in einem Winkel von 15°) in Richtung Dü 9, auf dem hinteren Teil der Schulter, einstechen
Nadelsensation: sich ausbreitender Schmerz in der Schulter und/oder in den oberen Ellbogen entlang der Mittellinie des Arms ausstrahlender Schmerz

Binao (Di 14)

■ **Punktionsort:** betroffene Seite ■ **Gauge/Ø:** 30/0,32 mm ■ **Nadellänge:** 50 mm
Stichtechnik: 1,5 cun entlang der medialen Kante des Humerus einstechen
Nadelsensation: ausstrahlendes Gefühl zu der radialen Seite über dem Ellbogen

Quchi (Di 11)

■ **Punktionsort:** betroffene Seite ■ **Gauge/Ø:** 30/0,32 mm ■ **Nadellänge:** 50 mm
Stichtechnik:
- waagrecht einstechen
- 1,2–1,5 cun subcutan in Richtung *Shaohai* (He 3)

Nadelsensation: lokal sich ausbreitender Schmerz

Neiguan (Pe 6)

■ **Punktionsort:** betroffene Seite ■ **Gauge/Ø:** 30/0,32 mm ■ **Nadellänge:** 40 mm
Stichtechnik:
- 1,0–1,3 cun senkrecht in Richtung *Waiguan* (SJ 5) einstechen
- Cave: N. medianus

Nadelsensation: lokal sich ausbreitender und/oder in den Handrücken und Mittelfinger ausstrahlender Schmerz

Hegu (Di 4)

■ **Punktionsort:** betroffene Seite ■ **Gauge/Ø:** 30/0,32 mm ■ **Nadellänge:** 50 mm
Stichtechnik: 1,0–1,5 cun in Richtung *Houxie* (Dü 3) einstechen
Nadelsensation: lokal sich ausbreitender Schmerz in der Hand

Verfahren

- Patient in sitzender Position
- Lagerung des Unterarms auf einer ebenen Fläche, der mediale Teil parallel zum Körper, damit Di 11 und He 3 in senkrechter Anordnung liegen
- Nadelung der Akupunkturpunkte für 40 min; während dieser Zeit einmalige Nadelstimulation durch Drehen
- nach Entfernen der Nadeln einminütige Schröpftherapie
- Akupunkturanwendung einmal täglich an 10 aufeinander folgenden Tagen (1 Behandlungszyklus)
- bei Bedarf erneute Behandlung nach 3 Tagen

Anmerkungen

Typisches Symptom ist starker Schmerz zu Beginn. Bei den meisten Patienten ist diese Therapie wirksam, sogar bei relativ komplizierten auslösenden Faktoren. In schweren Fällen, z. B. Neuropathie durch Prolaps der cervicalen Bandscheibe, ist die Wirkung im Frühstadium zufriedenstellend, aber es dauert lange, bis das Taubheitsgefühl in der Hand und im Oberarm verschwindet. Bei schwerem Prolaps sollte Traktions- oder Massagetherapie zusammen mit der Akupunkturbehandlung erfolgen. Bei Vorliegen anderer Komplikationen, z. B. pulmonale oder cardiale Erkrankungen, sollten diese adäquat behandelt werden, dann kann eine gute therapeutische Wirkung erzielt werden.

33 Serratuslähmung (Ausfall des N. thoracicus longus)

I

Bei dieser Erkrankung ist der vom N. thoracicus longus innervierte Muskel gelähmt. Da der Nerv oberflächlich in der Rinne zwischen M. levator scapulae und M. scalenus medius verläuft und vom Schulterblatt sowie dem M. scalenus anterior eingeschlossen wird, kann er zum Beispiel bei Thoraxoperationen leicht gequetscht oder verletzt werden. Der Nerv kann aber auch durch eine Entzündung oder einen Tumor im Schulterblatt oder im M. scalenus anterior so komprimiert werden, dass sich eine Lähmung einstellt.

Klinik

II

- Die Schulter, einschließlich des Akromions, ist leicht nach hinten verlagert.
- Der untere Teil des Schulterblatts steht flügelförmig ab (Scapula alata, Engelflügelstellung).
- Durch Anspannung der Mm. rhomboideus und levator scapulae wird die Scapula nach medial gedreht; der Angulus inferior ist von der Thoraxwand abgehoben, und Schulter sowie Schulterblatt stehen höher als auf der gesunden Seite.
- Wenn der Patient den Oberarm anhebt, liegt die Scapula nahe der Wirbelsäule, wobei der Schulterblattwinkel von der Thoraxwand abgehoben ist.
- Der Schulterblattwinkel dreht sich anterior und lateral zum Brustkorb hin.

Behandlung

III

Akupunkturpunkte und -techniken

Xinshe

1,5 cun lateral von HWK 3 und 4

■ **Punktionsort:** betroffene Seite ■ **Gauge/Ø:** 30/0,32 mm ■ **Nadellänge:** 40 mm
Stichtechnik: 1,0 cun in Richtung des Spinalkanals einstechen
Nadelsensation: lokal sich ausbreitender Schmerz und/oder in die Schulter ausstrahlendes Gefühl

Renying (Ma 9)

IV

■ **Punktionsort:** betroffene Seite ■ **Gauge/Ø:** 30/0,32 mm ■ **Nadellänge:** 40 mm
Stichtechnik:
- 0,5 – 1,0 cun in Richtung Spinalkanal einstechen
- Cave: A. carotis

Nadelsensation: lokal oder in den Nacken und Hals sich ausbreitender Schmerz

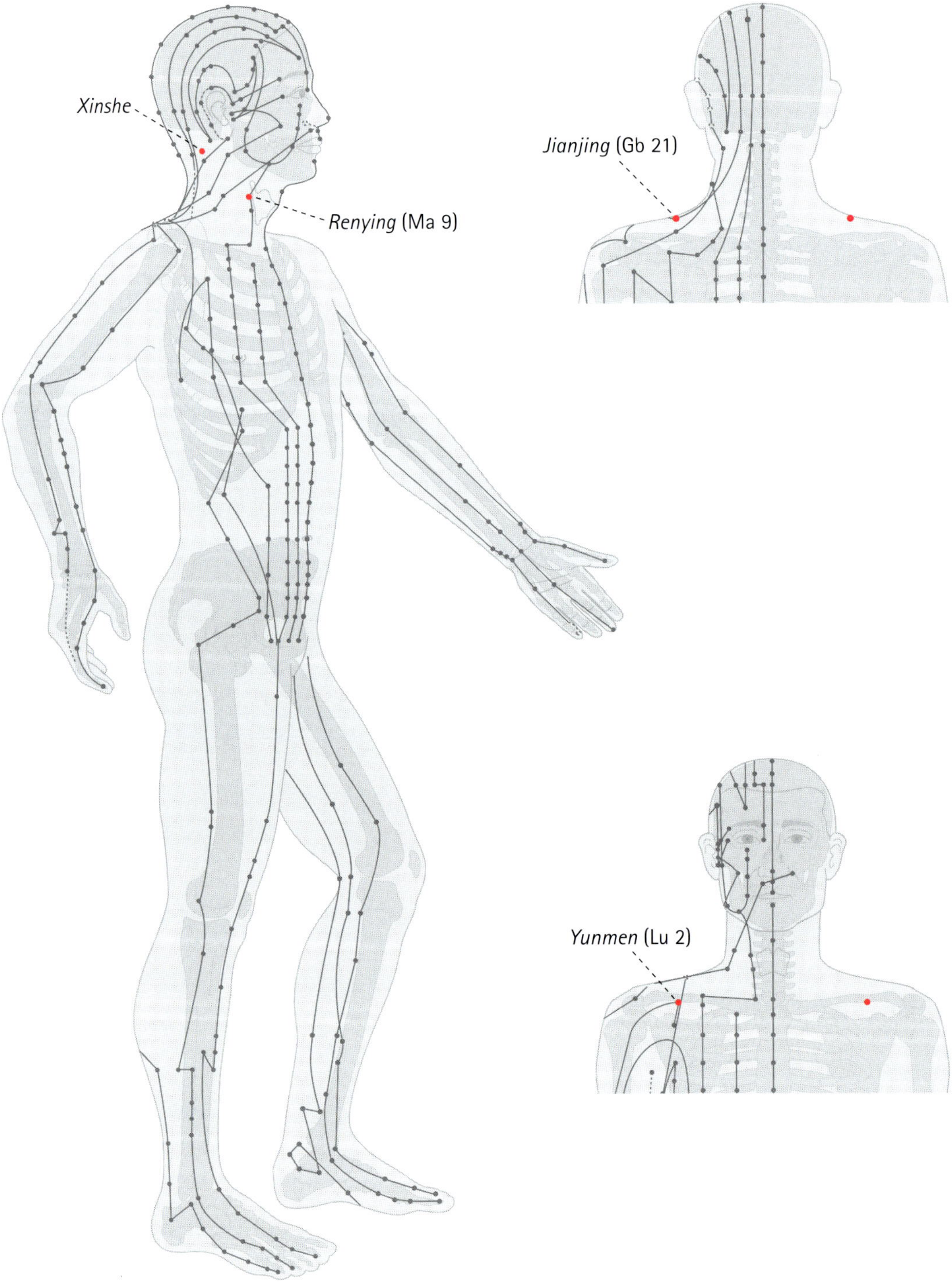
Xinshe
Renying (Ma 9)
Jianjing (Gb 21)
Yunmen (Lu 2)

Jianjing (Gb 21)

■ **Punktionsort:** betroffene Seite ■ **Gauge/Ø:** 30/0,32 mm ■ **Nadellänge:** 25 mm
Stichtechnik: 0,5 cun in Richtung des unteren Drittels der Spina scapulae einstechen
Nadelsensation: lokal sich ausbreitender Schmerz

Yunmen (Lu 2)

■ **Punktionsort:** betroffene Seite ■ **Gauge/Ø:** 30/0,32 mm ■ **Nadellänge:** 40 mm
Stichtechnik: 0,5 – 1,0 cun leicht schräg (in einem Winkel von 15°) in Richtung Dü 9, auf dem hinteren Teil der Schulter einstechen
Nadelsensation: sich ausbreitender Schmerz in der Schulter und/oder in den Arm und die Hand ausstrahlender Schmerz

Verfahren

- Patient in sitzender Position
- Nadelung der Akupunkturpunkte für 40 min; während dieser Zeit Anwendung von Elektroakupunktur
- Akupunkturanwendung einmal täglich an 10 aufeinander folgenden Tagen (1 Behandlungszyklus)
- bei Bedarf erneute Behandlung nach 5 Tagen

Anmerkungen

Die Akupunkturtherapie wirkt gut beim Ausfall des N. thoracicus longus. Wenn der Nerv nicht chirurgisch durchtrennt wurde, ist der therapeutische Effekt relativ zufriedenstellend. Bei Nervenlähmung durch Kompression sollte zunächst die Primärerkrankung beseitigt werden. Auch in diesen Fällen können zufriedenstellende Effekte erzielt werden.

34 Axillarislähmung

Bei der durch Verletzung oder Kompression verursachten Lähmung des N. axillaris handelt es sich um eine komplexe motorische und sensible Paralyse in dem vom N. axillaris innervierten Bereich.

Die Hauptursachen der Axillarislähmung sind Kompression durch ein luxiertes Schultergelenk, Humerusfraktur, Hämatome, eine perforierende Schulterverletzung oder eine pyogene Entzündung des Schultergelenks.

Klinik

- Der Oberarm kann nicht bis zur Horizontalen abduziert, nach vorne gestreckt oder nach außen rotiert werden.
- Die Schultergelenkkapsel verliert an Spannung; das Akromion steht deutlich tiefer.
- In der Deltoideusregion kommt es zu einer Hypästhesie der Haut.
- Im fortgeschrittenen Stadium atrophiert der M. deltoideus.

Behandlung

Akupunkturpunkte und -techniken

Jugu (Di 16)

■ **Punktionsort:** betroffene Seite ■ **Gauge/Ø:** 30/0,32 mm ■ **Nadellänge:** 40 mm
Stichtechnik: 1,0 cun schräg (in einem Winkel von 45°) in Richtung des mittleren Teils der Schulter
Nadelsensation: lokal sich ausbreitender Schmerz

Jianyu (Di 15)

■ **Punktionsort:** betroffene Seite ■ **Gauge/Ø:** 30/0,32 mm ■ **Nadellänge:** 50 mm
Stichtechnik: 1,8 cun leicht schräg (in einem Winkel von 15°) in Richtung Ellbogen einstechen
Nadelsensation: sich ausbreitender Schmerz in der Schulter oder nach unten in den oberen Ellbogen entlang der Mittellinie des Arms ausstrahlender Schmerz

Jianzhen (Dü 9)

■ **Punktionsort:** betroffene Seite ■ **Gauge/Ø:** 30/0,32 mm ■ **Nadellänge:** 50 mm
Stichtechnik: 1,0–1,5 cun senkrecht in Richtung des unteren Teiles des Schultergelenks einstechen
Nadelsensation: lokal sich ausbreitender Schmerz

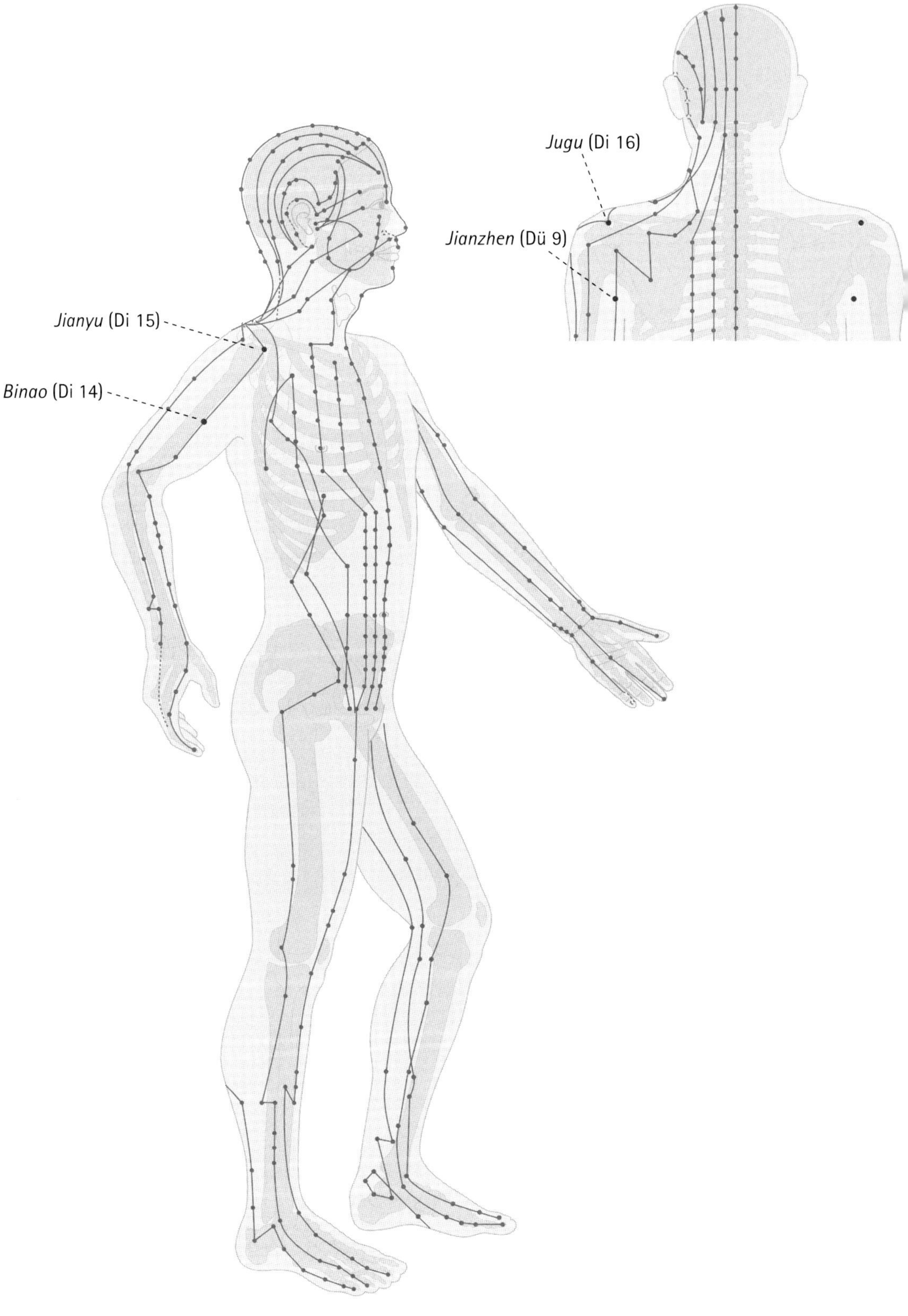

Jugu (Di 16)
Jianzhen (Dü 9)
Jianyu (Di 15)
Binao (Di 14)

Binao (Di 14)

■ **Punktionsort:** betroffene Seite ■ **Gauge/Ø:** 30/0,32 mm ■ **Nadellänge:** 40 mm
Stichtechnik: 1,0 cun in Richtung Axillar-Region einstechen
Nadelsensation: lokal sich ausbreitender Schmerz

Verfahren

- Patient in sitzender Position
- Nadelung der Akupunkturpunkte für 40 min; während dieser Zeit Anwendung von Elektroakupunktur
- nach Entfernen der Nadeln sofortige einminütige Schröpftherapie
- Akupunkturanwendung einmal täglich an 10 aufeinander folgenden Tagen (1 Behandlungszyklus)
- bei Bedarf erneute Behandlung nach 5 Tagen

Anmerkungen

Die Elektroakupunktur wirkt relativ gut bei dieser Erkrankung, besonders effektiv bei der Heilung der atrophischen Mm. scalenus und deltoideus. Bei Muskelatrophie kombiniert mit Erschlaffung des Schultergelenks dauert die Behandlung jedoch wahrscheinlich lange. Während und nach der Behandlung sollte der Patient Schulter- und Halsübungen durchführen, um die Heilung der atrophierten Muskeln zu unterstützen.

35 Medianuslähmung

Zur Lähmung des N. medianus kommt es aufgrund einer Kompression des Nervs.

Häufige Ursachen sind Verletzung oder Kompression in Zusammenhang mit einer Fraktur, eine direkte Kompression oder Schädigung des Nervs aufgrund einer Dislokation des Os lunatum, chirurgischer Eingriffe, eines Neurofibroms des Nervs, einer Überlastung des Handgelenks oder eines Karpaltunnelsyndroms. Auch eine Neuropathie infolge von systemischen Stoffwechselerkrankungen (wie beispielsweise Diabetes mellitus) kann zu einer Medianuslähmung führen.

Klinik

Welche klinischen Manifestationen zu beobachten sind, hängt davon ab, in welcher Höhe die Schädigung des Nervs liegt:

Bewegungseinschränkung

- Schwund der Wölbung des Daumenballens
- Opposition und Adduktion des Daumens sind nur noch sehr eingeschränkt möglich.
- Liegt die Läsion des Nervs im Unterarm oder im Bereich des Ellenbogens, findet man zusätzlich noch eine Lähmung der langen Flexoren von Daumen, Zeige- und Mittelfinger; beim Versuch, eine Faust zu machen, bleiben Daumen und Zeigefinger gestreckt, so dass man von der so genannten Schwurhand spricht.
- eingeschränkte Pronation des Unterarms

Sensibilitätsstörungen

- Hypästhesie oder Anästhesie des Daumens, Zeige- und Mittelfingers sowie der Radialseite des Ringfingers

Vegetative Symptome

- bleiche oder gerötete Haut
- Die Haut wird manchmal trocken, hyperkeratotisch oder sehr atrophisch; die Nägel werden brüchig und verlieren ihren normalen Glanz.

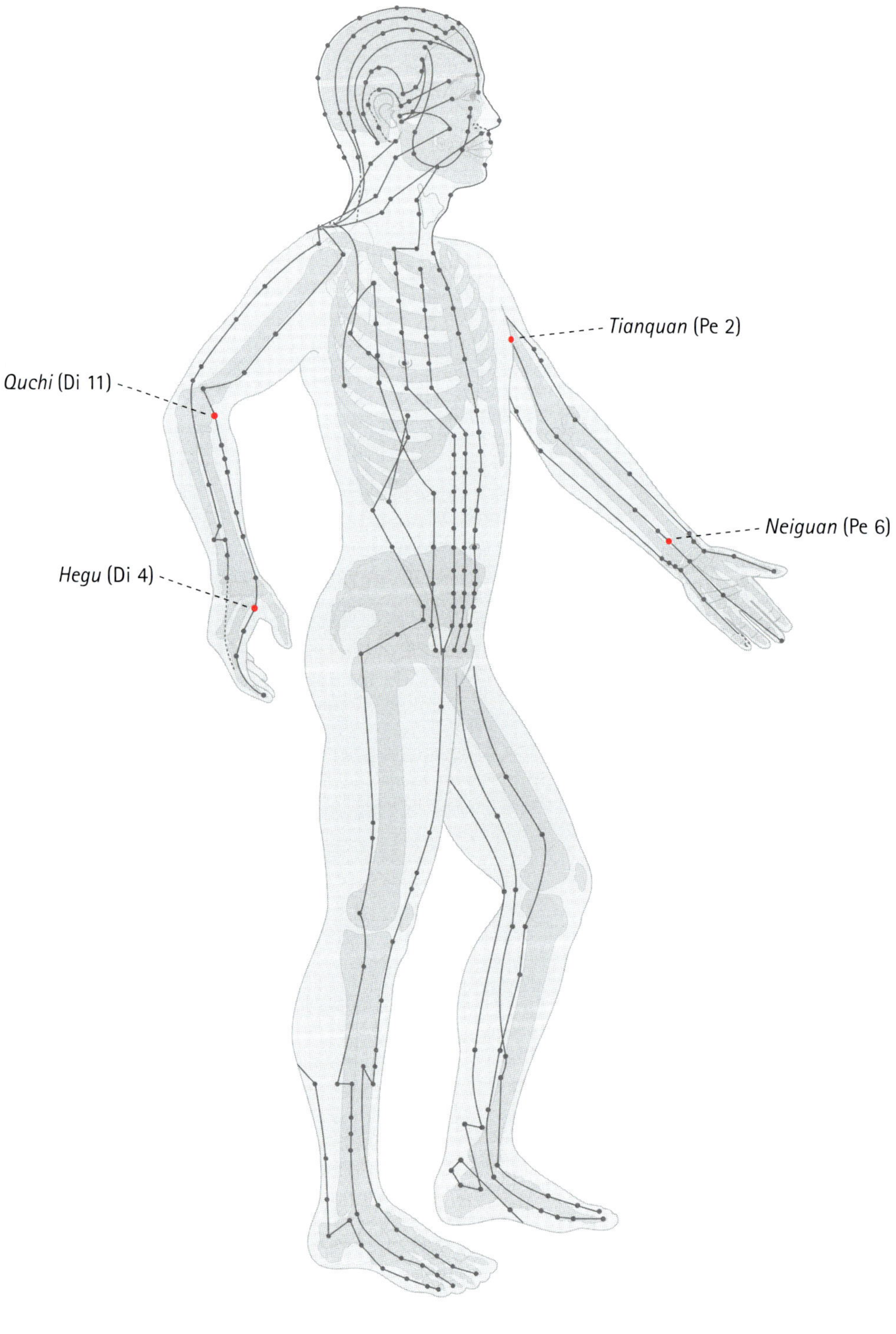
Tianquan (Pe 2)
Quchi (Di 11)
Neiguan (Pe 6)
Hegu (Di 4)

Behandlung

Akupunkturpunkte und -techniken

Tianquan (Pe 2)

■ **Punktionsort:** betroffene Seite ■ **Gauge/Ø:** 30/0,32 mm ■ **Nadellänge:** 50 mm
Stichtechnik: 1,0–1,5 cun entlang der medialen Kante des Humerus in einem Winkel von 75° einstechen
Nadelsensation: lokal sich ausbreitender Schmerz und/oder in das Handgelenk und die Hand ausstrahlendes Gefühl

Quchi (Di 11)

■ **Punktionsort:** betroffene Seite ■ **Gauge/Ø:** 30/0,32 mm ■ **Nadellänge:** 50 mm
Stichtechnik:
- waagrecht einstechen
- 1,2–1,5 cun subcutan in Richtung *Shaohai* (He 3)

Nadelsensation: lokal sich ausbreitender Schmerz

Neiguan (Pe 6)

■ **Punktionsort:** betroffene Seite ■ **Gauge/Ø:** 30/0,32 mm ■ **Nadellänge:** 40 mm
Stichtechnik:
- 1,0–1,3 cun senkrecht in Richtung *Waiguan* (SJ 5) einstechen
- Cave: N. medianus

Nadelsensation: lokal sich ausbreitender und/oder in den Handrücken und Mittelfinger ausstrahlender Schmerz

Hegu (Di 4)

■ **Punktionsort:** betroffene Seite ■ **Gauge/Ø:** 30/0,32 mm ■ **Nadellänge:** 50 mm
Stichtechnik: 1,0–1,5 cun in Richtung *Houxie* (Dü 3) einstechen
Nadelsensation: lokal sich ausbreitender Schmerz in der Hand

Verfahren

- Patient in sitzender Position
- Lagerung des Unterarms auf einer ebenen Fläche, der mediale Teil parallel zum Körper, damit Di 11 und He 3 in senkrechter Anordnung liegen
- Nadelung der Akupunkturpunkte für 40 min; während dieser Zeit Anwendung von Elektroakupunktur
- Akupunkturanwendung einmal täglich an 10 aufeinander folgenden Tagen (1 Behandlungszyklus)
- bei Bedarf erneute Behandlung nach 5 Tagen

Anmerkungen

Die Elektroakupunktur ist wirksam bei der Behandlung der Medianuslähmung. Der therapeutische Effekt ist zufriedenstellend, trotz notwendiger langer Behandlungsdauer (im Allgemeinen ungefähr 3 Behandlungszyklen). Bei der temporären Lähmung durch Entzündung oder Kompression durch Hämatom ist der therapeutische Effekt deutlicher, und es sind nur ca. 10 Sitzungen notwendig (entspr. 1 Behandlungszyklus). Die Therapie ist auch bei der Wiederherstellung der Muskel- und Nervenfunktion nach operativer Naht eines durchtrennten Nervs hilfreich, kann aber keine komplette Heilung bewirken. Die Elektroakupunktur kann ebenso bei der Wiederherstellung der Handfunktion bei Vorliegen einer chronischen Muskelatrophie nach Operation wirksam sein.

36 Ulnarislähmung

Für eine Lähmung des N. ulnaris sind meist eine Kompression am Ellenbogen, eine distale Humerus- oder eine Olekranonfraktur, eine Luxation des Ellenbogen- oder Schultergelenks, ein Tumor oder eine Entzündung verantwortlich. Die häufigste Ursache ist eine Druckschädigung im Bereich des Sulcus nervi ulnaris an der Rückseite des Epicondylus medialis (Sulcus-ulnaris-Syndrom).

Klinik

- Die Ulnarislähmung zeigt sich vor allem daran, dass das Handgelenk nach radial abweicht, außerdem die Beugung und die ellenseitige Adduktion der Hand sowie die Flexion des 4. und 5. Fingers, die eine Abduktionsstellung beibehalten, eingeschränkt sind. Separiert man die beiden Finger voneinander, bekommen sie ein krallenartiges Aussehen.
- Da der Daumen nicht adduziert werden kann, ist es schwer, einen Gegenstand zwischen Daumen und Zeigefinger festzuhalten.
- Aufgrund der Ab- und Adduktionsprobleme ist es für den Patienten schwierig, Gegenstände mit den Fingern zu ergreifen.
- Bei länger andauernden Fällen atrophieren die Mm. lumbricales und interossei sowie die Muskeln des Kleinfingerballens (Hypothenar).
- Wenn die Hand atrophiert ist, nimmt der Handrücken bei schweren Fällen das typische Aussehen der so genannten Klauen- oder Krallenhand an.
- Außerdem ist eine Hypä- oder Anästhesie des kleinen Fingers und der ulnaren Seite des Ringfingers evident.

Behandlung

Akupunkturpunkte und -techniken

Shaohai (He 3)

■ **Punktionsort:** betroffene Seite ■ **Gauge/Ø:** 30/0,32 mm ■ **Nadellänge:** 50 mm
Stichtechnik: 1,5 cun in Richtung *Quchi* (Di 11) einstechen
Nadelsensation: lokal sich ausbreitender Schmerz und/oder in den kleinen Finger ausstrahlendes Gefühl

Shenmen (He 7)

■ **Punktionsort:** betroffene Seite ■ **Gauge/Ø:** 32/0,28 mm ■ **Nadellänge:** 25 mm
Stichtechnik: 0,3–0,5 cun leicht schräg (in einem Winkel von 15°) unter der Handgelenksfalte und dem distalen Teil der Ulna einstechen
Nadelsensation: lokal sich ausbreitender Schmerz

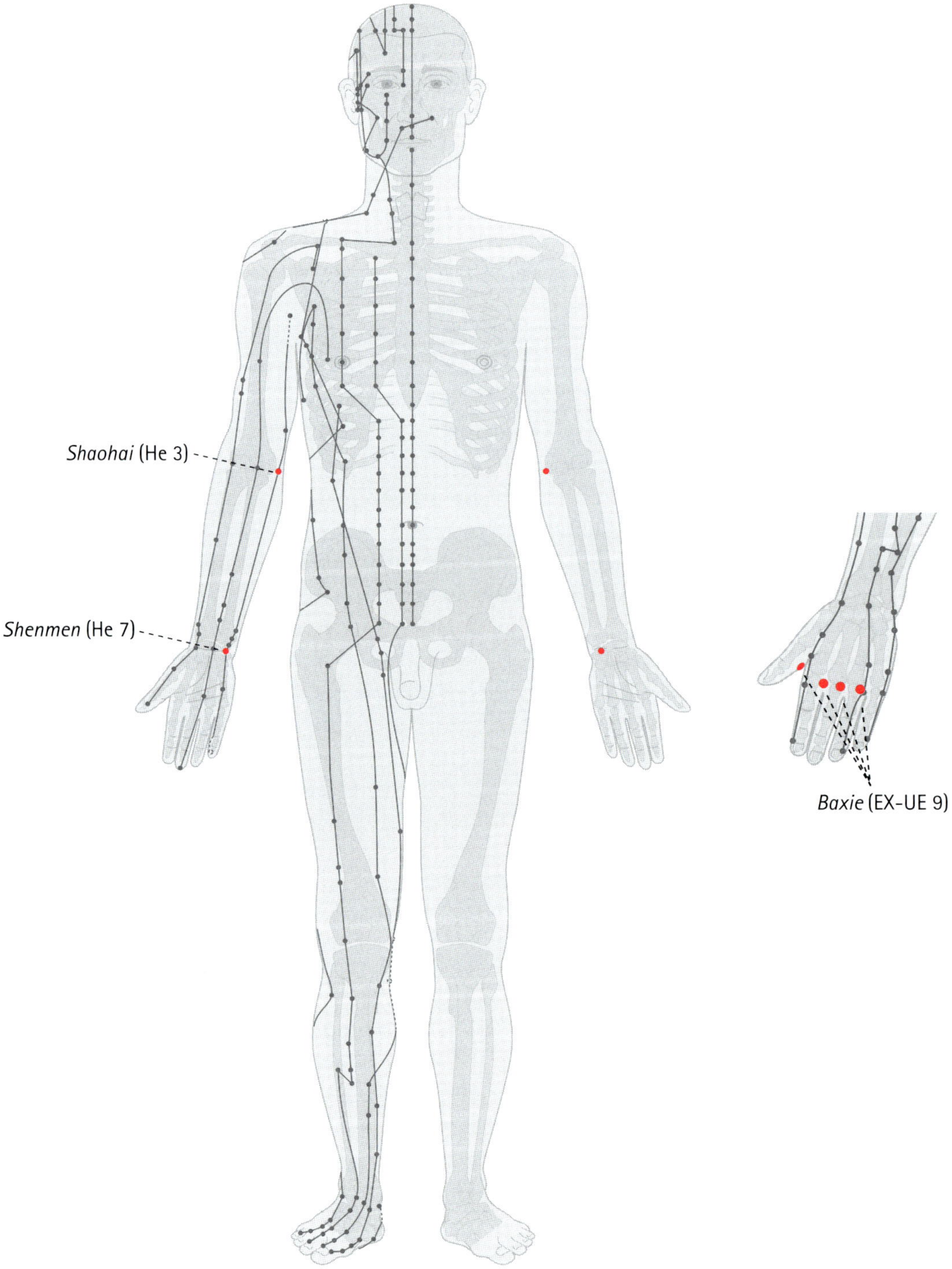
Shaohai (He 3)
Shenmen (He 7)
Baxie (EX-UE 9)

Baxie (EX-UE 9)

■ **Punktionsort:** die 4 Punkte der betroffenen Seite ■ **Gauge/Ø:** 32/0,28 mm
■ **Nadellänge:** 40 mm

Stichtechnik:

- an jedem Punkt einstechen
- 0,5–1,0 cun proximal entlang der Mittelhandknochen in Richtung Handgelenk schieben

Nadelsensation: lokal sich ausbreitender Schmerz

Verfahren

- Patient in sitzender Position
- Nadelung der Akupunkturpunkte für 40 min; während dieser Zeit Anwendung von Elektroakupunktur
- Akupunkturanwendung einmal täglich an 10 aufeinander folgenden Tagen (1 Behandlungszyklus)
- bei Bedarf erneute Behandlung nach 5 Tagen

Anmerkungen

Die Ulnarislähmung kann in den meisten Fällen mit Elektroakupunktur zufriedenstellend behandelt werden. Die Wirkung ist jedoch abhängig von der Schwere und Dauer der Erkrankung. Bei leichter Schädigung (Kompression oder Entzündung) und kurzem Bestehen kann eine gute therapeutische Wirkung erzielt werden. Im Frühstadium kann beispielsweise eine Wirkung nach 15–30 Sitzungen erreicht werden, wenn nur eine Schwäche des 4. und 5. Fingers oder gering ausgeprägte Atrophie des Hypothenars und der interossären Muskeln vorliegt.

Diese Therapie ist auch vielversprechend bei schwerer Schädigung (direkte Nervenläsion) und langem Bestehen mit Muskelatrophie und Funktionsstorung im Versorgungsgebiet des N. ulnaris, vorausgesetzt, es werden 30–60 Sitzungen durchgeführt. Nach der Behandlung sollte der Patient Ellenbogenkompression vermeiden und Handübungen durchführen, um die Handfunktion schneller wiederherzustellen.

37 Radialislähmung

Die Radialislähmung ist ein weit verbreitetes neurologisches Leiden. Das wichtigste Symptom ist eine Lähmung der Extensoren am Unterarm, so dass die Hand nicht mehr gestreckt werden kann und es zum typischen Bild der „Fallhand" kommt.

Die häufigsten Ursachen sind eine Fraktur im mittleren Drittel des Humerus oder eine Unterarmfraktur, eine Luxation des Ellenbogengelenks, eine Entzündung (einschließlich systemischer viraler oder bakterieller Infektionen oder lokaler Infektionen nahe dem N. radialis), eine chronische Druckschädigung des Oberarms (etwa, wenn der Kopf beim Schlafen zu lange auf dem Arm liegt, was zu einem Druck auf den N. radialis führen kann, der im Sulcus nervi radialis spiralig über die Rück- und Seitenfläche des Humerus läuft), einfache, chirurgische oder perforierende Verletzungen des Arms, eine Kompression des M. scalenus anterior durch einen Tumor oder ein Hämatom im Bereich des Halses oder der ersten Rippe, eine Neuropathie infolge einer Alkoholkrankheit oder eine Bleivergiftung.

Klinik

- Zum typischen Erscheinungsbild gehören eine Lähmung der Hand- und Fingerstrecker, eine Hypä- oder Anästhesie der radialen Hälfte des Handrückens, der Rückseite des Daumens und des Raums zwischen dem ersten und zweiten Mittelhandknochen sowie die Fallhand.
- Liegt die Verletzung oberhalb des Humerus, bevor der N. radialis als Endast des Fasciculus posterior in den Canalis n. radialis eintritt, ist eine Streckung im Ellenbogen unmöglich; außerdem kann der Ellenbogen nicht gebeugt werden, wenn Unterarm und Hand einwärts gedreht sind, und es bildet sich eine Fallhand aus.
- Die Funktion des M. triceps brachii ist nicht eingeschränkt, wenn die Verletzung im mittleren Drittel des Humerus liegt.
- Die Funktionen der m. brachioradialis, supinator und extensor carpi radialis longus und brevis bleiben erhalten, wenn die Verletzung tiefer liegt, beispielsweise am unteren Ende des Humerus oder im oberen Drittel des Unterarms.
- Bei einer Verletzung im distalen Drittel des Unterarms beschränkt sich der Funktionsverlust auf die Extension der Finger, und es bildet sich keine Fallhand.
- Liegt die Verletzung in Höhe des Handgelenks, kommt es nur zu Sensibilitätsstörungen ohne Bewegungseinschränkungen.

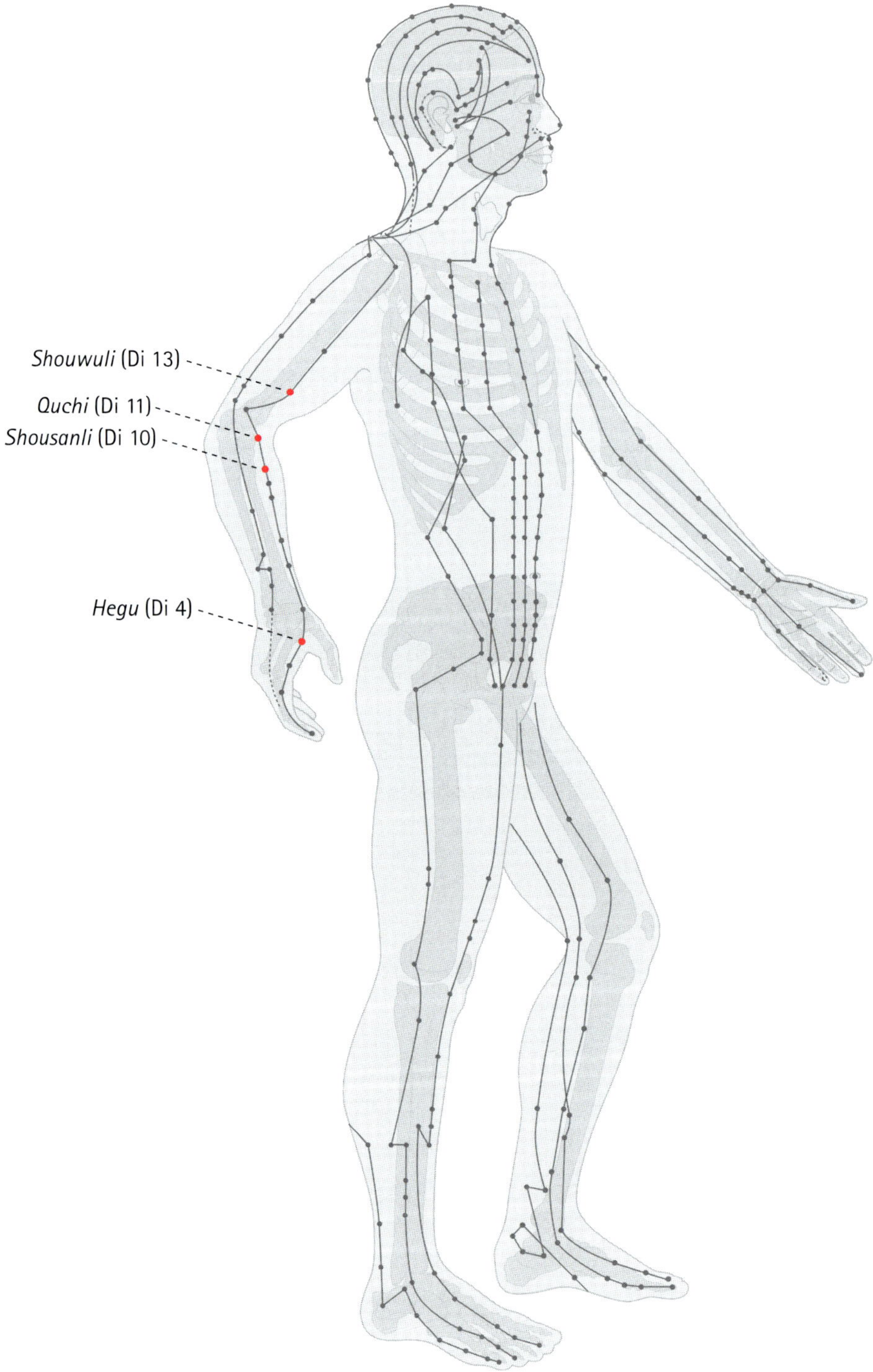

Shouwuli (Di 13)
Quchi (Di 11)
Shousanli (Di 10)
Hegu (Di 4)

Behandlung

Akupunkturpunkte und -techniken

Shouwuli (Di 13)

■ **Punktionsort:** betroffene Seite ■ **Gauge/Ø:** 30/0,32 mm ■ **Nadellänge:** 50 mm
Stichtechnik:
- 1,0–1,5 cun senkrecht entlang der medialen Kante des Humerus einstechen
- Cave: N. radialis

Nadelsensation: lokal sich ausbreitender Schmerz und/oder zu der radialen Seite des Handgelenks ausstrahlendes Gefühl

Quchi (Di 11)

■ **Punktionsort:** betroffene Seite ■ **Gauge/Ø:** 30/0,32 mm ■ **Nadellänge:** 50 mm
Stichtechnik:
- waagrecht einstechen
- 1,2–1,5 cun subcutan in Richtung *Shaohai* (He 3)

Nadelsensation: lokal sich ausbreitender Schmerz

Shousanli (Di 10)

■ **Punktionsort:** betroffene Seite ■ **Gauge/Ø:** 30/0,32 mm ■ **Nadellänge:** 50 mm
Stichtechnik: 1,5 cun senkrecht einstechen
Nadelsensation: lokal sich ausbreitender Schmerz

Hegu (Di 4)

■ **Punktionsort:** betroffene Seite ■ **Gauge/Ø:** 30/0,32 mm ■ **Nadellänge:** 50 mm
Stichtechnik: 1,0–1,5 cun in Richtung *Houxie* (Dü 3) einstechen
Nadelsensation: lokal sich ausbreitender Schmerz in der Hand

Verfahren

- Patient in sitzender Position
- Lagerung des Unterarms auf einer ebenen Fläche, der mediale Teil parallel zum Körper, damit Di 11 und He 3 in senkrechter Anordnung liegen
- Nadelung der Akupunkturpunkte für 40 min; während dieser Zeit Anwendung von Elektroakupunktur
- nach Entfernen der Nadeln sofortige einminütige Schröpftherapie
- Akupunkturanwendung einmal täglich an 10 aufeinander folgenden Tagen (1 Behandlungszyklus)
- bei Bedarf erneute Behandlung nach 5 Tagen

Anmerkungen

Wenn keine Nervenkommotion vorliegt und der Nerv intakt ist, zeigt die Akupunktur relativ gute therapeutische Ergebnisse. Bei Vorliegen einer teilweisen oder kompletten Nervendurchtrennung ist die Therapie trotzdem wirksam, braucht aber längere Zeit. Im Allgemeinen bessert sich zuerst die Muskelatrophie, eine teilweise Wiederherstellung der Funktion des N. radialis ist nach relativ langer Behandlungszeit möglich. Bei partieller oder kompletter Durchtrennung des N. radialis sollte operativ behandelt werden; andernfalls wirkt die Akupunkturtherapie nicht. Die Akupunktur ist auch in der postoperativen Erholungsphase hilfreich.

38 Thoracic-outlet-Syndrom

Das Thoracic-outlet-Syndrom oder Syndrom der 1. Rippe ist ein Symptomenkomplex, der durch eine Kompression des Plexus brachialis und der A. subclavia ausgelöst wird.

Klinik

- ist häufig zu beobachten bei Frauen zwischen 30 und 50 Jahren
- Der Beginn ist schleichend; das 1. Symptom ist ein Schmerz, dessen Intensität von leicht bis sehr stark variieren kann.
- In leichten Fällen findet man einen episodisch auftretenden Schulterblattschmerz, der auf die mediale Seite des Oberarms ausstrahlen kann.
- Bei schweren Fällen kommen zu einer Fallhand noch eine Taubheit der Hand sowie ein bohrender, stechender oder starker brennender Schmerz hinzu; zu Beginn ist der Schmerz an der Dorsalfläche der Scapula lokalisiert und strahlt dann in den Nacken und auf die mediale Seite von Arm, Unterarm und Handfläche aus.
- Schwäche und Atrophie der Hand bei Adduktion, Abduktion und Beugung der Finger.
- Ist das Thoracic-outlet-Syndrom mit einer Kompression des Plexus brachialis verbunden, findet man die dem Ausbreitungsgebiet entsprechenden Sensibilitätsstörungen (s. Abschnitt 31).
- Für das fortgeschrittene Stadium sind eine Atrophie der Mm. interossei sowie der Muskeln auf der ulnaren Seite, ein abgeschwächter oder fehlender Bizeps- und Trizepssehnenreflex sowie Radiusperiostreflex, ein Absinken der Hauttemperatur, eine paroxysmale Blässe oder blau-rote Verfärbung sowie gelegentlich ein Ödem der Hand charakteristisch.
- Bei einigen Patienten stellen sich die meisten Symptome nachts ein.
- Bei einer Röntgenuntersuchung entdeckt man möglicherweise eine Halsrippe oder einen langen Querfortsatz des siebten Halswirbels.
- Auf einer Angiographie erkennt man unter Umständen eine Einengung der Arterie, eine Dilatation der Arterie in ihrem distalen Verlauf nahe der Thoraxapertur oder die Ausbildung eines Kollateralkreislaufs.

Behandlung

Akupunkturpunkte und -techniken

Yunmen (Lu 2)

■ **Punktionsort:** betroffene Seite ■ **Gauge/Ø:** 30/0,32 mm ■ **Nadellänge:** 40 mm
Stichtechnik: 0,5 – 1,0 cun leicht schräg (in einem Winkel von 15°) in Richtung Dü 9, auf dem hinteren Teil der Schulter, einstechen
Nadelsensation: sich ausbreitender Schmerz in der Schulter und/oder in den Arm und die Hand ausstrahlender Schmerz

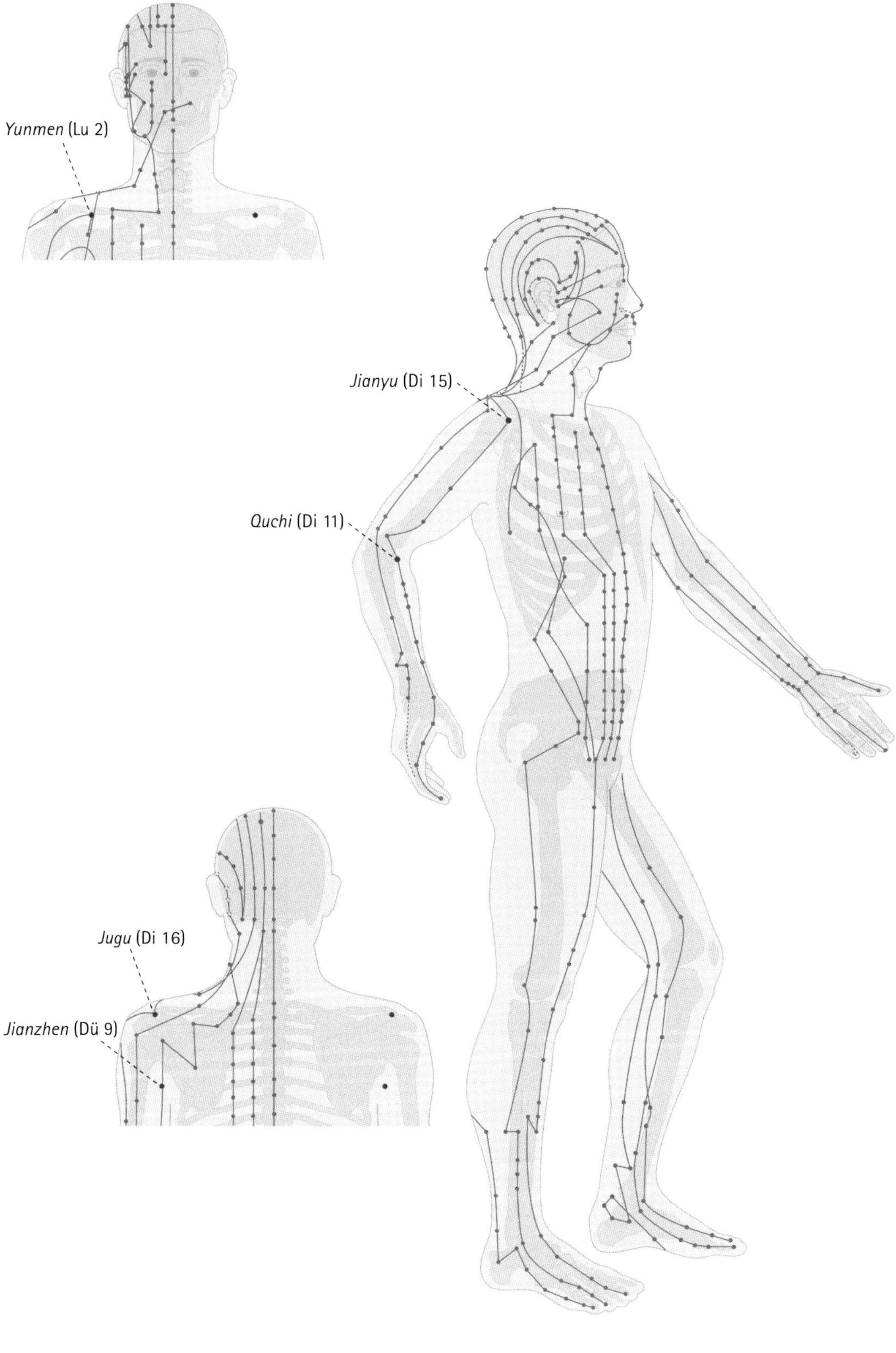
Yunmen (Lu 2)
Jianyu (Di 15)
Quchi (Di 11)
Jugu (Di 16)
Jianzhen (Dü 9)

Jianzhen (Dü 9)

■ **Punktionsort:** betroffene Seite ■ **Gauge/Ø:** 30/0,32 mm ■ **Nadellänge:** 50 mm
Stichtechnik: 1,0–1,5 cun senkrecht in Richtung des unteren Teils des Schultergelenks einstechen
Nadelsensation: lokal sich ausbreitender Schmerz

Jianyu (Di 15)

■ **Punktionsort:** betroffene Seite ■ **Gauge/Ø:** 30/0,32 mm ■ **Nadellänge:** 50 mm
Stichtechnik: 1,8 cun leicht schräg (in einem Winkel von 15°) in Richtung Ellbogen einstechen
Nadelsensation: sich ausbreitender Schmerz und/oder in den Ellbogen ausstrahlendes Gefühl

Jugu (Di 16)

■ **Punktionsort:** betroffene Seite ■ **Gauge/Ø:** 30/0,32 mm ■ **Nadellänge:** 40 mm
Stichtechnik: 1,0 cun schräg (in einem Winkel von 45°) in Richtung des mittleren Teils der Schulter
Nadelsensation: lokal sich ausbreitender Schmerz

Quchi (Di 11)

■ **Punktionsort:** betroffene Seite ■ **Gauge/Ø:** 30/0,32 mm ■ **Nadellänge:** 50 mm
Stichtechnik:
- waagrecht einstechen
- 1,2–1,5 cun subcutan in Richtung *Shaohai* (He 3)

Nadelsensation: lokal sich ausbreitender Schmerz

Verfahren

- Patient in sitzender Position
- Lagerung des Unterarms auf einer ebenen Fläche, der mediale Teil parallel zum Körper, damit Di 11 und He 3 in senkrechter Anordnung liegen
- Nadelung der Akupunkturpunkte für 40 min; während dieser Zeit einmalige Nadelstimulation durch Drehen
- nach Entfernen der Nadeln sofortige einminütige Schröpftherapie
- Akupunkturanwendung einmal täglich an 6 aufeinander folgenden Tagen (1 Behandlungszyklus)
- bei Bedarf erneute Behandlung nach 3 Tagen

Anmerkungen

Die Akupunktur wirkt sehr gut bei der Behandlung des Thoracic-outlet-Syndroms. Nach 3–5 Sitzungen kann im Allgemeinen der nächtliche Schmerz gelindert werden. Bei ausgeprägter Kompression sollte jedoch die Therapie zusammen mit einer Resektion der cervicalen Rippe oder des M. scalenus anterior erfolgen. Die weiterhin bestehenden Beschwerden können ebenfalls mit Akupunktur behandelt werden. Die therapeutische Wirkung ist relativ zufriedenstellend. Die Elektroakupunktur wirkt auch bei chronischer postoperativer Muskelatrophie.

39 Läsion der Nervi clunium superiores

Bei einer Schädigung der Nn. clunium superiores kommt es charakteristischerweise zu Schmerzen im oberen Teil des Gesäßes.

Die Hauptursache für eine solche Läsion ist eine zu starke Zugbelastung aufgrund einer plötzlichen starken Rumpfdrehung. Dies führt in der akuten Phase zu einer Entzündung, Hyperämie und Schwellung und im chronischen Stadium zu einer Gewebeproliferation im Umfeld der Nerven sowie zu einer neurofibrillären Degeneration.

In der Mehrzahl der Fälle weist die Crista iliaca eine Anomalität auf; liegt sie zu hoch oder ist sie nach außen verlagert, können die Nerven leicht geschädigt werden. In chronischen Fällen vergrößert sich der Nerv und ähnelt dann einem Strang.

Klinik

- Die Erkrankung tritt häufig bei 20- bis 40-jährigen Männern auf.
- Sie ist im Allgemeinen einseitig.
- Bei der Anamnese geben die Patienten oft exzessive körperliche Anstrengungen oder eine Zerrung an.
- Bei einer starken Zerrung kann es von Anfang an zu einem heftigen Schmerz kommen.
- Wenn sich der Patient beugt oder leicht in der Taille dreht, sich hinlegt, hinsetzt oder aufsteht, kann im Ausbreitungsgebiet der Nerven ein ausstrahlender, stechender, sich ausdehnender oder reißender Schmerz auftreten.
- Der Patient hat ein Gefühl der Kraftlosigkeit im Taillenbereich, wenn er sich ins Bett legt, hinsetzt oder aufsteht.

Untersuchung

- Am höchsten Punkt des hinteren Darmbeinkamms findet man eine ausgeprägte Druckschmerzhaftigkeit.
- In der Glutaeusregion unterhalb des Valleix-Punkts ist eine strangähnliche Struktur tastbar; wird auf diesen Bereich Druck ausgeübt, verstärkt sich der Schmerz in der Glutaeus- und Crista-iliaca-Region.

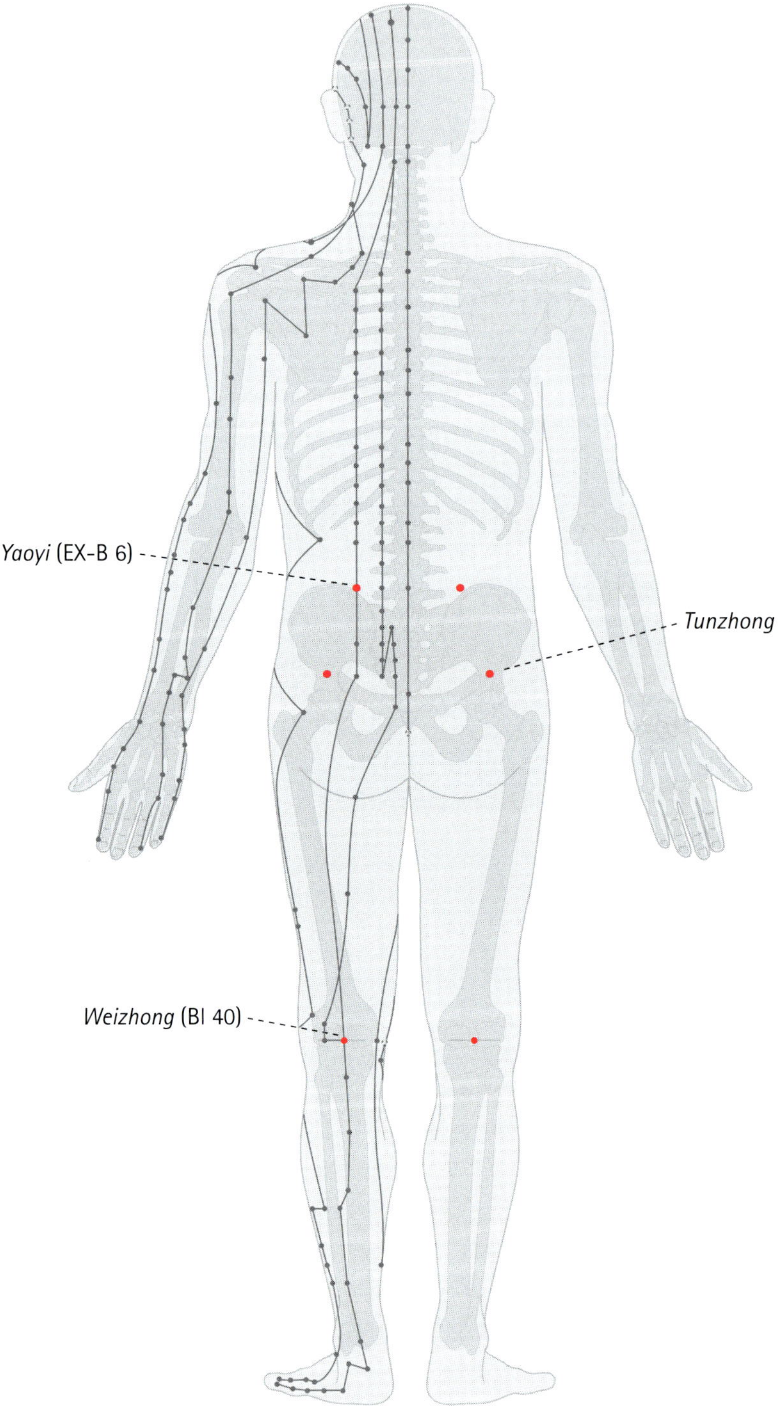

Yaoyi (EX-B 6)
Tunzhong
Weizhong (Bl 40)

Behandlung

Akupunkturpunkte und -techniken

Yaoyi (EX-B 6)

■ **Punktionsort:** betroffene Seite (2 Nadeln) ■ **Gauge/Ø:** 30/0,32 mm
■ **Nadellänge:** 40 mm

Stichtechnik:

- 0,8–1,2 cun einstechen
- die 1. Nadel schräg (in einem Winkel von 45°) in Richtung des Zentrums des unteren Teils des Gesäßes einstechen
- die 2. Nadel senkrecht entlang der Spina iliaca posterior inferior einstechen

Nadelsensation: der 1. Nadel: Schmerz ausstrahlend in Richtung Gesäß; der 2. Nadel: lokal sich ausbreitender Schmerz im unteren Rücken

Tunzhong

Nimmt man die Linie zwischen dem Trochanter major und dem Tuber ischiadicum als Basis eines gleichseitigen Dreiecks liegt *Tunzhong* an der Spitze dieses Dreiecks
■ **Punktionsort:** betroffene Seite ■ **Gauge/Ø:** 30/0,32 mm ■ **Nadellänge:** 75 mm
Stichtechnik: 2,0 cun senkrecht einstechen
Nadelsensation: lokal sich ausbreitender Schmerz und/oder in die untere Extremität ausstrahlendes Gefühl

Weizhong (Bl 40)

■ **Punktionsort:** betroffene Seite ■ **Gauge/Ø:** 30/0,32 mm ■ **Nadellänge:** 50 mm

Stichtechnik:

- 1,0–1,5 cun senkrecht einstechen
- Cave: N. tibialis, A. und V. poplitea, und A. perinealis

Nadelsensation: lokal sich ausbreitender Schmerz

Verfahren

- Patient in Bauchlage
- Nadelung der Akupunkturpunkte für 40 min; während dieser Zeit einmalige Nadelstimulation durch Drehen
- nach Entfernen der Nadeln einminütige Schröpftherapie
- Akupunkturanwendung einmal täglich an 6 aufeinander folgenden Tagen (1 Behandlungszyklus)
- bei Bedarf erneute Behandlung nach 5 Tagen

Anmerkungen

Im Akutstadium der Erkrankung wirkt das oben beschriebene Verfahren gut; nach ungefähr 6 Sitzungen (entspr. 1 Behandlungszyklus) kann der Schmerz im Allgemeinen gelindert werden. Bei chronischen Fällen mit deutlichem Hervortreten der Crista iliaca und relativ langer strangähnlicher Struktur am Gesäß können ebenfalls zufriedenstellende Wirkungen erzielt werden. Die Behandlung dieser Fälle benötigt jedoch mehr Zeit, und man sollte auch Corticosteroidinjektionen an den Tender-Points in Betracht ziehen. Hierbei muss vorsichtig vorgegangen werden, um eine Nervenschädigung durch die Injektion zu vermeiden.

40 Ischialgie

Bei Schmerzen im Verlauf des N. ischiadicus und seiner Äste spricht man von Ischialgie oder einem Ischiassyndrom; es ist eine weit verbreitete periphere Nervenerkrankung, die in der Regel bei jungen Männern auftritt.

Klinik

- tritt für gewöhnlich einseitig auf und kann akut oder subakut einsetzen
- Klinisch unterscheidet man je nachdem, ob die Läsion an der Wurzel, dem Truncus lumbosacralis oder dem Plexus sacralis auftritt, drei Krankheitsformen:

Wurzel

- in der Regel bei Patienten mit lumbaler Spondylose, Bandscheibenschaden oder einer Stenose des Wirbelkanals
- setzt meist akut ein; in der Anamnese ist eine Zerrung bezeichnend
- In den Anfangsphasen sitzt der Schmerz entsprechend dem Ausbreitungsgebiet des N. ischiadicus im Lenden- und Hüftbereich, um dann langsam auf die Rückseite des Oberschenkels, den Bereich der Kniekehle, den Unterschenkel und die laterale und plantare Oberfläche des Fußes überzugreifen.
- signifikante Valleix-Punkte in der Lumbalregion bei Reizung der Nervenwurzel (1 cun lateral des 3.–5. Lendenwirbels)
- In schweren Fällen kommt es zu einer Taubheit der Außenseite des Unterschenkels und der Fußsohle.

Truncus lumbosacralis

- Dieses Krankheitsbild ist häufig zu beobachten, wenn an der Austrittsstelle des Nervs aus der Cavitas pelvis eine Entzündung aufgetreten ist.
- schrittweises Einsetzen
- zu Beginn Schmerz und Druckschmerzhaftigkeit in der Regio piriformis, die sich langsam auf die Oberschenkelrückseite, den Kniekehlenbereich sowie die Außenseite des Unterschenkels und des Fußes ausbreiten; die Lendenregion ist allerdings nicht betroffen
- In schweren Fällen kann es zu einer Taubheit in der Fußsohle kommen.

Plexus sacralis

- tritt häufig auf bei Frauen mit Beckenläsionen, wie etwa Beckenentzündung, Adnexitis oder Tumoren
- klinisch meist signifikante Symptome in der unteren Bauchhöhle, begleitet von Schmerz entlang dem Ausbreitungsgebiet des N. ischiadicus
- Gleichzeitig kann in einigen Fällen eine Neuralgie der Nn. glutaeus superior, femoralis und obturatorius bestehen.

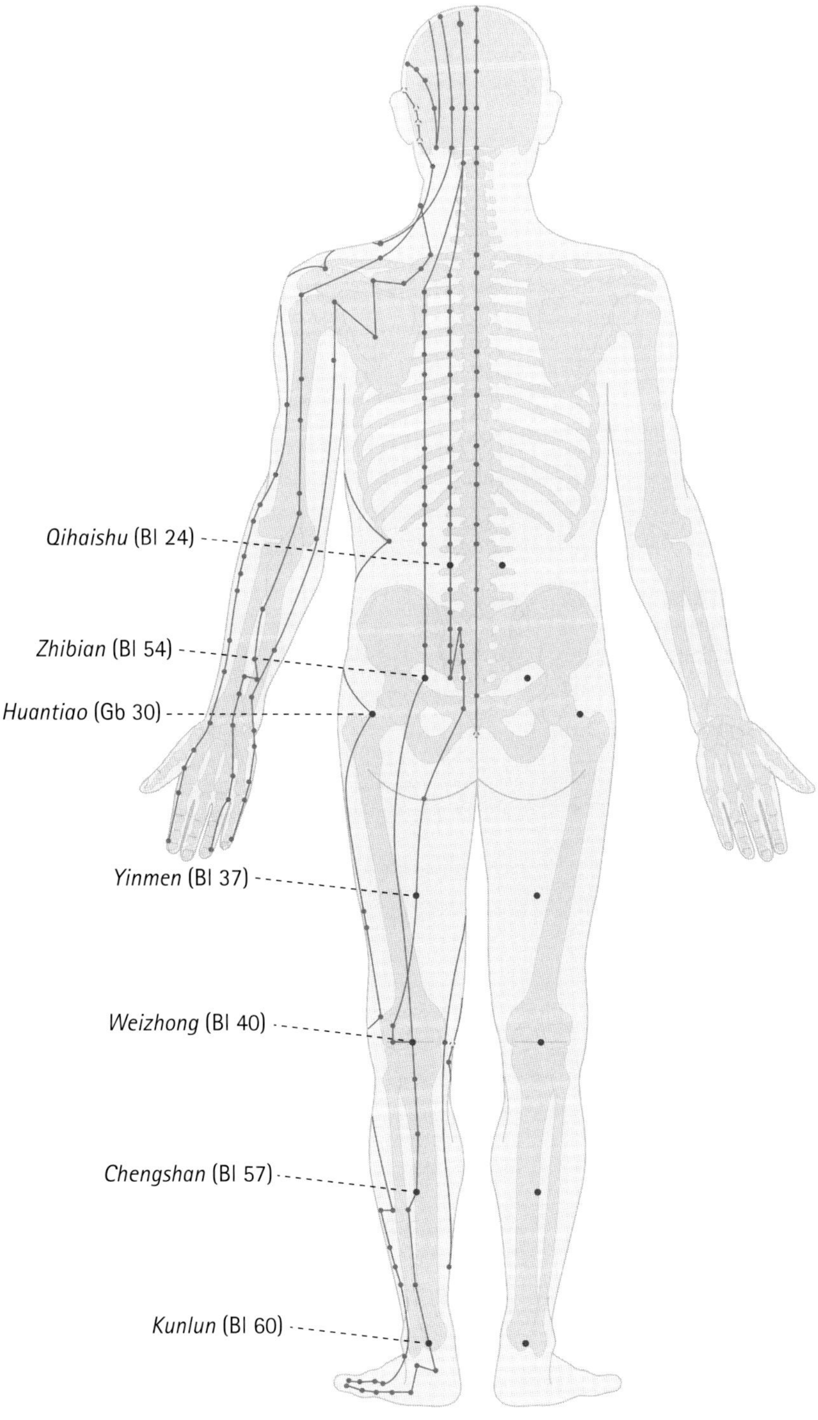
Qihaishu (Bl 24)
Zhibian (Bl 54)
Huantiao (Gb 30)
Yinmen (Bl 37)
Weizhong (Bl 40)
Chengshan (Bl 57)
Kunlun (Bl 60)

Behandlung

Akupunkturpunkte und -techniken

Qihaishu (Bl 24)

■ **Punktionsort:** betroffene Seite ■ **Gauge/Ø:** 28/0,38 mm ■ **Nadellänge:** 50 mm
Stichtechnik: 1,0–1,5 cun senkrecht einstechen
Nadelsensation: Taubheit und ein sich ausbreitendes Gefühl in die untere Extremität und die Fußsohle ausstrahlend

Zhibian (Bl 54)

■ **Punktionsort:** betroffene Seite ■ **Gauge/Ø:** 28/0,38 mm ■ **Nadellänge:** 75 mm
Stichtechnik: 2,8 cun senkrecht in das Foramen ischiadicum majus einstechen
Nadelsensation: sich ausbreitender und/oder in die untere Extremität ausstrahlender Schmerz

Huantiao (Gb 30)

■ **Punktionsort:** betroffene Seite ■ **Gauge/Ø:** 28/0,38 mm ■ **Nadellänge:** 125 mm
Stichtechnik:
- 3,0–3,5 cun in Richtung des M. piriformis in das Foramen ischiadicum majus einstechen
- Cave: N. ischiadicus

Nadelsensation: lokal sich ausbreitender Schmerz und/oder ein Elektro-Schock ähnliches Gefühl, das in die ipsilateralen unteren Gliedmaßen ausstrahlt

Yinmen (Bl 37)

■ **Punktionsort:** betroffene Seite ■ **Gauge/Ø:** 30/0,32 mm ■ **Nadellänge:** 65 mm
Stichtechnik:
- 2,0 cun senkrecht einstechen
- Cave: N. ischiadicus

Nadelsensation: sich ausbreitender Schmerz in den Oberschenkel und/oder in die untere Extremität und den Fuß ausstrahlender Schmerz

Weizhong (Bl 40)

■ **Punktionsort:** betroffene Seite ■ **Gauge/Ø:** 30/0,32 mm ■ **Nadellänge:** 40 mm
Stichtechnik:
- 1,0 cun leicht schräg nach oben (in einem Winkel von 15°) einstechen
- Cave: N. tibialis und die Popliteal-Gefäße

Nadelsensation: sich ausbreitender Schmerz in die Fossa poplitea

Chengshan (Bl 57)

■ **Punktionsort:** betroffene Seite ■ **Gauge/Ø:** 30/0,32 mm ■ **Nadellänge:** 50 mm
Stichtechnik:
- 1,0 – 1,5 cun senkrecht einstechen
- Cave: N. tibialis und die Popliteal-Gefäße

Nadelsensation: lokal sich ausbreitender Schmerz

Kunlun (Bl 60)

■ **Punktionsort:** betroffene Seite ■ **Gauge/Ø:** 30/0,32 mm ■ **Nadellänge:** 40 mm
Stichtechnik: 0,5 – 1,0 cun in Richtung des medialen Malleolus einstechen
Nadelsensation: sich ausbreitender in die Ferse und/ in den Fußrücken ausstrahlender Schmerz

Verfahren

- Patient in Bauchlage
- Nadelung der Akupunkturpunkte für 40 min; während dieser Zeit einmalige Nadelstimulation durch Drehen
- nach Entfernen der Nadeln sofortige einminütige Schröpftherapie
- Akupunkturanwendung einmal täglich an 10 aufeinander folgenden Tagen (1 Behandlungszyklus)
- bei Bedarf erneute Behandlung nach 5 Tagen

Anmerkungen

Die Akupunktur zeigt bei der Behandlung der Ischialgie, abgesehen von ausgeprägtem Prolaps der Bandscheibe und lumbaler Spondylose, zufriedenstellende Ergebnisse. Bei sekundärer Ischialgie sollte zunächst die zugrundeliegende Ursache behandelt werden, bevor das oben beschriebene Verfahren eingesetzt wird. In diesen Fällen sind die Ergebnisse ebenfalls zufriedenstellend. Bei zugrundeliegender Infektion sollten Antibiotika eingesetzt werden, um die Infektion zu behandeln und die Entzündung zu verringern. Wird gleichzeitig Akupunktur durchgeführt, können ebenfalls angemessene therapeutische Wirkungen erzielt werden.

41 Läsion des Nervus obturatorius

Charakteristisch für eine Schädigung des N. obturatorius aufgrund eines Traumas, einer Kompression oder einer Irritation des Nervs sind eine schwache Adduktion des Oberschenkels und eine eingeschränkte Abduktion des Fußes.

Zu den Ursachen zählen eine Nervenverletzung innerhalb der Adduktorengruppe des Oberschenkels, eine Kompression oder Irritation des Nervs durch einen Beckentumor, eine Entzündung, Femoralhernie oder ein chirurgisches Trauma.

Klinik

- eingeschränkte Adduktion des Oberschenkels
- Der Fuß ist leicht abduziert.
- Es fällt dem Patienten schwer, den betroffenen Fuß auf den gesunden Fuß zu stellen.

Behandlung

Akupunkturpunkte und -techniken

Zuwuli (Le 10)

■ **Punktionsort:** betroffene Seite ■ **Gauge/Ø:** 30/0,32 mm ■ **Nadellänge:** 50 mm

Stichtechnik:

- 1,5 cun senkrecht einstechen
- Cave: A. und V. femoralis

Nadelsensation: lokal sich ausbreitender Schmerz

Jimen (Mi 11)

■ **Punktionsort:** betroffene Seite ■ **Gauge/Ø:** 30/0,32 mm ■ **Nadellänge:** 40 mm

Stichtechnik:

- 1,0 cun in Richtung Femur einstechen
- Cave: A. und V. femoralis, N. saphenus

Nadelsensation: lokal sich ausbreitender und/oder in die mediale Seite des Beins ausstrahlender Schmerz

Futu (Ma 32)

■ **Punktionsort:** betroffene Seite ■ **Gauge/Ø:** 30/0,32 mm ■ **Nadellänge:** 50 mm

Stichtechnik: 1,8 cun in Richtung des medialen Aspekts des Femur einstechen

Nadelsensation: lokal sich ausbreitender Schmerz

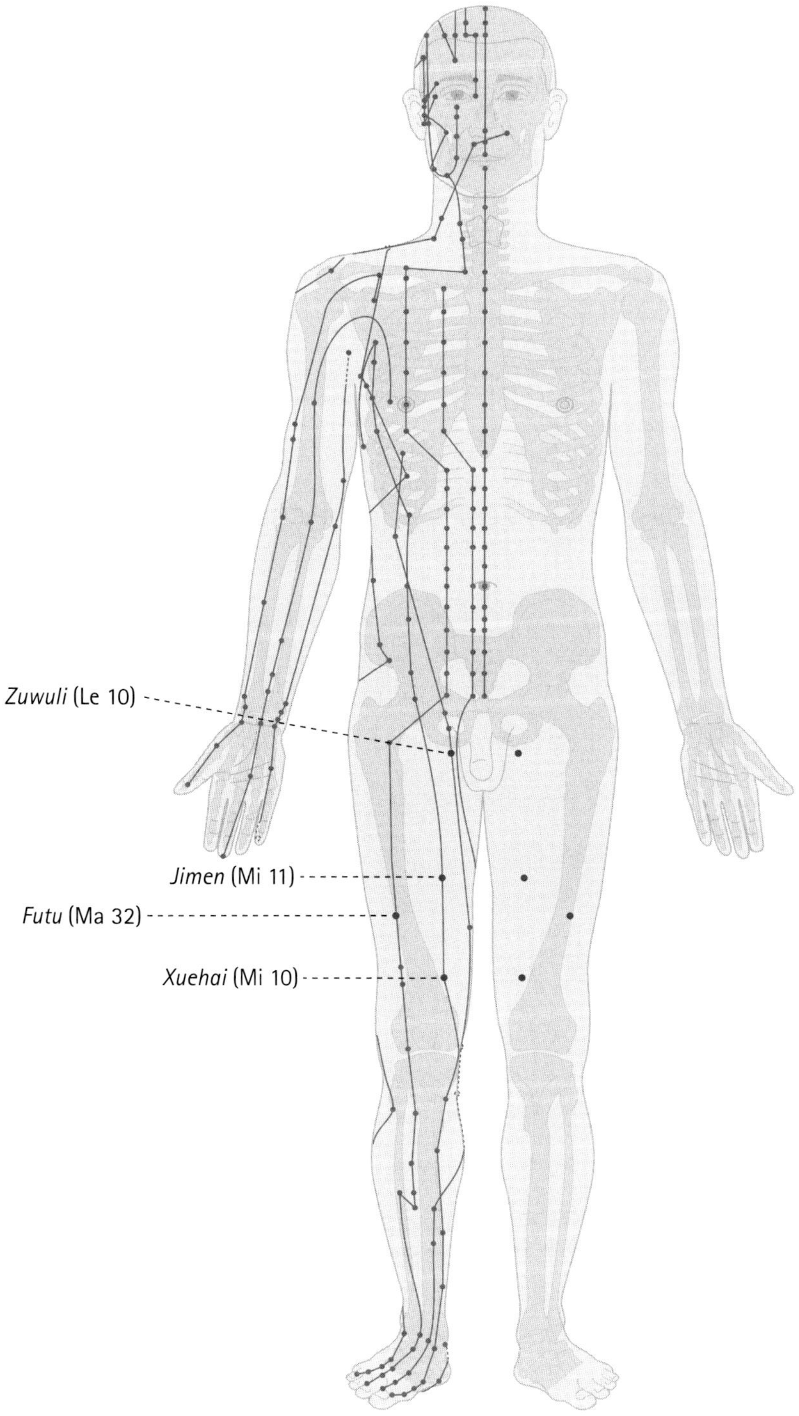

Zuwuli (Le 10)
Jimen (Mi 11)
Futu (Ma 32)
Xuehai (Mi 10)

Xuehai (Mi 10)

■ **Punktionsort:** betroffene Seite ■ **Gauge/Ø:** 30/0,32 mm ■ **Nadellänge:** 50 mm
Stichtechnik: 1,5 cun senkrecht einstechen
Nadelsensation: lokal sich ausbreitender Schmerz

Verfahren

- Patient in Rückenlage
- Nadelung der Akupunkturpunkte für 40 min; während dieser Zeit Anwendung von Elektroakupunktur
- nach Entfernen der Nadeln sofortige einminütige Schröpftherapie
- Akupunkturanwendung einmal täglich an 10 aufeinander folgenden Tagen (1 Behandlungszyklus)
- bei Bedarf erneute Behandlung nach 5 Tagen

Anmerkungen

Bei kurzem Bestehen der Kompression, inkompletter Schädigung des N. obturatorius und Beseitigung der Primärursache ist die therapeutische Wirkung der Akupunkturbehandlung gut. Bei schwerer Schädigung des N. obturatorius (z. B. bei starker Kompression des Nervs durch einen Tumor im Bereich des Beckens) mit größerer Beeinträchtigung der Nervenfunktion kann es notwendig sein, die Therapie relativ lang fortzusetzen. Bei sorgfältiger und peinlich genauer Akupunkturanwendung kann jedoch auch hier ein zufriedenstellendes Ergebnis erzielt werden.

42 Läsion des N. tibialis

Für eine Läsion des N. tibialis kann es eine Reihe von Ursachen geben. Am häufigsten sind perforierende Verletzungen, Kompression durch einen Tumor oder eine Zyste in der Kniekehle und körperliche Anstrengungen wie Springen oder Sprinten. Darüber hinaus können Diabetes mellitus, Panarteriitis nodosa und eine idiopathische Neuritis des N. tibialis eine Lähmung auslösen.

Klinik

- Bei einer vollständigen Tibialislähmung (Verletzung im Bereich der Kniekehle) bildet sich ein „Klauenfuß" aus.
- Auf der Rückseite des Unterschenkels, dem Außenrand des Fußes, dem lateralen Teil der Ferse sowie dem medialen und lateralen Teil der Fußsohle zeigt sich eine Dysästhesie.
- Manche Patienten spüren einen brennenden Schmerz.
- Wenn der N. tibialis nur partiell verletzt ist, empfinden die Patienten auf der Rückseite des Unterschenkels einen leichten bis starken Schmerz, der bis zum medialen Teil des Metatarsus ausstrahlt.
- In schweren Fällen kann sich der Schmerz über die gesamte untere Extremität erstrecken und zusammen mit trophischen Veränderungen von einer vasomotorischen Störung sowie einer Störung der Schweißsekretion begleitet sein.

Behandlung

Akupunkturpunkte und -techniken

Weizhong (Bl 40)

■ **Punktionsort:** betroffene Seite ■ **Gauge/Ø:** 30/0,32 mm ■ **Nadellänge:** 50 mm
Stichtechnik: 1,5 cun leicht schräg nach oben (in einem Winkel von 15°) in Richtung der medialen Kante des Femur einstechen
Nadelsensation: lokal sich ausbreitender und/oder in das Bein und die Fußsohle ausstrahlender Schmerz

Chengshan (Bl 57)

■ **Punktionsort:** betroffene Seite ■ **Gauge/Ø:** 30/0,32 mm ■ **Nadellänge:** 50 mm
Stichtechnik:
- 1,0–1,5 cun senkrecht einstechen
- Cave: N. tibialis und die Popliteal-Gefäße

Nadelsensation: lokal sich ausbreitender Schmerz

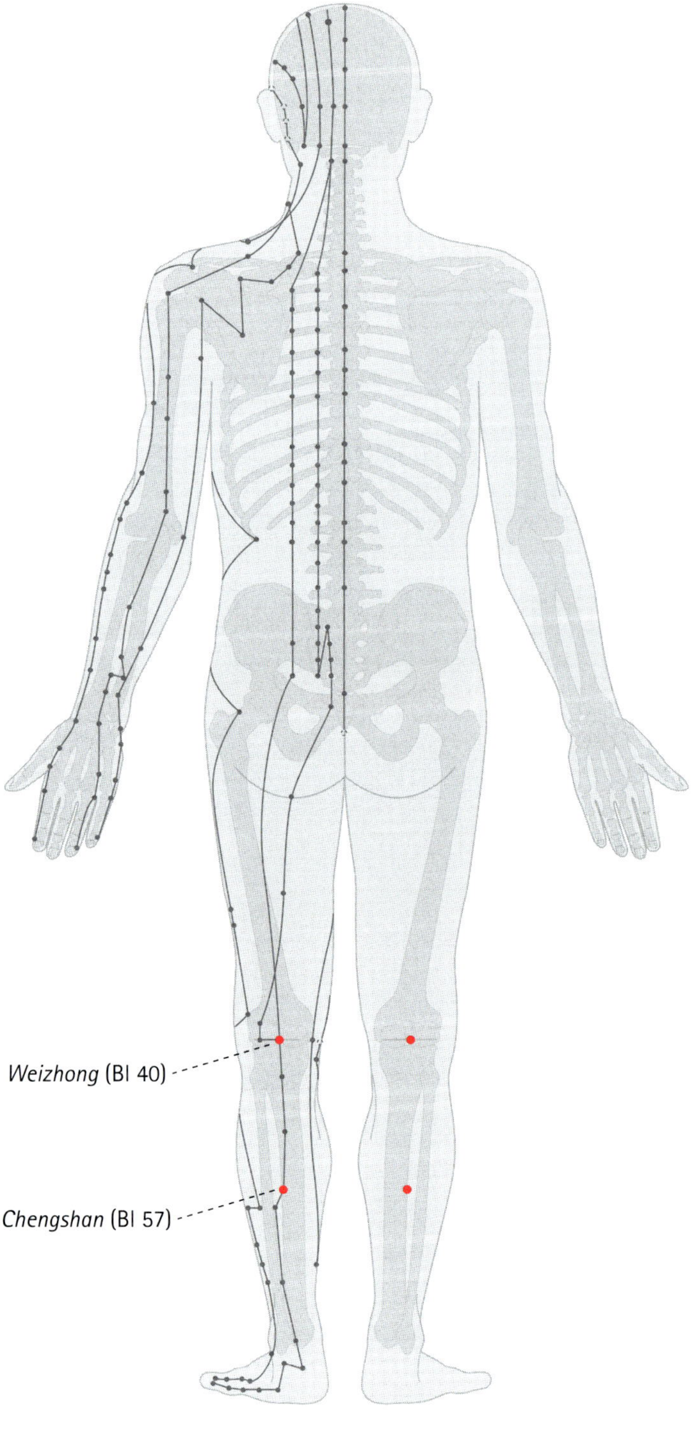
Weizhong (Bl 40)
Chengshan (Bl 57)

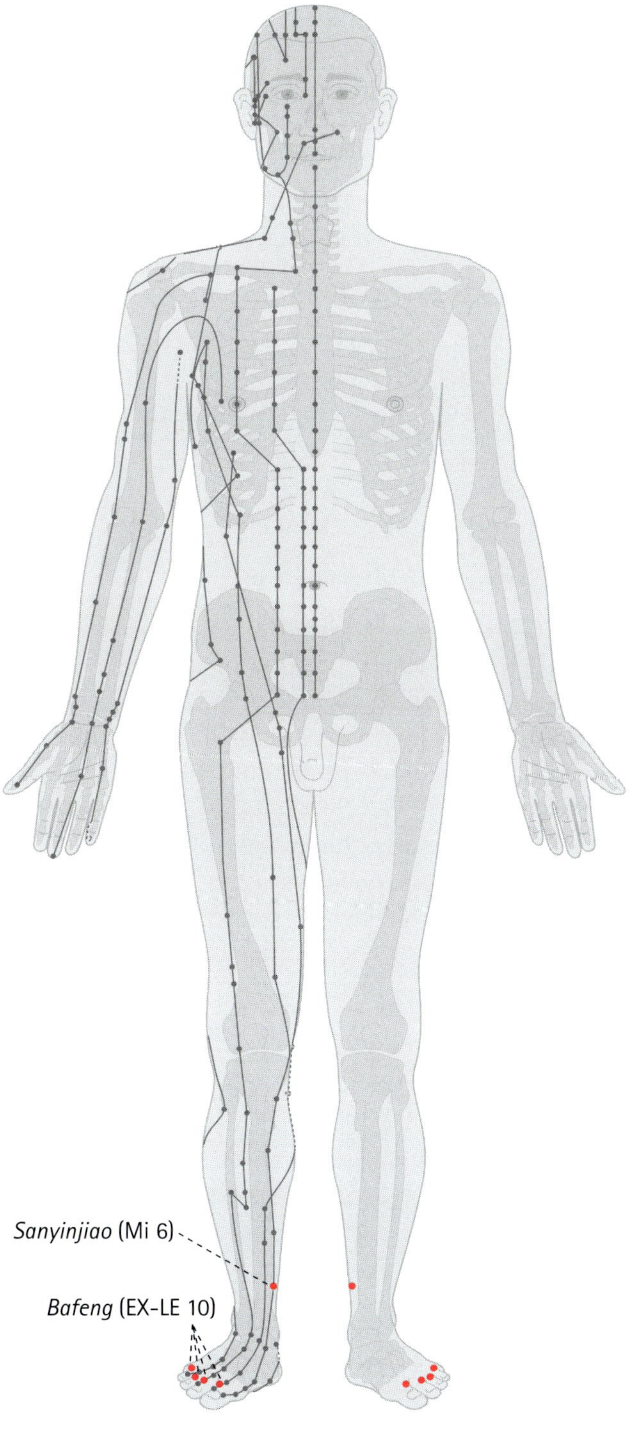
Sanyinjiao (Mi 6)
Bafeng (EX-LE 10)

Sanyinjiao (Mi 6)

▪ **Punktionsort:** betroffene Seite ▪ **Gauge/Ø:** 30/0,32 mm ▪ **Nadellänge:** 50 mm
Stichtechnik: 1,0–1,5 cun in Richtung *Xuanzhong* (Gb 39) einstechen
Nadelsensation: lokal sich ausbreitender Schmerz

Bafeng (EX-LE 10)

▪ **Punktionsort:** 4 Punkte an der betroffenen Seite ▪ **Gauge/Ø:** 30/0,32 mm
▪ **Nadellänge:** 40 mm
Stichtechnik: 0,5–1,0 cun schräg (in einem Winkel von 45°) einstechen
Nadelsensation: lokal sich ausbreitender Schmerz

Verfahren

- Patient in sitzender Position
- Nadelung der Akupunkturpunkte für 40 min
- Akupunkturanwendung einmal täglich an 10 aufeinander folgenden Tagen (1 Behandlungszyklus)
- bei Bedarf erneute Behandlung nach 5 Tagen

Anmerkungen

Bei Läsionen des N. tibialis, die nur mit Schmerz und Taubheitsgefühl der unteren Extremität in Erscheinung treten, wirkt die Akupunktur relativ schnell; sowohl der Schmerz als auch das Taubheitsgefühl lassen sich im Allgemeinen nach ungefähr 6 Sitzungen lindern. Bei kurzem Bestehen der Läsion und der Lähmung des N. tibialis, und wenn keine Nervendurchtrennung vorliegt, ist die therapeutische Wirkung ebenfalls ziemlich gut, und es kommt schnell zur Erholung. Bleibt der Nerv relativ lange Zeit durchtrennt und sind die Muskeln atrophiert, muss die Therapie länger fortgesetzt werden. Bei sorgfältiger und genauer Behandlung in Verbindung mit Massage der Mm. soleus, gastrocnemius und der Fußsohle sowie kräftiger Plantarflexion des Fußes können jedoch ebenfalls zufriedenstellende Ergebnisse erzielt werden.

43 Peronäuslähmung

Für eine direkte oder indirekte Schädigung des N. peronaeus oder N. fibularis communis können eine lang anhaltende Kompression, ein Trauma oder Druck auf den Kopf der Fibula, eine Neuritis, eine Zugbelastung, eine lokale Infektion als Komplikation eines Diabetes mellitus sowie eine Intoxikation durch Alkohol oder Pestizide aus organischen Phosphorverbindungen verantwortlich sein. Zu einer Kompression kann es kommen, wenn man zu lange in Hockstellung oder im Schneidersitz verharrt, mit übereinander geschlagenen Beinen sitzt oder Bandagen oder Gipsverbände am Unterschenkel falsch angelegt wurden.

Klinik

- typische Spitzfußstellung
- Plantarflexion des Fußrückens, wobei die Zehen nach oben zeigen
- Der betroffene Fuß kann nicht abduziert oder umgedreht werden, Sichelfuß (Pes adductus oder varus) und Spitzfuß (Pes equinus).
- In chronischen Fällen entwickelt sich ein Klumpfuß (Pes equinovarus), und der Patient bekommt einen Gang, der dem eines Huhns ähnelt (Hahnentritt oder Steppergang).
- Die vordere und die seitliche Muskelgruppe des Unterschenkels atrophieren, der Achillessehnenreflex ist jedoch nicht beeinträchtigt.
- Der M. tibialis anterior ist gelähmt, so dass es zu einer Plantarflexion des Fußrückens kommt, der Patient Schwierigkeiten hat, den medialen Fußrand zu heben, und sich ein leicht abduzierter Spitzfuß einstellt.

Behandlung

Akupunkturpunkte und -techniken

Punkt im Bereich des N. peroneus communis

Unter dem Knie an der lateralen Kante der Fibula und 0,5 cun vor dem Fibulaköpfchen
■ **Punktionsort:** betroffene Seite ■ **Gauge/Ø:** 30/0,32 mm ■ **Nadellänge:** 50 mm
Stichtechnik: 1,0 – 1,5 cun senkrecht einstechen
Nadelsensation: lokal sich ausbreitender und/oder in den Fußrücken ausstrahlender Schmerz

Zusanli (Ma 36)

■ **Punktionsort:** betroffene Seite ■ **Gauge/Ø:** 30/0,32 mm ■ **Nadellänge:** 50 mm
Stichtechnik: 1,2 – 1,5 cun senkrecht einstechen
Nadelsensation: lokal sich ausbreitender und/oder in den Fußrücken ausstrahlender Schmerz

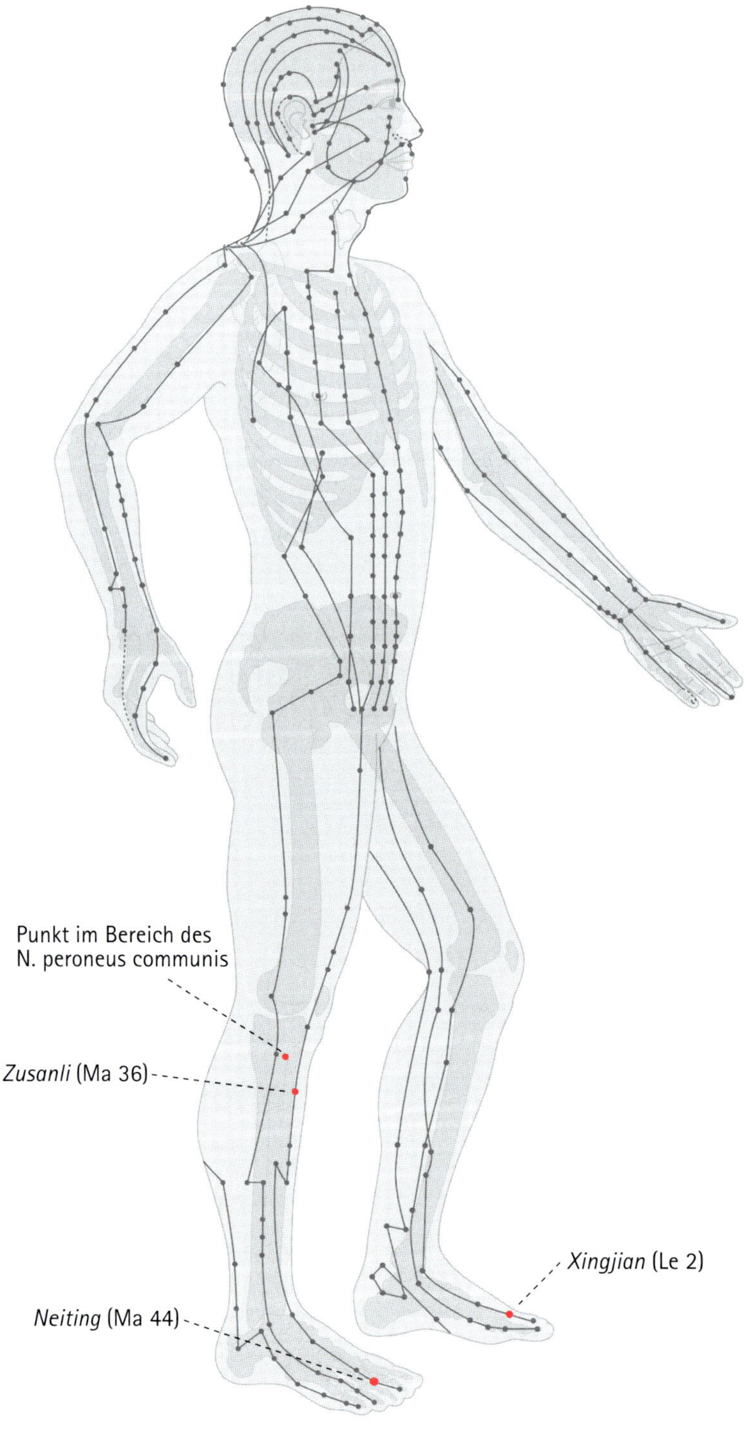
Punkt im Bereich des
N. peroneus communis
Zusanli (Ma 36)
Xingjian (Le 2)
Neiting (Ma 44)

Xingjian (Le 2)

Punktionsort: betroffene Seite **Gauge/Ø:** 30/0,32 mm **Nadellänge:** 40 mm
Stichtechnik: 0,5–1,0 cun schräg abwärts in Richtung Ferse (in einem Winkel von 45°) einstechen
Nadelsensation: lokal sich ausbreitender Schmerz

Neiting (Ma 44)

Punktionsort: betroffene Seite **Gauge/Ø:** 30/0,32 mm **Nadellänge:** 40 mm
Stichtechnik: 1,0 cun schräg nach oben (in einem Winkel von 45°) einstechen
Nadelsensation: lokal sich ausbreitender Schmerz

Verfahren

- Patient in sitzender Position
- Nadelung der Akupunkturpunkte für 40 min; während dieser Zeit Anwendung von Elektroakupunktur
- Akupunkturanwendung einmal täglich an 10 aufeinander folgenden Tagen (1 Behandlungszyklus)
- bei Bedarf erneute Behandlung nach 5 Tagen

Anmerkungen

Die therapeutische Wirkung der Akupunktur ist dann relativ gut, wenn die Läsion gering ausgeprägt ist und nur kurze Zeit besteht, der Nerv nicht durchtrennt ist und keine Muskelatrophie vorliegt. Bei lange bestehender Kompression und Muskelatrophie kann diese Therapie eine gewisse Wirkung erzielen, wenn sie über einen längeren Zeitraum durchgeführt wird. Liegt eine Durchtrennung des Nervs vor, sollte operiert werden, weil die Akupunktur nur teilweise die Spannung in einigen Muskeln wiederherstellen kann. Das Vertrauen des Patienten in die Therapie ist ebenfalls ein wichtiger Faktor für ihren Erfolg. Massage des M. tibialis anterior sowie des Fußrückens und der Sohle, Strecken des Fußrückens und Korrektur des Gangs hin zu einer normalen Gangart unterstützen eine rasche Wiederherstellung des betroffenen Beins.

44 Femoralislähmung

Bei der Femoralislähmung ist eine Paralyse und Dysfunktion der Muskeln in dem vom N. femoralis innervierten Bereich kennzeichnend.

Die Ursachen für eine Femoralislähmung sind vielfältig; zu ihnen gehören Tumoren in Becken, Rückenmark, Wirbelsäule und Retroperitonealraum, chirurgische Traumen und Verletzungen der Leistenregion und des Beckens, ein Abszess oder Hämatom des M. psoas major, ein Aneurysma der A. femoralis, eine diabetische Neuropathie, eine Bleivergiftung und eine falsche Körperhaltung oder -lagerung wie etwa eine zu starke Extension oder Außenrotation des Oberschenkels bei Komapatienten oder einer Narkose.

Klinik

- Der Patient hat Probleme, das Knie zu beugen, und kann das Kniegelenk nicht strecken.
- Muskelatrophie der anterioren Muskelgruppe des Oberschenkels
- kleinschrittiger Gang, bei dem das kranke Bein hinterhergezogen wird
- Der Patient kann nicht laufen oder springen und hat Schwierigkeiten beim Treppensteigen.
- Hypä- oder Anästhesie auf der Vorderseite des Oberschenkels und der medialen Seite von Unterschenkel und Fuß sowie gelegentlich erhebliche Schmerzen im Knie

Behandlung

Akupunkturpunkte und -techniken

Biguan (Ma 31)

■ **Punktionsort:** betroffene Seite ■ **Gauge/Ø:** 30/0,32 mm ■ **Nadellänge:** 50 mm
Stichtechnik: 1,8 cun in Richtung der medialen Kante des Femur einstechen
Nadelsensation: lokal sich ausbreitender und/oder zum Kniegelenk ausstrahlender Schmerz

Jimen (Mi 11)

■ **Punktionsort:** betroffene Seite ■ **Gauge/Ø:** 30/0,32 mm ■ **Nadellänge:** 40 mm
Stichtechnik:
- 1,0 cun in Richtung Femur einstechen
- **Cave:** A. und V. femoralis, N. saphenus

Nadelsensation: lokal sich ausbreitender und/oder in die mediale Seite des Beins ausstrahlender Schmerz

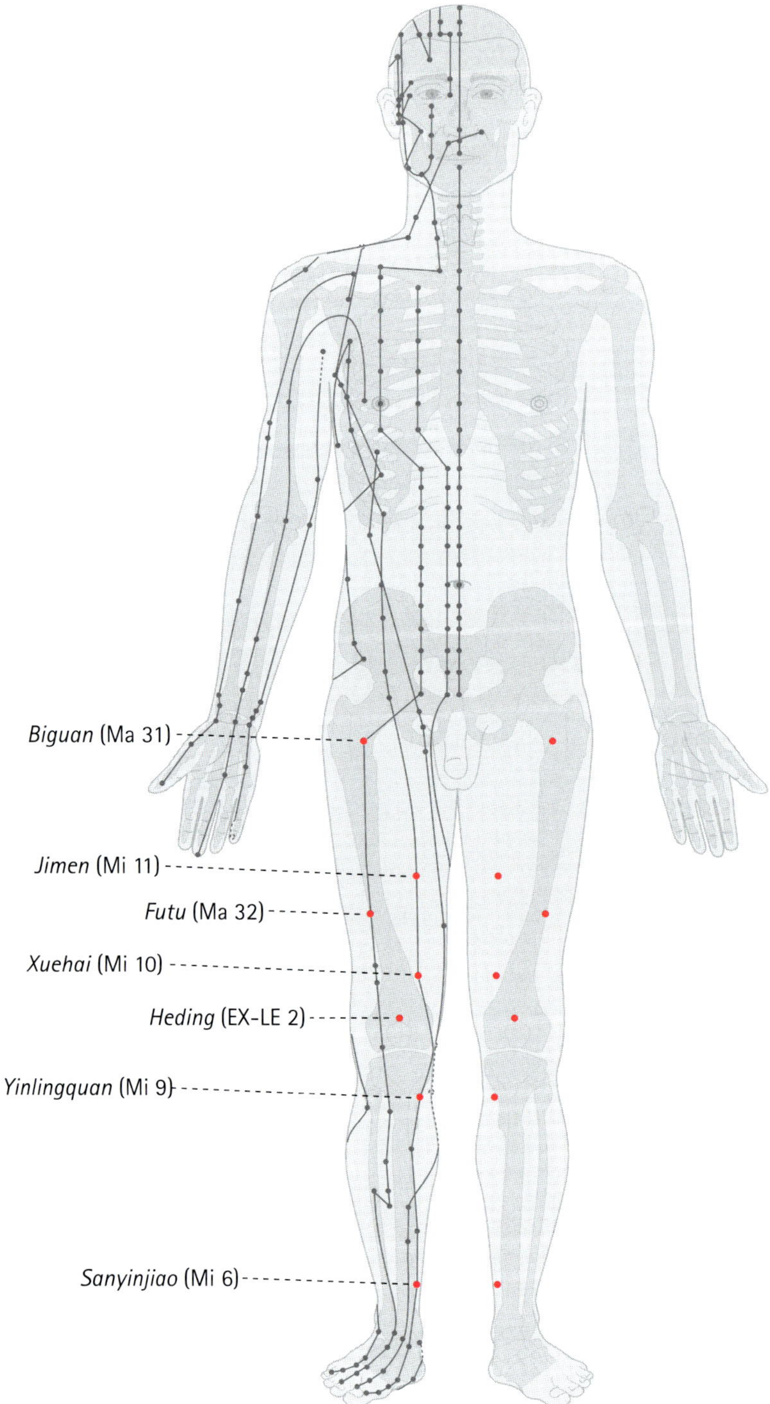
Biguan (Ma 31)
Jimen (Mi 11)
Futu (Ma 32)
Xuehai (Mi 10)
Heding (EX-LE 2)
Yinlingquan (Mi 9)
Sanyinjiao (Mi 6)

Xuehai (Mi 10)

■ **Punktionsort:** betroffene Seite ■ **Gauge/Ø:** 30/0,32 mm ■ **Nadellänge:** 50 mm
Stichtechnik: 1,5 cun senkrecht einstechen
Nadelsensation: lokal sich ausbreitender Schmerz

Futu (Ma 32)

■ **Punktionsort:** betroffene Seite ■ **Gauge/Ø:** 30/0,32 mm ■ **Nadellänge:** 50 mm
Stichtechnik: 1,8 cun in Richtung des medialen Aspekts des Femur einstechen
Nadelsensation: lokal sich ausbreitender Schmerz

Yinlingquan (Mi 9)

■ **Punktionsort:** betroffene Seite ■ **Gauge/Ø:** 30/0,32 mm ■ **Nadellänge:** 50 mm
Stichtechnik: 1,5 cun senkrecht in Richtung Fibula einstechen
Nadelsensation: lokal sich ausbreitender Schmerz

Heding (EX-LE 2)

■ **Punktionsort:** betroffene Seite ■ **Gauge/Ø:** 30/0,32 mm ■ **Nadellänge:** 65 mm
Stichtechnik: 2,3 cun waagrecht nach oben in Richtung Ma 32 einstechen
Nadelsensation: lokal sich ausbreitender und/oder in die Inguinal-Region ausstrahlender Schmerz

Sanyinjiao (Mi 6)

■ **Punktionsort:** betroffene Seite ■ **Gauge/Ø:** 30/0,32 mm ■ **Nadellänge:** 50 mm
Stichtechnik: 1,0–1,5 cun in Richtung *Xuanzhong* (Gb 39) einstechen
Nadelsensation: lokal sich ausbreitender Schmerz

Verfahren

- Patient in Rückenlage
- Nadelung der Akupunkturpunkte für 40 min; während dieser Zeit Anwendung von Elektroakupunktur
- nach Entfernen der Nadeln sofortige einminütige Schröpftherapie
- Akupunkturanwendung einmal täglich an 10 aufeinander folgenden Tagen (1 Behandlungszyklus)
- bei Bedarf erneute Behandlung nach 5 Tagen

Anmerkungen

Diese Störung tritt sekundär bei vielen anderen Erkrankungen auf. Die Elektroakupunktur wird während der Behandlung der Primärerkrankung angewendet. Die therapeutischen Wirkungen der Akupunkturbehandlung sind im Frühstadium, bei nicht signifikanter Muskelatrophie, im Allgemeinen relativ gut. Bei Muskelatrophie ist eine längere Behandlungsdauer notwendig, damit eine Wirkung erzielt werden kann. Das Ausmaß einer Heilung ist abhängig vom Grad der Besserung der zugrundeliegenden Ursache.

45 Polyneuropathie

Dabei handelt es sich um eine Gruppe von peripheren Nervenerkrankungen, die durch einen gleichzeitigen, in der Regel symmetrischen Befall charakterisiert sind, der in den distalen Bereichen der Extremitäten stärker ausgeprägt ist als an den proximalen. Die Gründe sind vielfältig; dazu zählen Ernährungs- und Stoffwechselstörungen, Vergiftungen durch Schwermetalle oder Industriechemikalien sowie eine postinfektiöse Polyneuritis.

Es gibt keine spezifischen pathologischen Veränderungen bei dieser Erkrankung. Man findet hauptsächlich eine nicht-entzündliche Degeneration, die aus einer segmentalen Demyelinisierung und einer Axondegeneration besteht; dabei schreitet die Krankheit von einem anfänglichen Ödem der Myelinscheiden aus so weit fort, bis das Axon zerstört ist.

Klinik

- symmetrische sensible, motorische und vegetative Störungen, die in den distalen Bereichen der Extremitäten besonders signifikant sind und von denen die unteren Extremitäten stärker betroffen sind als die oberen
- Bei Sensibilitätsstörungen treten zu Anfang ein brennendes Gefühl, Schmerz und Par- oder Hyperästhesien auf; anschließend ist die Fähigkeit, Schmerz, Temperatur, Berührung, Vibration und die Lage von Gelenken wahrzunehmen, reduziert.
- Zu den motorischen Störungen gehören Muskelschwäche, unterschiedlich starke Lähmungserscheinungen, Hypotonie der Muskulatur, Muskelatrophie, verminderte oder fehlende Sehnenreflexe.
- Die vegetativen Störungen umfassen Atrophie und Druckschmerzhaftigkeit der Haut, Hyperkeratose, verstärkte Schweißsekretion, Flush, Zyanose sowie eine Abnahme der Hauttemperatur in den distalen Bereichen der Extremitäten.
- In leichten Fällen sind nur die distalen Bereiche der Extremitäten taub oder schmerzen, ohne dass es zu einer Anästhesie oder motorischen Beeinträchtigung kommt.

Behandlung

Akupunkturpunkte und -techniken

Waiguan (SJ 5)

■ **Punktionsort:** beidseitig ■ **Gauge/Ø:** 30/0,32 mm ■ **Nadellänge:** 40 mm

Stichtechnik:

- 1,2 cun senkrecht in Richtung *Neiguan* (Pe 6) einstechen
- Cave: N. medianus

Nadelsensation: lokal sich ausbreitender und/oder in den Handrücken und Mittelfinger ausstrahlender Schmerz

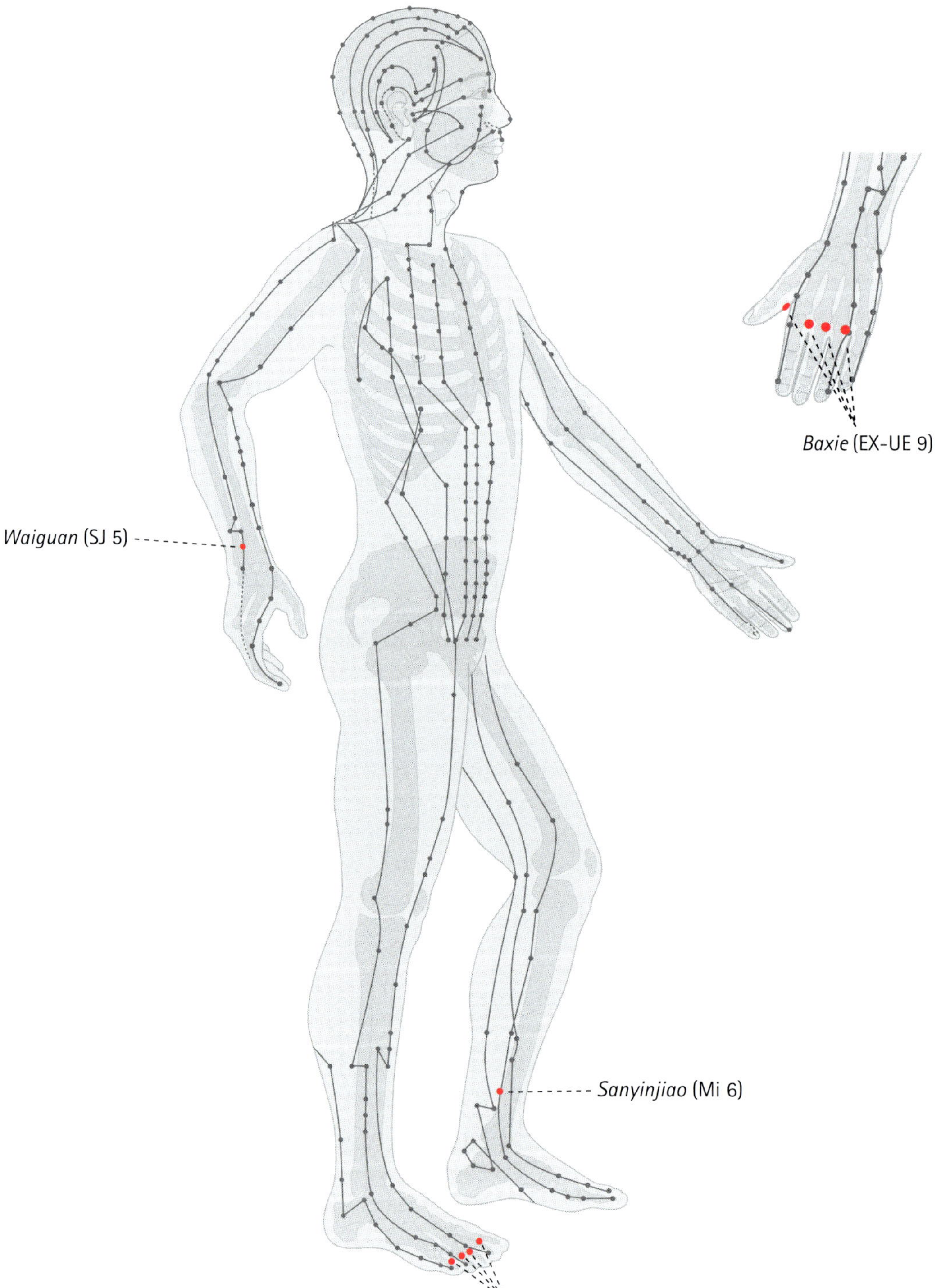
Baxie (EX-UE 9)
Waiguan (SJ 5)
Sanyinjiao (Mi 6)
Bafeng (EX-LE 10)

Baxie (EX-UE 9)

■ **Punktionsort:** beidseitig, alle 8 Punkte ■ **Gauge/Ø:** 30/0,32 mm ■ **Nadellänge:** 40 mm
Stichtechnik: 0,5–1,0 cun schräg nach oben (in einem Winkel von 45°) entlang der Zwischenräume der Mittelhandknochen einstechen
Nadelsensation: lokal sich ausbreitender Schmerz

Sanyinjiao (Mi 6)

■ **Punktionsort:** beidseitig ■ **Gauge/Ø:** 30/0,32 mm ■ **Nadellänge:** 50 mm
Stichtechnik: 1,0–1,5 cun in Richtung *Xuanzhong* (Gb 39) einstechen
Nadelsensation: lokal sich ausbreitender Schmerz

Bafeng (EX-LE 10)

■ **Punktionsort:** beidseitig, alle 8 Punkte ■ **Gauge/Ø:** 30/0,32 mm ■ **Nadellänge:** 40 mm
Stichtechnik: 0,5–1,0 cun schräg (in einem Winkel von 45°) einstechen
Nadelsensation: lokal sich ausbreitender Schmerz

Verfahren

- Patient in sitzender Position
- Nadelung der Akupunkturpunkte für 40 min; während dieser Zeit einmalige Nadelstimulation durch Drehen
- Akupunkturanwendung einmal täglich an 10 aufeinander folgenden Tagen (1 Behandlungszyklus)
- bei Bedarf erneute Behandlung nach 5 Tagen

Anmerkungen

Die Prognose der Polyneuropathie ist gut. Wenn die Situation stabil ist (ohne Fieber), kann die Akupunktur im Allgemeinen mit relativ guter therapeutischer Wirkung angewendet werden. Klinische Erfahrungen haben gezeigt, dass die Akupunktur nicht bei einer Körpertemperatur über 38 °C verabreicht werden sollte. Diese Therapie kann den Krankheitsverlauf verkürzen und die allgemeine Widerstandskraft erhöhen. In hartnäckigen Fällen ist es möglich, die Anzahl der lokalen Akupunkturpunkte zu steigern. Die zusätzlich angewendeten Punkte sind abhängig vom Zustand des Patienten; z. B. bei Schwierigkeiten, den Daumen zu strecken, sollte *Shousanli* (Di 10) hinzugefügt werden, bei deutlicher Spitzfußstellung *Zusanli* (Ma 36) und *Yanglingquan* (Gb 34). Bei Muskelatrophie kann Elektroakupunktur verabreicht werden, auch wenn sich die Behandlungsdauer verlängert.

I II III IV

IV Andere Erkrankungen

46 Kopfschmerz nach Lumbalpunktion

Der Kopfschmerz nach einer Lumbalpunktion rührt daher, dass während oder nach dem Eingriff Liquor cerebrospinalis austritt.

Klinik

- Der Schmerz beginnt 24–48 Stunden nach dem Eingriff oder später.
- In der Regel sitzt der Schmerz im Hinterhaupt; es können aber auch Nacken oder Schläfenregion betroffen sein.
- Beim Sitzen oder Stehen oder wenn Druck auf die V. jugularis interna ausgeübt wird, nimmt der Schmerz zu.
- Bei manchen Patienten kann es zu Übelkeit, Erbrechen, Schwindel oder Sehstörungen kommen.

Behandlung

Akupunkturpunkte und -techniken

Taiyang (EX-HN 5)

■ **Punktionsort:** beidseitig ■ **Gauge/Ø:** 30/0,32 mm ■ **Nadellänge:** 50 mm
Stichtechnik: 1,0–1,5 cun waagrecht nach hinten in Richtung *Shuaigu* (Gb 8) einstechen
Nadelsensation: sich ausbreitender Schmerz in der Temporal-Region

Fengchi (Gb 20)

■ **Punktionsort:** beidseitig ■ **Gauge/Ø:** 30/0,32 mm ■ **Nadellänge:** 50 mm
Stichtechnik:
- einstechen
- 1,0–1,3 cun in Richtung Wirbelkanal schieben
- da die Haut an dieser Stelle dick ist, sollte der Einstich schnell erfolgen und dann langsam in die gewünschte Tiefe geschoben werden (um ein Verbiegen der Nadel zu vermeiden)

Nadelsensation: sich ausbreitender Schmerz im Nacken mit Ausstrahlung zum Hinterkopf

Verfahren

- Patient in halbliegender Position
- Nadelung der Akupunkturpunkte für 40 min; während dieser Zeit einmalige Nadelstimulation durch Drehen
- Akupunkturanwendung einmal täglich für höchstens 3 Sitzungen (s.u.)

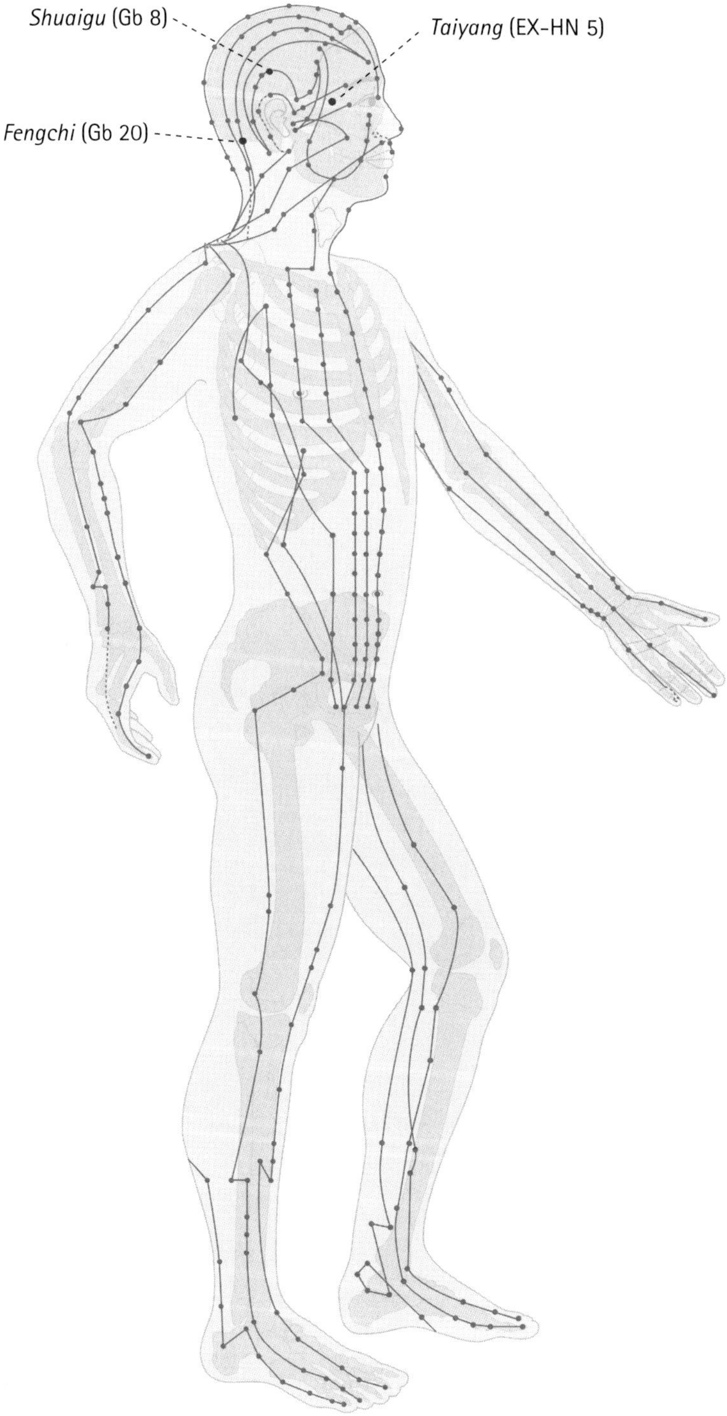
Shuaigu (Gb 8)
Taiyang (EX-HN 5)
Fengchi (Gb 20)

Anmerkungen

In den meisten Fällen kann der Schmerz nach 3 Akupunktursitzungen beseitigt werden. Manchmal sind die therapeutischen Wirkungen jedoch nicht gut. In diesem Fall kann man eine einmalige extradurale Corticosteroidinjektion in Betracht ziehen. Da die Injektionstherapie invasiv ist und eine extrem geschickte Platzierung voraussetzt, ist sie nur bei Fehlschlagen einer Akupunktur nach 3 Sitzungen indiziert.

47 Cervicalsyndrom infolge Kompression der A. vertebralis

I

Dieses Kompressionssyndrom wird durch eine Einengung der Foramina transversaria oberhalb des sechsten Halswirbels verursacht, durch die die A. vertebralis komprimiert wird.

Klinik

- Von oberhalb des 6. Halswirbels ausstrahlender Schmerz und plötzlich einsetzender Lageschwindel, wenn der Kopf um 30°–45° in eine oder beide Richtungen gedreht wird, je nachdem, ob die Knochenverengung ein- oder beidseitig ist.
- Zu den wichtigsten Anfangssymptomen gehören Schlafstörungen, sich im Nacken ausbreitender Schmerz, Unaufmerksamkeit sowie Reizbarkeit.
- Im weiteren Verlauf der Erkrankung breitet sich der Schmerz bis in die Augenhöhle aus, es kommt zu Sehstörungen, Tinnitus, Kopfschmerzen, unerträglichem Schwindel bei Bewegung des Kopfes, Übelkeit und Erbrechen.
- Bei der körperlichen Untersuchung fällt unter Umständen eine Druckschmerzhaftigkeit oberhalb oder unterhalb der *Fengchi*-Region (Gb 20) auf.
- Im Röntgenbild kann eine Osteophytenbildung oder eine Verschmälerung des Zwischenwirbelraums zu erkennen sein, die manchmal mit einer Calcifikation der Ligamente einhergeht.

II

III

Behandlung

Akupunkturpunkte und -techniken

Fengchi (Gb 20)

■ **Punktionsort:** beidseitig ■ **Gauge/Ø:** 30/0,32 mm ■ **Nadellänge:** 50 mm

Stichtechnik:

- einstechen
- 1,0–1,3 cun in Richtung Wirbelkanal schieben
- da die Haut an dieser Stelle dick ist, sollte der Einstich schnell erfolgen und dann langsam in die gewünschte Tiefe geschoben werden (um ein Verbiegen der Nadel zu vermeiden)

Nadelsensation: sich ausbreitender Schmerz im Nacken mit Ausstrahlung zum Hinterkopf

IV

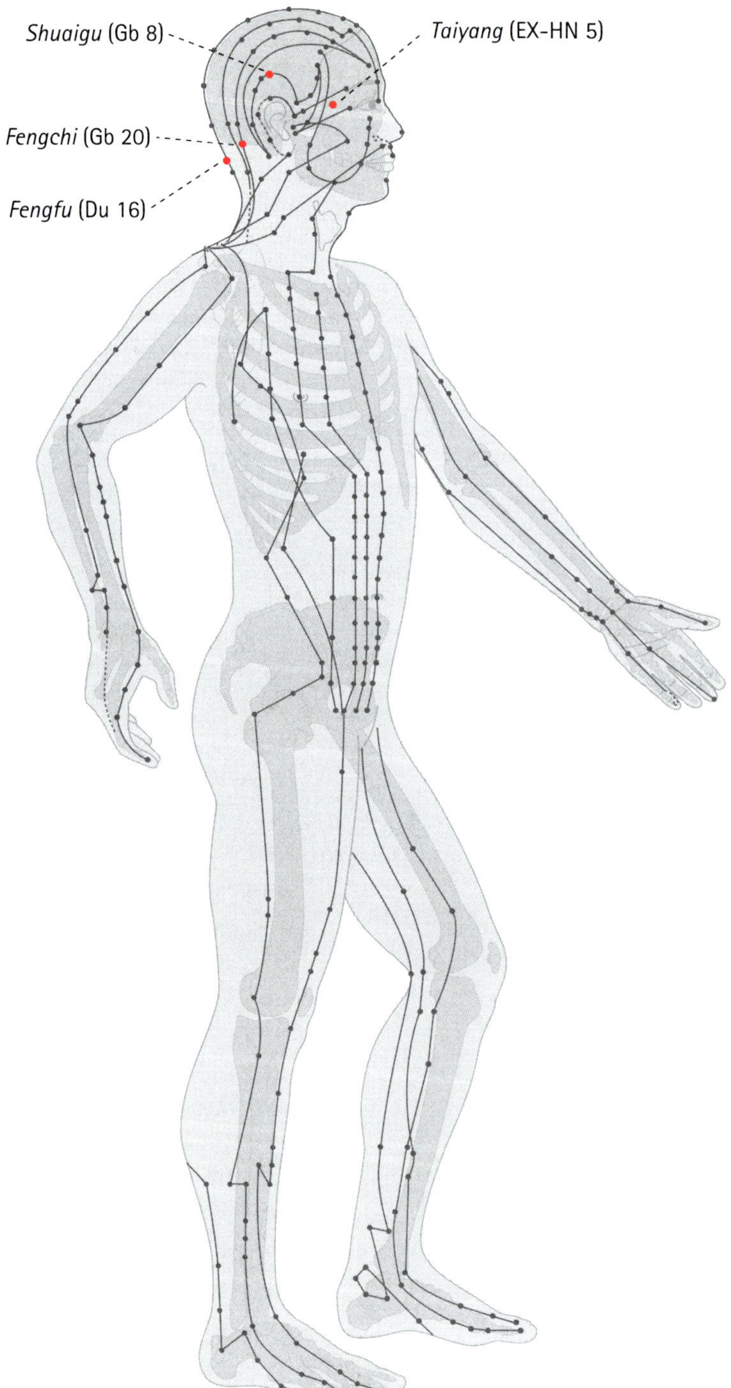
Shuaigu (Gb 8)
Taiyang (EX-HN 5)
Fengchi (Gb 20)
Fengfu (Du 16)

Fengfu (Du 16)

■ **Punktionsort:** median ■ **Gauge/Ø:** 30/0,32 mm ■ **Nadellänge:** 25 mm
Stichtechnik: 0,5–0,8 cun in Richtung des Foramen magnum senkrecht einstechen
Nadelsensation: sich ausbreitender Schmerz in den Hinterkopf

Taiyang (EX-HN 5)

■ **Punktionsort:** beidseitig ■ **Gauge/Ø:** 30/0,32 mm ■ **Nadellänge:** 50 mm
Stichtechnik: 1,0–1,5 cun waagrecht nach hinten in Richtung *Shuaigu* (Gb 8) einstechen
Nadelsensation: sich ausbreitender Schmerz in der Temporal-Region

Shuaigu (Gb 8)

■ **Punktionsort:** beidseitig ■ **Gauge/Ø:** 30/0,32 mm ■ **Nadellänge:** 40 mm
Stichtechnik: 1,3 cun waagrecht nach hinten einstechen
Nadelsensation: sich ausbreitender Schmerz in der Temporal-Region

Verfahren

- Patient in sitzender Position
- Nadelung der Akupunkturpunkte für 40 min; während dieser Zeit einmalige Nadelstimulation durch geringfügiges Drehen
- Akupunkturanwendung einmal täglich an 6 aufeinander folgenden Tagen (1 Behandlungszyklus)
- bei Bedarf erneute Behandlung nach 3 Tagen

Anmerkungen

Die Akupunktur ist bei der Behandlung dieser Erkrankung sehr wirksam. Symptome wie Schwindel, ausgeprägter Kopf- und Orbitaschmerz können grundsätzlich nach 3–5 Behandlungssitzungen gelindert werden. In schweren Fällen können die Symptome nach 10 Sitzungen abgeschwächt werden, hier kommt es aber in der Regel zu Rückfällen. Deshalb sollte der Patient nach der Behandlung Kälteeinwirkung im Bereich des Nackens vermeiden, das Kopfkissen häufig aufschütteln und regelmäßig Nackenübungen durchführen, um die Funktion der Cervicalmuskulatur zu stärken. Die Übung sollte folgendermaßen ausgeführt werden: den Kopf vollständig bis zur Brust beugen, danach den Nacken überstrecken, darauf folgend den Hals von der einen Seite zur anderen beugen, indem man versucht, das Ohr der Schulter anzunähern; schließlich sollte der Kopf in möglichst weiten Kreisen bewegt werden. Diese Übung sollte so häufig wie möglich wiederholt werden, weil dadurch die Rückfallquote vermindert werden kann. Jeder Rückfall sollte sofort behandelt werden, um schnelle Erholung zu ermöglichen.

48 Cervicales Wurzelsyndrom

Ein cervicales Wurzelsyndrom entsteht durch Druck auf die Wurzeln der Spinalnerven infolge eines chronisch fortschreitenden degenerativen Bandscheibenschadens im Halswirbelbereich mit Bandscheibenvorfall, sekundärer Calcifikation und eventuell damit verbundener Bildung von Osteophyten (Spondylosis deformans).

Klinik

- Kommt bei beiden Geschlechtern ab dem 35. Lebensjahr vor; tritt in der Regel einseitig auf.
- Erste Krankheitszeichen sind Nackenschmerzen, eine Einschränkung der Kopfbewegung oder occipitaler Kopfschmerz.
- Schmerzen im Ausbreitungsgebiet der betroffenen Nervenwurzeln, bei einigen Patienten auch Sensibilitätsstörungen in Arm und Schultern
- eventuell ein Gefühl von Kraftlosigkeit in den Armen
- Der Schmerz wird stärker, wenn sich der allgemeine Gesundheitszustand des Patienten verschlechtert (zum Beispiel bei Fieber aufgrund einer Erkältung oder Entzündung) oder sich ein entzündliches Ödem in dem betroffenen Teil der Halswirbel gebildet hat.
- Im fortgeschrittenen Stadium zählen eine Abnahme der Muskelkraft, abgeschwächte Sehnenreflexe sowie eine verminderte Hautsensibilität zu den Symptomen.
- Im Röntgenbild erkennt man unter Umständen die Bildung von Osteophyten oder eine Verschmälerung des Zwischenwirbelraums, manchmal mit einer Calcifikation der Ligamente.

Behandlung

Akupunkturpunkte und -techniken

Tianrong (Dü 17)

■ **Punktionsort:** betroffene Seite ■ **Gauge/Ø:** 32/0,28 mm ■ **Nadellänge:** 50 mm
Stichtechnik:
- unter die Haut einstechen
- die Nadel langsam 1,6 cun in Richtung des Proc. transversus des HWK 6 schieben

Nadelsensation: ausstrahlender Schmerz in die Schulter, den Arm und die Hand wie ein elektrisierendes Gefühl

Jianzhen (Dü 9)

■ **Punktionsort:** betroffene Seite ■ **Gauge/Ø:** 30/0,32 mm ■ **Nadellänge:** 50 mm
Stichtechnik: 1,0–1,5 cun senkrecht in Richtung des unteren Teiles des Schultergelenks einstechen
Nadelsensation: lokal sich ausbreitender Schmerz

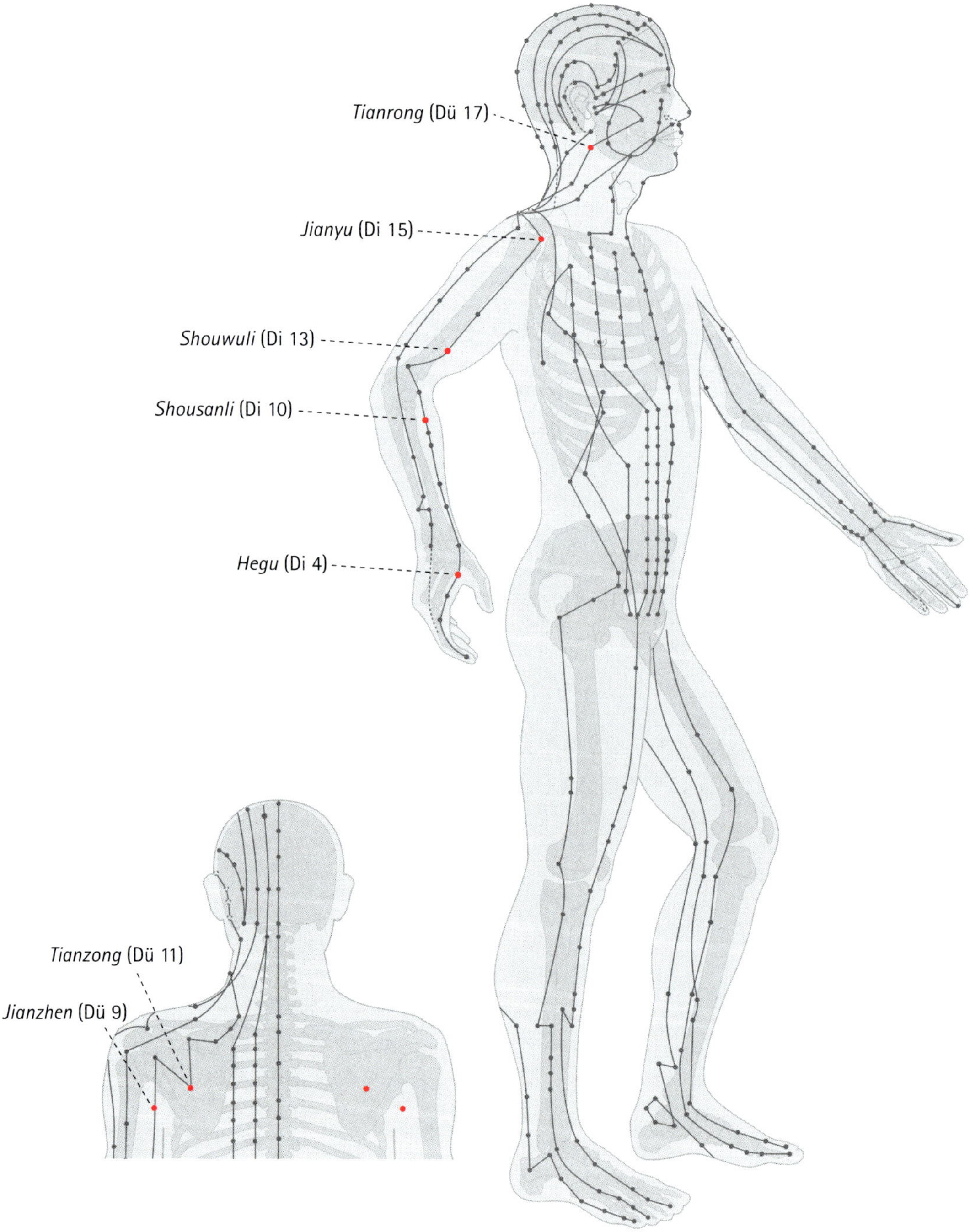

Tianrong (Dü 17)
Jianyu (Di 15)
Shouwuli (Di 13)
Shousanli (Di 10)
Hegu (Di 4)
Tianzong (Dü 11)
Jianzhen (Dü 9)

Tianzong (Dü 11)

■ **Punktionsort:** betroffene Seite ■ **Gauge/Ø:** 30/0,32 mm ■ **Nadellänge:** 50 mm
Stichtechnik: 1,5 cun leicht schräg nach unten (in einem Winkel von 45°) einstechen
Nadelsensation: lokal sich ausbreitender oder in den oberen Ellbogen entlang der Mittellinie des Arms ausstrahlender Schmerz

I

Jianyu (Di 15)

■ **Punktionsort:** betroffene Seite ■ **Gauge/Ø:** 30/0,32 mm ■ **Nadellänge:** 50 mm
Stichtechnik:
- leicht schräg (in einem Winkel von 15°) einstechen
- 1,8 cun in Richtung Ellbogen schieben

Nadelsensation: sich ausbreitender Schmerz in der Schulter und/oder in den oberen Ellbogen entlang der Mittellinie des Arms ausstrahlend

Shouwuli (Di 13)

II

■ **Punktionsort:** betroffene Seite ■ **Gauge/Ø:** 30/0,32 mm ■ **Nadellänge:** 50 mm
Stichtechnik:
- 1,0–1,5 cun senkrecht entlang der Kante des Humerus einstechen
- Cave: N. radialis

Nadelsensation: lokal sich ausbreitender Schmerz und/oder ein in Richtung Handgelenk ausstrahlendes Gefühl

Shousanli (Di 10)

■ **Punktionsort:** betroffene Seite ■ **Gauge/Ø:** 30/0,32 mm ■ **Nadellänge:** 50 mm
Stichtechnik: 1,5 cun senkrecht einstechen
Nadelsensation: lokal sich ausbreitender Schmerz

III

Hegu (Di 4)

■ **Punktionsort:** betroffene Seite ■ **Gauge/Ø:** 30/0,32 mm ■ **Nadellänge:** 50 mm
Stichtechnik: 1,0–1,5 cun in Richtung *Houxie* (Dü 3) einstechen
Nadelsensation: lokal sich ausbreitender Schmerz in der Hand

Verfahren

- Patient in sitzender Position
- Nadelung der Akupunkturpunkte für 40 min; während dieser Zeit einmalige gleichmäßig stützende und ableitende Nadelstimulation durch Drehen
- nach Entfernen der Nadeln sofortige einminütige Schröpftherapie
- Akupunkturanwendung einmal täglich an 10 aufeinander folgenden Tagen (1 Behandlungszyklus)
- bei Bedarf erneute Behandlung nach 5 Tagen

IV

Anmerkungen

Das cervicale Wurzelsyndrom kann in der Regel wirksam mit dieser Therapie behandelt werden, wenn die Akupunkturpunkte sorgfältig lokalisiert werden und das Verfahren genau befolgt wird. Die meisten Fälle mit nächtlicher Verschlechterung können nach 3 Behandlungen effektiv gelindert werden. Nach 10 Sitzungen (1 Behandlungszyklus) sollte die Schmerzentwicklung unter Kontrolle sein und der Schulter-, Arm- und Handschmerz sich allmählich gebessert haben. Das Taubheitsgefühl in der Hand benötigt in der Regel einen längeren Behandlungszyklus, sollte aber ebenso ein zufriedenstellendes Ergebnis erreichen. Bei der Behandlung hartnäckiger Fälle längerer Dauer kann die Akupunktur zusammen mit anderen Behandlungsverfahren angewendet werden, wie z. B. Traktionsbehandlung oder externe Anwendung von Kräutern, beispielsweise *San Sheng San* (Drei Weise Pulver) mit *San Leng* (Rhizoma Sparganii Stoloniferi) und *E Zhu* (Rhizoma Curcumae), die Schmerz lindernd wirken und gemäß der TCM-Theorie die Blut-Stase beseitigen.

49 Cervicalsyndrom mit Beteiligung des Truncus sympathicus

Diese komplizierte, nicht vorhersehbare Form des Cervicalsyndroms entsteht hauptsächlich infolge eines Drucks oder einer Reizung sympathischer Nervenfasern aufgrund einer Zerrung, eines Traumas oder einer Hyperplasie. Sie kann zu einer Reihe von Symptomen führen, die für eine Hyper- oder Hypofunktion der sympathischen Fasern sprechen, und tritt in der Regel in Verbindung mit anderen Formen des Cervicalsyndroms auf.

Klinik

- Vertigo (unabhängig von der Kopfposition), eine Schwere des Kopfes, Migräne, occipitale oder cervicale Schmerzen
- in die Augenhöhle der betroffenen Seite ausstrahlender Schmerz, Abnahme der Sehschärfe, Ptosis, Photophobie, Tränensekretion
- Gleichgültigkeit, Müdigkeit, faziale Gefäßdilatation auf der betroffenen Seite
- Bei manchen Patienten kommt es zu Präkordialangst oder -schmerz, Herzklopfen, Erhöhung des Blutdrucks, Tinnitus.
- Einige Patienten leiden unter Nausea, Fremdkörpergefühl in der Nase, Schlaflosigkeit, kalten Extremitäten, Obstipation und Amenorrhö.
- Das Röntgenbild zeigt eine Degeneration der Halswirbel oder Osteophytenbildung an den Facettengelenken der Halswirbel sowie eine Calcifikation der Ligamente.

Behandlung

Akupunkturpunkte und -techniken

Fengchi (Gb 20)

■ **Punktionsort:** beidseitig ■ **Gauge/Ø:** 30/0,32 mm ■ **Nadellänge:** 50 mm

Stichtechnik:

- einstechen
- 1,0–1,3 cun in Richtung Wirbelkanal schieben
- da die Haut an dieser Stelle dick ist, sollte der Einstich schnell erfolgen und dann langsam in die gewünschte Tiefe geschoben werden (um ein Verbiegen der Nadel zu vermeiden)

Nadelsensation: sich ausbreitender Schmerz im Nacken mit Ausstrahlung zum Hinterkopf

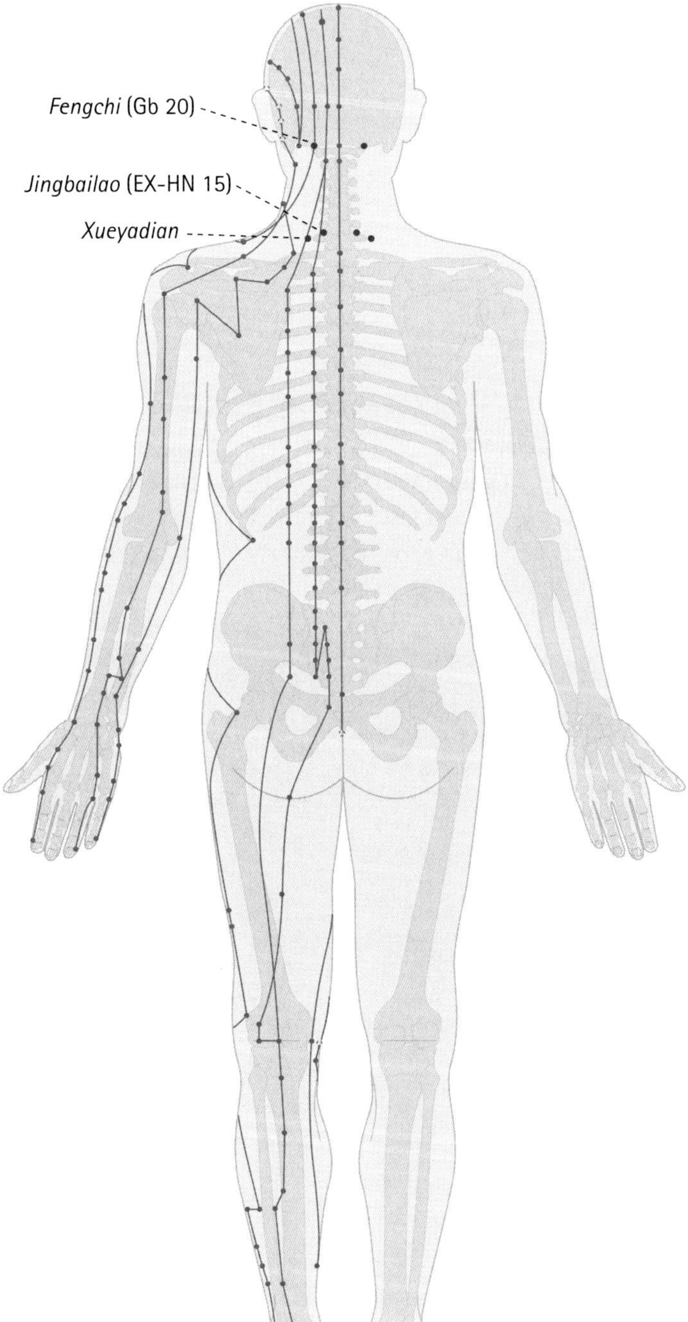
Fengchi (Gb 20)
Jingbailao (EX-HN 15)
Xueyadian

Jingbailao (EX-HN 15)

■ **Punktionsort:** beidseitig ■ **Gauge/Ø:** 28/0,38 mm ■ **Nadellänge:** 40 mm
Stichtechnik: 1,0 cun in Richtung Spinalkanal einstechen
Nadelsensation: sich ausbreitender Schmerz oder elektrisierendes Gefühl entlang dem ipsilateralen Vorderarm und der Hand ausstrahlend

Xueyadian

Blutdruck-Punkt, 2 cun lateral des Mittelpunkts zwischen HWK 6 und 7
■ **Punktionsort:** beidseitig ■ **Gauge/Ø:** 30/0,32 mm ■ **Nadellänge:** 50 mm
Stichtechnik: 1,6 cun in Richtung Spinalkanal einstechen
Nadelsensation: regional sich ausbreitender oder auf die Seite des Th 3 ausstrahlender Schmerz

Verfahren

- Patient in sitzender Position
- Nadelung der Akupunkturpunkte für 40 min; während dieser Zeit einmalige Nadelstimulation durch Drehen
- nach Entfernen der Nadeln einminütige Schröpftherapie
- Akupunkturanwendung einmal täglich an 10 aufeinander folgenden Tagen (1 Behandlungszyklus)
- bei Bedarf erneute Behandlung nach 5 Tagen

Anmerkungen

Die klinischen Erscheinungsformen dieser Spondylopathie sind mannigfaltig, aber im Allgemeinen erzielt die Akupunktur zufriedenstellende Ergebnisse. Wenn zusätzlich Symptome anderer Arten der Spondylopathie vorliegen, kann die Behandlung gemäß den für diese Formen gewählten Akupunkturpunkten erfolgen.

50 Funikuläres Cervicalsyndrom

Diese Form des Cervicalsyndroms entsteht durch Druck auf das Rückenmark aufgrund einer Einengung des Wirbelkanals durch Osteophyten des Wirbelkörpers, eines Bandscheibenvorfalls, einer Verschmälerung des Zwischenwirbelraums oder einer Verkalkung des Ligamentum longitudinale posterius.

Klinik

- in die oberen Gliedmaßen ausstrahlender Schmerz, Bewegungseinschränkung und Instabilität oder leichtes Zittern des gesamten Körpers bei Bewegungen oder beim Gehen
- Eine bereits im Anfangsstadium einsetzende adäquate Behandlung verhindert, dass sich die Symptome auch auf die unteren Gliedmaßen ausbreiten.
- In schweren Fällen bricht die Erkrankung rasch aus und erreicht in der Regel innerhalb von einer Woche ihren Höhepunkt.
- Der Patient kann den Kopf nicht bewegen; schon die leiseste Bewegung führt in den oberen und unteren Extremitäten zu heftigen Schmerzen.
- Die Folgen sind Nackensteifigkeit, ein in die Gliedmaßen ausstrahlender Schmerz und eine Beeinträchtigung der Motorik.
- Auf dem Röntgenbild erkennt man die Verschmälerung des Zwischenwirbelraums und die Bildung von Osteophyten, manchmal in Verbindung mit einer Calcifikation der Ligamente.
- Bei der Kernspintomographie zeigt sich ein Bandscheibenvorfall.

Behandlung

Körperakupunktur: Punkte und Techniken

Fengchi (Gb 20)

■ **Punktionsort:** beidseitig ■ **Gauge/Ø:** 30/0,32 mm ■ **Nadellänge:** 50 mm

Stichtechnik:

- einstechen
- 1,0 – 1,3 cun in Richtung Wirbelkanal schieben
- da die Haut an dieser Stelle dick ist, sollte der Einstich schnell erfolgen und dann langsam in die gewünschte Tiefe geschoben werden (um ein Verbiegen der Nadel zu vermeiden)

Nadelsensation: sich ausbreitender Schmerz im Nacken mit Ausstrahlung zum Hinterkopf

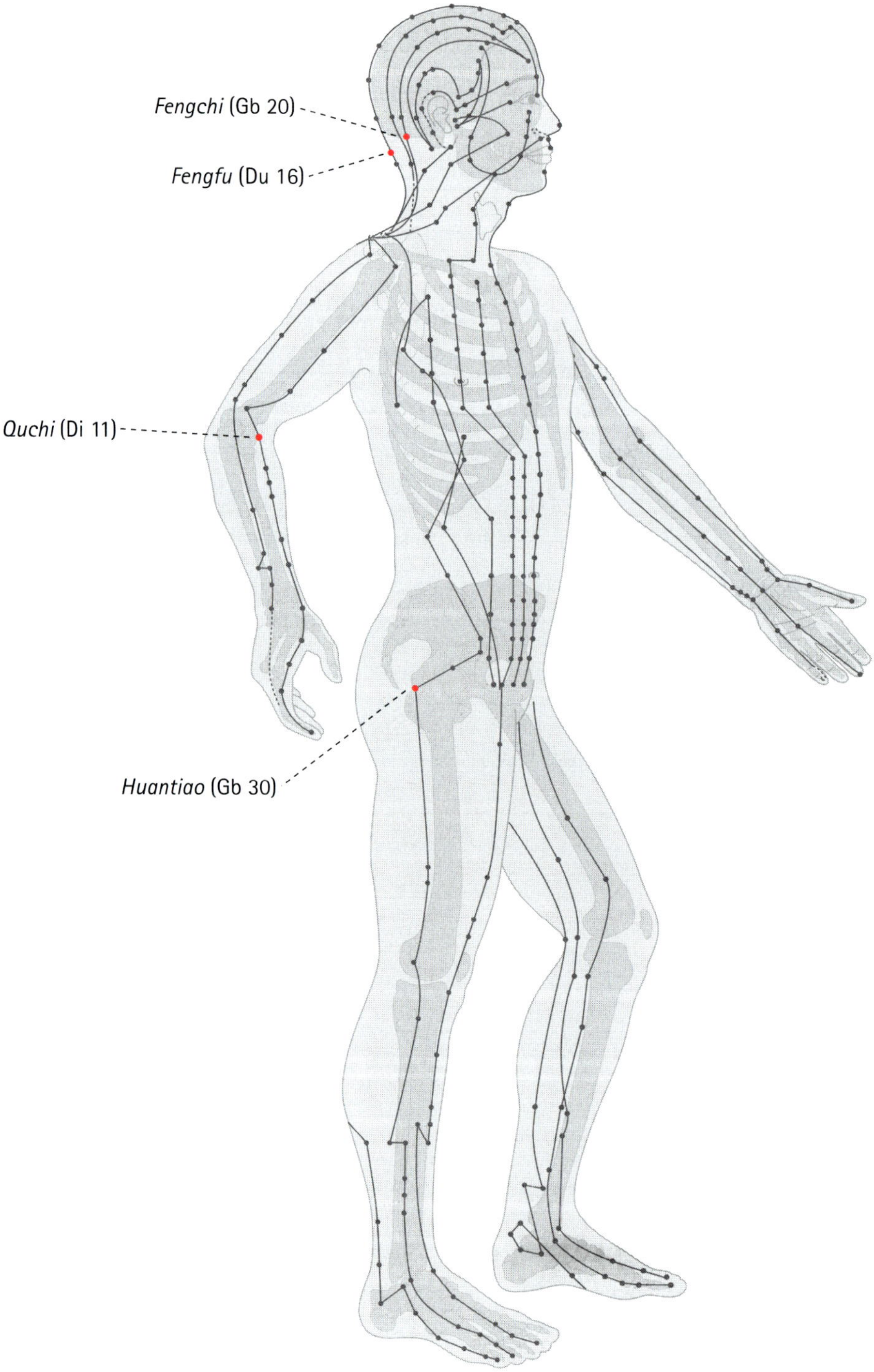
Fengchi (Gb 20)
Fengfu (Du 16)
Quchi (Di 11)
Huantiao (Gb 30)

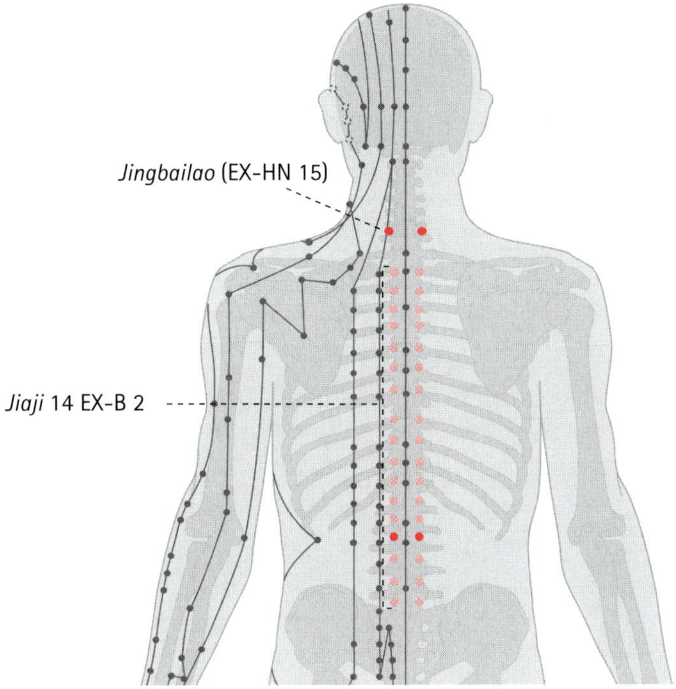

Jingbailao (EX-HN 15)
Jiaji 14 EX-B 2

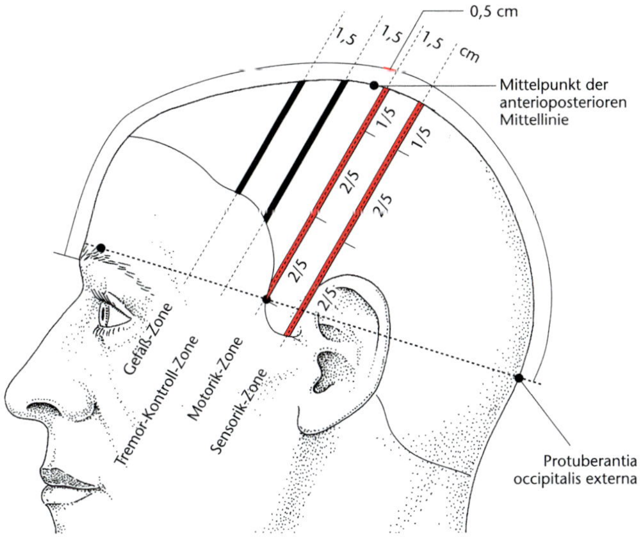

0,5 cm
1,5
1,5
1,5
cm
Mittelpunkt der anterioposterioren Mittellinie
1/5
1/5
2/5
2/5
2/5
2/5
Gefäß-Zone
Tremor-Kontroll-Zone
Motorik-Zone
Sensorik-Zone
Protuberantia occipitalis externa

Fengfu (Du 16)

■ **Punktionsort:** median ■ **Gauge/Ø:** 30/0,32 mm ■ **Nadellänge:** 25 mm
Stichtechnik: 0,5–0,8 cun in Richtung des Foramen magnum senkrecht einstechen
Nadelsensation: sich ausbreitender Schmerz in den Hinterkopf

Jingbailao (EX-HN 15)

■ **Punktionsort:** beidseitig ■ **Gauge/Ø:** 20/0,38 mm ■ **Nadellänge:** 40 mm
Stichtechnik: 1,0 cun in Richtung Spinalkanal einstechen
Nadelsensation: sich ausbreitender Schmerz oder elektrisierendes Gefühl entlang dem ipsilateralen Vorderarm und der Hand ausstrahlend

Quchi (Di 11)

■ **Punktionsort:** beidseitig ■ **Gauge/Ø:** 30/0,32 mm ■ **Nadellänge:** 50 mm
Stichtechnik:

- waagrecht einstechen
- 1,2–1,5 cun subcutan in Richtung *Shaohai* (He 3)

Nadelsensation: lokal sich ausbreitender Schmerz

Jiaji 14 (EX-B 2)

■ **Punktionsort:** beidseitig ■ **Gauge/Ø:** 30/0,32 mm (bei adipösen Patienten: 28/0,38 mm)
■ **Nadellänge:** 25 mm (bei adipösen Patienten: 40 mm)
Stichtechnik: 0,5 cun (bei adipösen Patienten 0,8 cun) in Richtung der Mm. intertransversarii des LWK 2 und 3 einstechen
Nadelsensation: sich ausbreitender oder in das Gesäß und die unteren Gliedmaßen ausstrahlender Schmerz

Huantiao (Gb 30)

■ **Punktionsort:** beidseitig ■ **Gauge/Ø:** 28/0,38 mm ■ **Nadellänge:** 125 mm
Stichtechnik:

- 3,0–3,5 cun in Richtung des M. piriformis in das Foramen ischiadicum majus einstechen
- Cave: N. ischiadicus

Nadelsensation: lokal sich ausbreitender Schmerz oder elektrisierendes Gefühl in die ipsilateralen unteren Gliedmaßen ausstrahlend

Schädelakupunktur: Punkte und Techniken

Motorik-Zone

s. S. 263

Sensorik-Zone

s. S. 263
■ **Punktionsort:** nichtbetroffene Seite (4 Nadeln) ■ **Gauge/Ø:** 30/0,32 mm
■ **Nadellänge:** 40 mm

Stichtechnik: Relay-Punktion wird nach einer sorgfältigen Auswahl der Akupunkturpunkte durchgeführt. Die Anzahl der Zonen, die behandelt werden, hängt von den befallenen Regionen ab, wie oben beschrieben. Nach der routinemäßigen Desinfektion des betroffenen Areals die geeigneten Nadeln (s.o.) nacheinander in die Kopfhaut in einem Winkel von 30° zur Haut einstechen (eine für jede Zone, ausgewählt in Übereinstimmung mit den betroffenen Regionen). Die Nadeln sollten in das subcutane Gewebe geschoben werden unter die Galea aponeurotica und 0,5–1,3 cun waagrecht entlang dem Cranium bewegt werden.
Nadelsensation: lokal sich ausbreitender und stechender Schmerz
Punktauswahl: Vier Akupunkturpunkte im oberen 1/5 und in den angrenzenden 2/5 des motorischen und sensorischen Areals

Verfahren

- Patient in Bauchlage
- bei Befall eines Arms Nadelung von Di 11 der betroffenen Seite
- bei Befall beider Arme Nadelung von Di 11 an beiden Seiten
- bei Befall von Arm und Bein einer Seite Nadelung von Di 11 und Gb 30 der betroffenen Seite und geeignete Punkte der contralateralen motorischen und sensiblen Bereiche (s. Kap. 19)
- bei Befall aller Extremitäten Nadelung aller Punkte
- zur Behandlung der Muskelatrophie Elektroakupunkturanwendung an allen Punkten, außer den Schädelakupunkturpunkten
- Stimulation der Nadeln am Schädel alle 10 min
- Nadelstimulation alle 20 min an den Körperakupunkturpunkten, an denen die Elektroakupunktur nicht angewendet wird (wenn keine Muskelatrophie vorliegt)
- Nadeln für 40 min belassen
- nach Entfernen der Nadeln einminütige Schröpftherapie an den genadelten Körperpunkten
- Akupunkturanwendung einmal täglich an 10 aufeinander folgenden Tagen (1 Behandlungszyklus)

Anmerkungen

Bei der Behandlung des Schmerzes beim frühen funikulären Cervicalsyndrom erreicht die Akupunkturtherapie im Allgemeinen schnelle Erleichterung und zufriedenstellende Ergebnisse. Ist der heilende Effekt nach 30–60 Sitzungen nicht zufriedenstellend, kann eine chirurgische Dekompression notwendig sein. Nach der Operation kann die Akupunkturtherapie kombiniert werden mit Massage der oberen Extremität und Funktionsübungen, wie z. B. Gegenstände in die Hand nehmen, greifen, das Handgelenk und die Arme bewegen, um die Kraft der Finger, des Handgelenks und der Arme zu verbessern: die Kombination von Akupunktur, Massage und Übungen führt zu einem zufriedenstellenden Ergebnis.

51 Psychovegetatives Syndrom

Unter dieser Bezeichnung wird eine Reihe von Zuständen zusammengefasst, die bei emotionaler Belastung oder einem psychischen Trauma auftreten, ohne dass organische Ursachen dafür gefunden werden können. Obwohl die klinischen Merkmale höchst vielfältig sein können und in der Klassifikation der westlichen Medizin verschiedenen Krankheitsbildern zugeordnet werden, ist die Akupunkturbehandlung identisch.

Klinik

Es gibt 4 häufige Formen:

- Aerophagie: der allgemeine Gesundheitszustand des Patienten ist gut – bis auf ein wiederholtes Aufstoßen, so als wäre das Gefühl einer Magenblähung darauf zurückzuführen, dass sich dort Luft angesammelt hat. Nach dem Aufstoßen wird jedoch noch mehr Luft geschluckt, wodurch sich der Zustand noch verschlimmert.
- Nervöses Erbrechen: ist oft bei weiblichen Patienten zu beobachten, und zwar unmittelbar nach dem Essen. Die Patienten erbrechen kontinuierlich und mühelos kleine Mengen. Die Nahrungsaufnahme ist davon nicht beeinträchtigt. In der Regel können die Patienten die Mahlzeit unmittelbar nach dem Erbrechen fortsetzen und verlieren nicht an Körpergewicht.
- Anorexia nervosa: die wichtigsten Kennzeichen sind aktives Aufrechterhalten eines extrem niedrigen Gewichts, krankhafte Fixierung auf Körpergewicht und -form sowie bei Frauen nach der Pubertät Amenorrhö. In seltenen Fällen können auch Männer unter einer Anorexia nervosa leiden. Die Patienten sind extrem abgemagert und weisen gelegentlich Hungerödeme auf. Wenn eine detaillierte Anamnese erhoben wird, stößt man häufig auf einen prädisponierenden psychischen oder emotionalen Faktor. Die Patienten haben ein anomales Körperbild und tun alles Erdenkliche (einschließlich eines selbst induzierten Erbrechens), um ihr Gewicht zu reduzieren. Siehe die Anmerkungen für zusätzliche Vorsichtsmaßnahmen bei der Behandlung.
- Nervöse motorische Störung: bei leerem Magen treten aufgrund von Spasmen in der Pars cardiaca oder pylorica oder dem Corpus ventriculi häufig starke Schmerzen im Oberbauch auf; dies führt zu Schluckstörungen und ausstrahlenden Retrosternalschmerzen.

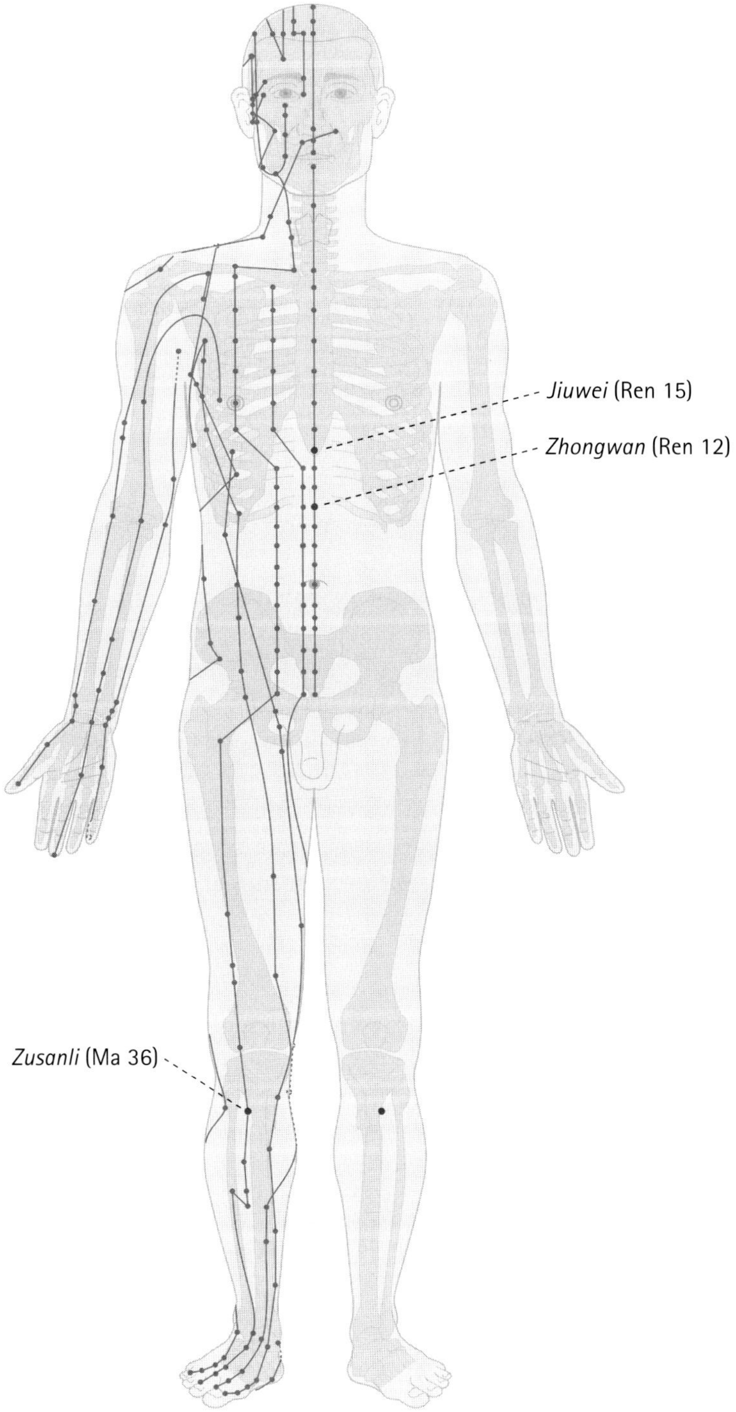
Jiuwei (Ren 15)
Zhongwan (Ren 12)
Zusanli (Ma 36)

Behandlung

Akupunkturpunkte und -techniken

Jiuwei (Ren 15)

■ **Punktionsort:** median ■ **Gauge/Ø:** 30/0,32 mm ■ **Nadellänge:** 40 mm
Stichtechnik:
- 1,0 cun nach unten in einem Winkel von 25° durch die Haut einstechen
- Cave: Peritonealhöhle

Nadelsensation: lokal sich ausbreitender Schmerz

Zhongwan (Ren 12)

■ **Punktionsort:** median ■ **Gauge/Ø:** 30/0,32 mm ■ **Nadellänge:** 40 mm
Stichtechnik:
- 1,0 cun senkrecht einstechen
- Cave: Peritoneum

Nadelsensation: lokal sich ausbreitender Schmerz

Zusanli (Ma 36)

■ **Punktionsort:** beidseitig ■ **Gauge/Ø:** 30/0,32 mm ■ **Nadellänge:** 50 mm
Stichtechnik: 1,2–1,5 cun senkrecht einstechen
Nadelsensation: lokal sich ausbreitender und/oder in den Fußrücken ausstrahlender Schmerz

Verfahren

- Patient in Rückenlage
- Nadelung der Akupunkturpunkte für 1 Stunde
- nach Entfernen der Nadeln sofortige einminütige Schröpftherapie
- Akupunkturanwendung einmal täglich an 6 aufeinander folgenden Tagen (1 Behandlungszyklus)
- bei Bedarf erneute Behandlung nach 3 Tagen

Anmerkungen

Die Akupunktur ist relativ effektiv bei der Behandlung dieser funktionellen Störungen, sofern keine anderen Magenerkrankungen vorliegen. Die therapeutische Wirkung kann noch gesteigert werden, wenn der Arzt die zugrundeliegenden Ängste behandeln und das Selbstvertrauen des Patienten steigern kann. Da die Anorexia nervosa mit signifikanter Morbidität und Mortalität einhergeht, sollten diese Patienten von erfahrenen Psychiatern behandelt und unterstützt werden. Nach der Genesung sollten die Patienten zur Vermeidung von Rückfällen mehr körperliche Übungen durchführen, um ihre allgemeine Konstitution zu steigern, und mit den zugrunde liegenden psychischen und emotionalen Problemen umgehen lernen.

52 Reizcolon

Das Reizcolon ist ein Beschwerdekomplex, der sich vor allem in Form einer Funktionsstörung der glatten Muskulatur des Colons äußert. Kennzeichnend sind intestinale Symptome wie etwa Bauchbeschwerden oder -schmerzen, Blähgefühl, Borborygmus, Obstipation oder Diarrhö.

Die Pathogenese dieser Erkrankung ist noch nicht vollkommen geklärt. Zu ihrer Entstehung können emotionale und diätetische Faktoren sowie eine veränderte Funktion der glatten Muskulatur des Dickdarms beitragen.

Klinik

- wiederkehrende Diarrhö, Koliken, Obstipation oder Wechsel von Obstipation und Diarrhö, exzessiver Schleim im Stuhl
- In der Mehrzahl der Fälle treten auch emotionale Symptome wie Schwindel, Kopfschmerzen, Schlaflosigkeit, Verträumtheit, Unruhe, emotionale Unbeständigkeit, Reizbarkeit, Depression, Angst, geringe Arbeitseffizienz oder mangelnde Konzentration auf.
- Schmerz im Unterbauch, besonders auf der linken Seite
- Die Symptome verstärken sich bei emotionaler Belastung, bei Atemwegsentzündungen oder bei der Einnahme eines kalten Getränks.
- Die Obstipation findet man häufig bei weiblichen Patienten.
- Die Erkrankung geht oft mit einer chronischen Aufblähung des Unterbauchs, Analfissuren, Hämorrhoiden, Bauchbeschwerden, Tenesmus, Foetor ex ore, trockenem Mund und einem bitteren Geschmack im Mund einher.
- Die meisten Patienten leiden unter vegetativen Funktionsstörungen und emotionalen Symptomen wie etwa starkem Schwitzen, plötzlichen Schweißausbrüchen, Hitzewallungen, schwankendem Blutdruck und Puls, Engegefühl in der Brust, Kurzatmigkeit, Müdigkeit und Kältegefühl in peripheren Körperteilen.

Untersuchung

- Bei der Perkussion ist der Schall hypersonor; bei der Auskultation können in der Mitte des Unterbauchs verstärkt Darmgeräusche zu hören sein.
- Bei Fällen mit Koliken findet man unter Umständen eine signifikante Druckschmerzhaftigkeit in der linken Fossa iliaca, aber keinen Loslassschmerz; im druckdolenten Bereich kann ein prominentes Colon getastet werden.
- Einige Patienten weisen Analfissuren und Hämorrhoiden auf.
- Bei einer Sigmoidoskopie kann die Insufflation der Luft den Schmerz des Reizdarmsyndroms hervorrufen.
- Wenn man nach einem Barium-Kontrasteinlauf Röntgenaufnahmen macht, sind unter Umständen segmentale Colonspasmen zu erkennen.

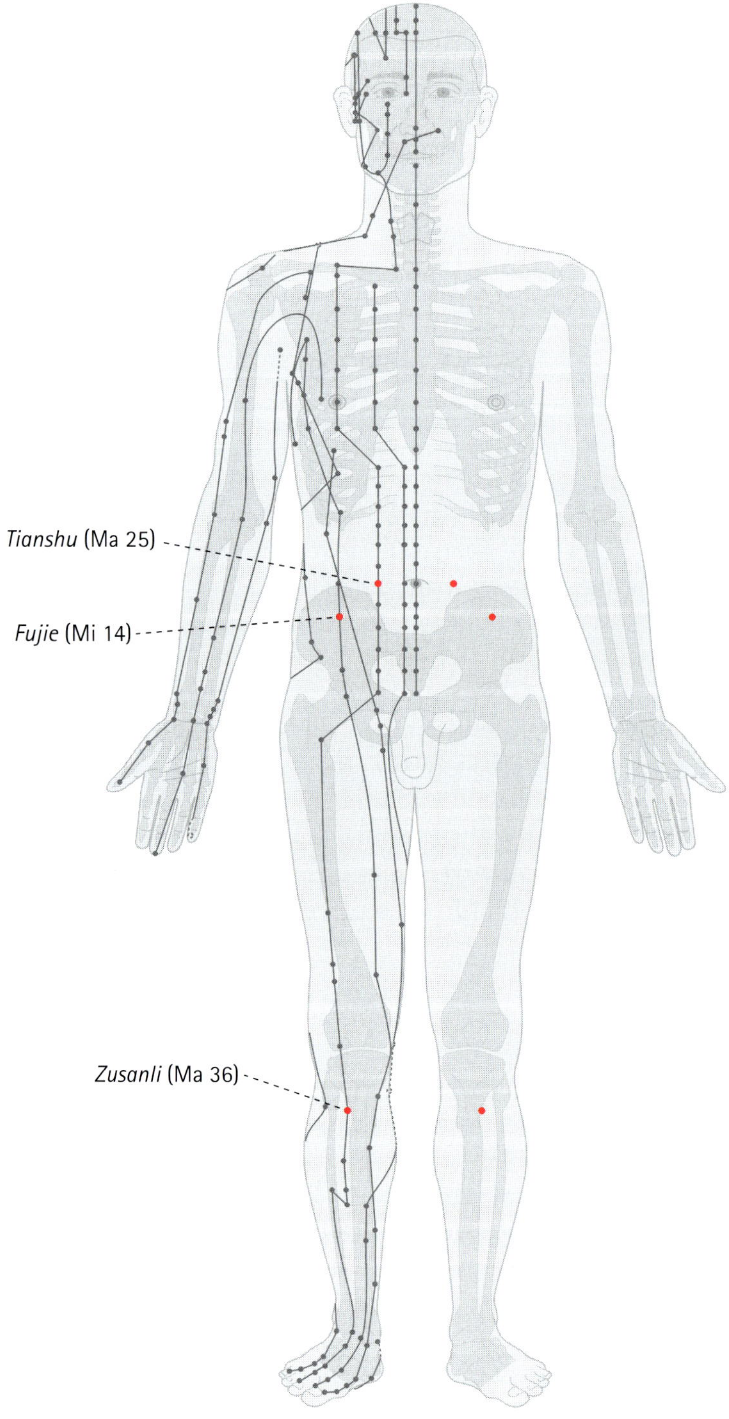
Tianshu (Ma 25)
Fujie (Mi 14)
Zusanli (Ma 36)

Behandlung

Akupunkturpunkte und -techniken

Zusanli (Ma 36)

■ **Punktionsort:** beidseitig ■ **Gauge/Ø:** 30/0,32 mm ■ **Nadellänge:** 50 mm
Stichtechnik: 1,2–1,5 cun senkrecht einstechen
Nadelsensation: lokal sich ausbreitender und/oder in den Fußrücken ausstrahlender Schmerz

Tianshu (Ma 25)

■ **Punktionsort:** beidseitig ■ **Gauge/Ø:** 30/0,32 mm ■ **Nadellänge:** 40 mm
Stichtechnik:
- 1,0 cun senkrecht einstechen
- Cave: Peritoneum

Nadelsensation: lokal sich ausbreitender Schmerz

Fujie (Mi 14)

■ **Punktionsort:** linke Seite ■ **Gauge/Ø:** 30/0,32 mm ■ **Nadellänge:** 40 mm
Stichtechnik:
- 1,0 cun senkrecht einstechen
- Cave: Peritoneum

Nadelsensation: lokal sich ausbreitender Schmerz

Verfahren

- Patient in Rückenlage
- Nadelung der Akupunkturpunkte für 40 min; keine Nadelstimulation durch Drehen
- nach Entfernen der Nadeln sofortige einminütige Schröpftherapie
- Akupunkturanwendung einmal täglich an 10 aufeinander folgenden Tagen (1 Behandlungszyklus)
- bei Bedarf erneute Behandlung nach 5 Tagen

Anmerkungen

In den meisten Fällen ist die medikamentöse Behandlung unbefriedigend. Die Akupunktur hingegen ist relativ effektiv. Da die Erkrankung durch emotionale Störungen, Schlaflosigkeit oder zu viel kalte oder reizende Nahrung ausgelöst werden kann, sollte der Patient bekannte auslösende Faktoren meiden und seine geistigen und körperlichen Aktivitäten überdenken. Zusammen mit erhöhter diätetischer Faseraufnahme ist dies der Schlüssel zum Erfolg.

53 Atypische Brustschmerzen

Bei diesem Symptom findet man viele Anzeichen, die für einen cardialen Schmerz sprechen, obwohl keine organische Herzerkrankung vorliegt. Die Brustschmerzen können von weiteren Angstsymptomen begleitet sein.

Emotionale Faktoren wie Angst, emotionale Belastung, ein emotionales Trauma oder Müdigkeit spielen in der Ätiologie dieser Erkrankung eine wichtige Rolle und sind häufig prädisponierende Faktoren. Darüber hinaus kann ein Mangel an körperlicher Bewegung und eine Kreislaufregulationsschwäche dazu führen, dass für den Betreffenden bereits geringfügige Aktivitäten zu viel sind; schon eine minimale Anstrengung führt zu einer überschießenden Herz-Kreislauf-Reaktion, woraufhin dann die Schmerzen einsetzen.

Klinisch sind die Symptome recht kompliziert, und selbst nach einer Besserung kommt es leicht zu Rückfällen. In einigen Fällen kann das Leiden länger als 10 Jahre bestehen bleiben.

Klinik

- Palpitatio cordis: der Patient klagt über einen zu schnellen oder unregelmäßigen Herzschlag und präkordiale Pulsationen; die Symptome verstärken sich nach körperlicher Anstrengung oder emotionaler Belastung.
- Präkordialer Schmerz ohne feste Lokalisation: die Schmerzqualität variiert; am häufigsten sind lanzinierende Schmerzen, die einige Sekunden anhalten, oder ein leichter dumpfer Schmerz, der einige Stunden andauert.
- Atembeschwerden: der Patient ist oft kurzatmig, atmet oberflächlich und unregelmäßig; hinzu kommt ein Engegefühl in der Brust. Dieses Gefühl tritt verstärkt an Orten auf, an denen sich viele Menschen aufhalten oder die schlecht belüftet sind.
- Die Patienten berichten häufig über Müdigkeit, Schwindel, Schlaflosigkeit, einen von Träumen unterbrochenen oder leichten Schlaf.
- Diverse Besonderheiten: Der Patient ist schwach, ängstlich, nervös, deprimiert oder zeigt eine Affektstarre; er leidet unter Hyperhidrosis manuum et axillaris und zeigt bei der Fingerstreckung einen grobschlägigen Tremor.

Untersuchung

- lebhafte Sehnenreflexe; Herzgeräusche, die bei der Auskultation leicht zu hören sind; lauter erster Herzton; Tachykardie; gelegentlich ventrikuläre Extrasystolen
- Bei der Röntgenuntersuchung ist die Herzgröße unauffällig; im EKG ist unter Umständen eine Sinustachykardie zu erkennen.

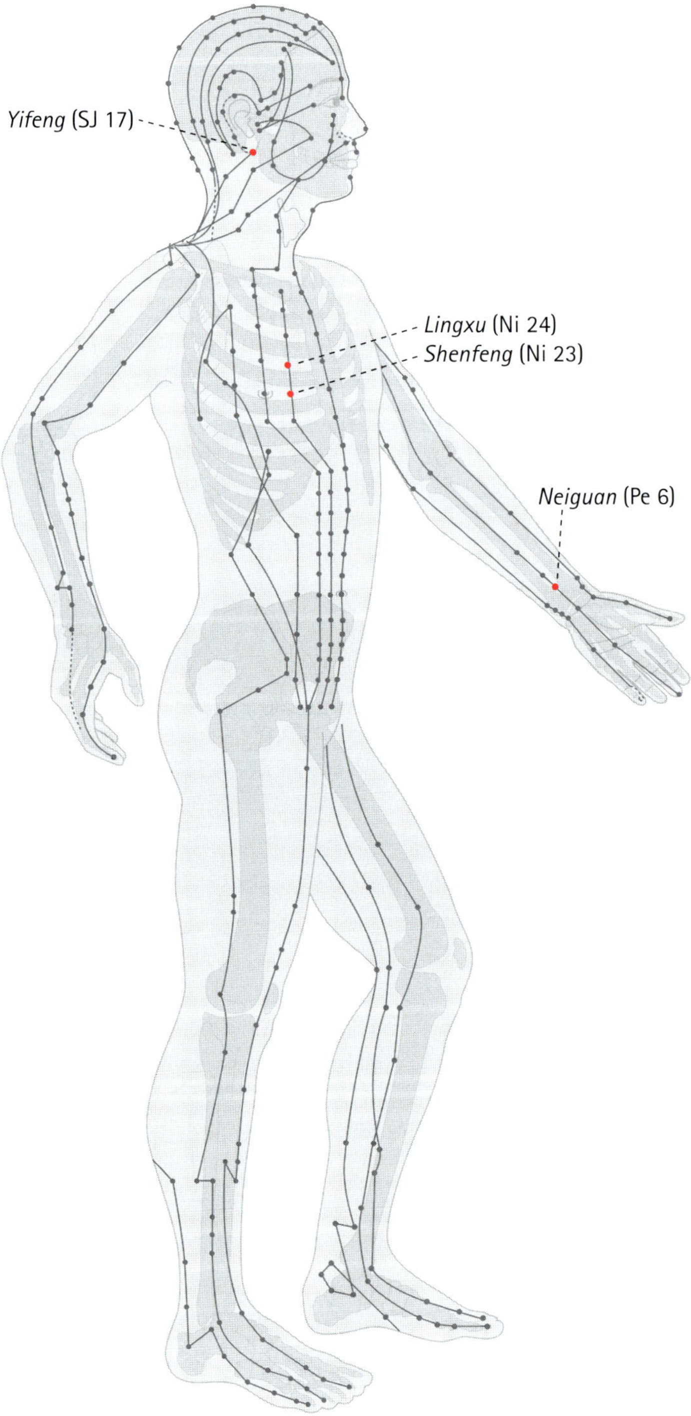
Yifeng (SJ 17)
Lingxu (Ni 24)
Shenfeng (Ni 23)
Neiguan (Pe 6)

Behandlung

Akupunkturpunkte und -techniken

Neiguan (Pe 6)

■ **Punktionsort:** beidseitig ■ **Gauge/Ø:** 30/0,32 mm ■ **Nadellänge:** 40 mm

Stichtechnik:

- 1,0–1,3 cun senkrecht in Richtung *Waiguan* (SJ 5) einstechen
- Cave: N. medianus

Nadelsensation: lokal sich ausbreitender und/oder in den Handrücken und Mittelfinger ausstrahlender Schmerz

I

Yifeng (SJ 17)

■ **Punktionsort:** beidseitig ■ **Gauge/Ø:** 30/0,32 mm ■ **Nadellänge:** 40 mm

Stichtechnik: 1,0 cun in Richtung des mittleren, unteren Teils des Unterkiefers einstechen

Nadelsensation: sich ausbreitender Schmerz in den Unterkiefer

II

Lingxu (Ni 24)

■ **Punktionsort:** linke Seite ■ **Gauge/Ø:** 30/0,32 mm ■ **Nadellänge:** 40 mm

Stichtechnik:

- 1,0 cun waagrecht entlang des Zwischenrippenraums in Richtung Axilla einstechen
- Cave: Pleura

Nadelsensation: lokal sich ausbreitender Schmerz

Shenfeng (Ni 23)

■ **Punktionsort:** linke Seite ■ **Gauge/Ø:** 30/0,32 mm ■ **Nadellänge:** 40 mm

Stichtechnik:

- 1,0 cun waagrecht entlang des Zwischenrippenraums in Richtung Axilla einstechen
- Cave: Pleura

Nadelsensation: lokal sich ausbreitender Schmerz

III

Verfahren

- Patient in Rückenlage
- Nadelung der Akupunkturpunkte für 40 min
- nach Entfernen der Nadeln sofortige einminütige Schröpftherapie an den beiden Punkten der Brust
- Akupunkturanwendung einmal täglich an 10 aufeinander folgenden Tagen (1 Behandlungszyklus)
- bei Bedarf erneute Behandlung nach 5 Tagen

IV

Anmerkungen

Die Akupunktur wirkt sehr gut bei der Behandlung der Herzneurose. Nach ca. 10 Sitzungen können die Symptome im Allgemeinen beseitigt oder gelindert werden. Nach der Genesung können emotionale Faktoren zu einem Rückfall führen, der auch auf die gleiche Art und Weise behandelt werden kann. Während der Behandlung sollte der Patient verstärkt körperliche Übungen durchführen und emotionale Belastungen vermeiden.

54 Myasthenia gravis pseudoparalytica

Die Myasthenia gravis pseudoparalytica ist eine chronische Autoimmunerkrankung, die mit einer gestörten Acetylcholin-Übertragung an den neuromuskulären Synapsen einhergeht. Sie führt zu einer charakteristischen schmerzlosen, belastungsabhängigen Ermüdung der quergestreiften Muskulatur. Die Diagnose erfolgt aufgrund eines erhöhten Titers von Acetylcholinrezeptorantikörpern (AChR-AK) im Serum oder eines positiven Tensilon-Tests, bei dem die Muskelschwäche durch intravenös injiziertes Edrophoniumchlorid behoben werden kann.

Die Myasthenia gravis pseudoparalytica kann in jedem Alter auftreten. Sie ist gelegentlich mit einer Thymushyperplasie oder einem Thymom, einer Hyperthyreose, rheumatoider Arthritis oder einem systemischen Lupus erythematodes verbunden und kommt häufiger bei Frauen als bei Männern vor.

Klinik

- Die Krankheit kann plötzlich ausbrechen oder sich erst nach und nach manifestieren.
- Sie tritt manchmal nach Verwendung eines Muskelrelaxans bei einer Narkose, bei einer gleichzeitig vorhandenen Infektion oder emotionaler Belastung zutage; diese Situationen sind zudem mit einer Verschlimmerung der Symptome verbunden.
- Zu einer Exazerbation kann es auch bei einer Schwangerschaft, im Zeitraum nach einer Geburt oder vor Eintritt der Menstruation kommen.

Okuläre Myasthenie

- Sie bricht plötzlich aus; aufgrund einer Okulomotoriuslähmung kommt es in der Regel zu einer Diplopie sowie einer Ptosis des Oberlids, einer Hypotropie und Exotropie, Pupillenerweiterung sowie einem Ausbleiben der Pupillenreaktionen bei Lichteinfall.
- Nach Schonung können die Symptome und Anzeichen nachlassen oder ganz verschwinden. Dies ist die häufigste Form einer Myasthenia gravis pseudoparalytica, die in der Regel das Anfangsstadium prägt.

Cervicale Myasthenie

- Hierbei sind die Mm. trapezius und sternocleidomastoideus betroffen.
- Häufig ist der Kopf des Patienten gebeugt und muss unterstützt werden, weil es dem Patienten schwer fällt, den Kopf hochzuhalten; aufgrund der Behinderung kann der betroffene Arm nicht mehr lange gehoben werden, um z. B. das Gesicht zu waschen oder die Haare zu kämmen.

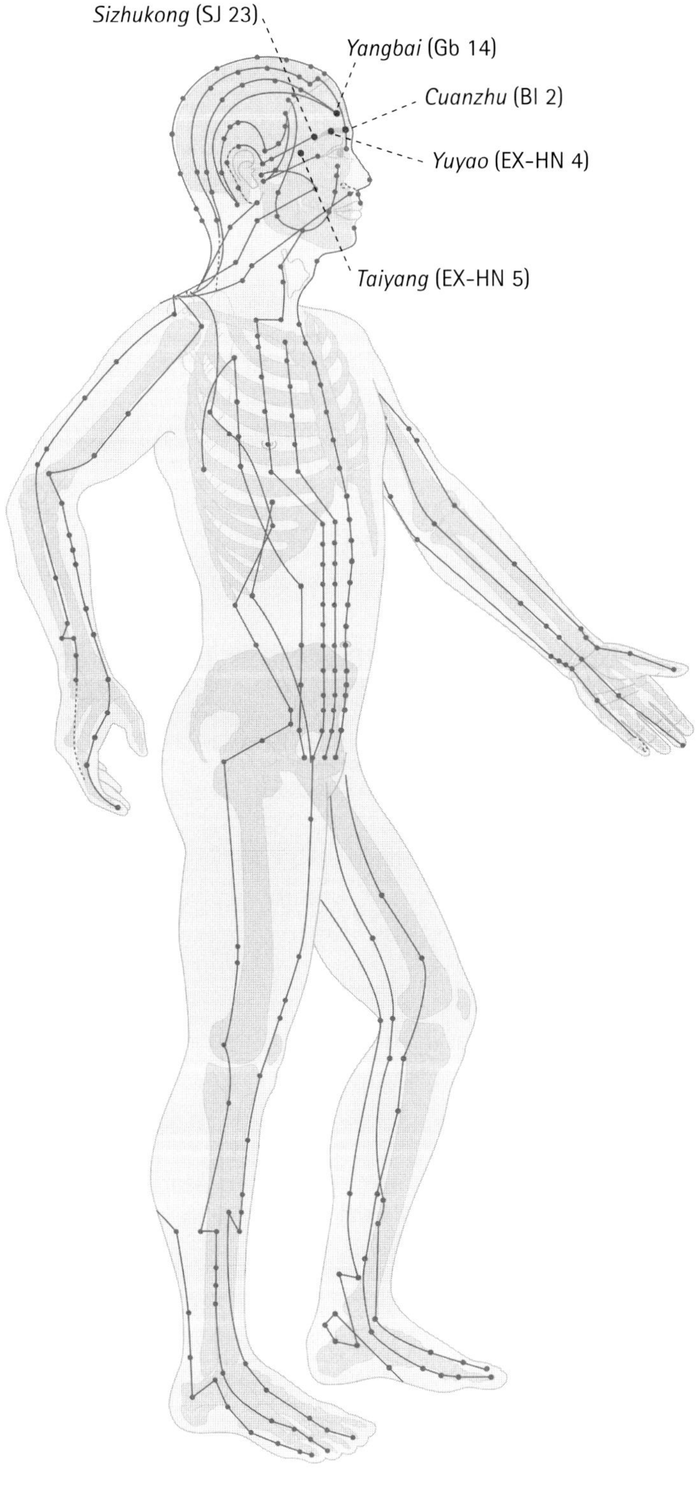
Sizhukong (SJ 23)
Yangbai (Gb 14)
Cuanzhu (Bl 2)
Yuyao (EX-HN 4)
Taiyang (EX-HN 5)

Medulläre Form der Myasthenie

- Charakteristisch sind Kau- und Schluckstörungen, die im Verlauf der Mahlzeit zunehmen, Husten und nasale Regurgitation nach dem Trinken von Wasser, ein „zähnefletschendes" Lächeln, heisere Stimme, verwaschene Artikulation, und wenn der Patient eine Zeit lang gesprochen hat, wird die Stimme meist leise und bekommt einen nasalen Klang.

Systemische Form der Myasthenie

- Die Erkrankung setzt allmählich ein und schreitet dann fort, kann sich aber auch ohne Intervention bessern.

Perakute Form der Myasthenie

- In seltenen Fällen bricht die Krankheit plötzlich aus und schreitet innerhalb weniger Tage oder Wochen rasch bis zur medullären Form der Myasthenie und zu Atemnot fort.
- Der Ausbruch kann sich auf eine Form der Erkrankung beschränken oder sich durch Infektionen, emotionale Belastungen, Müdigkeit, Menstruation, Geburt eines Kindes oder den Einsatz eines muskelrelaxierenden Narkosemittels verschlimmern. Diese Form der Erkrankung entwickelt sich bei einigen Patienten leicht zu einer systemischen Myasthenie und verschlimmert sich binnen kurzem rasch.

Behandlung

Akupunkturpunkte und -techniken bei okulärer Myasthenie

Yangbai (Gb 14)

■ **Punktionsort:** beidseitig ■ **Gauge/Ø:** 30/0,32 mm ■ **Nadellänge:** 25 mm
Stichtechnik: ca. 0,8 cun waagrecht nach unten in Richtung *Yuyao* (EX-HN 4) einstechen
Nadelsensation: lokal sich ausbreitender Schmerz

Cuanzhu (Bl 2)

■ **Punktionsort:** beidseitig ■ **Gauge/Ø:** 30/0,32 mm ■ **Nadellänge:** 50 mm
Stichtechnik:
- die Haut kneifen
- die Nadel ca. 0,2 cun leicht schräg (in einem Winkel von 15°) an Bl 2 einstechen
- waagrecht mit SJ 23 verbinden

Nadelsensation: sich ausbreitender Schmerz in der Augenhöhle

Yuyao (EX-HN 4)

■ **Punktionsort:** beidseitig ■ **Gauge/Ø:** 30/0,32 mm ■ **Nadellänge:** 25 mm
Stichtechnik: 0,5 cun entlang dem supraorbitalen Rand in Richtung Foramen supraorbitale
Nadelsensation: sich ausbreitender Schmerz in der Augenhöhle

I

II

III

IV

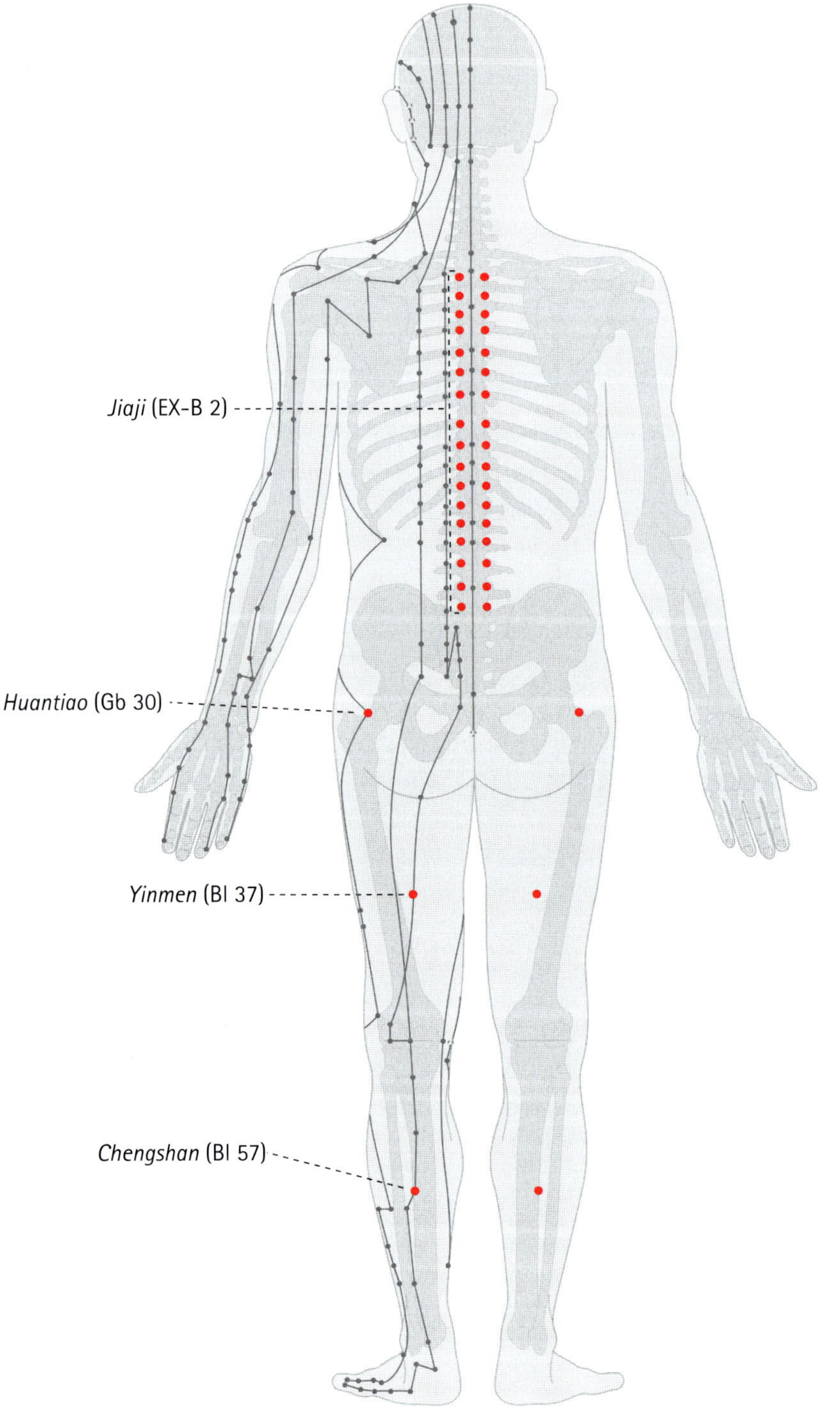
Jiaji (EX-B 2)
Huantiao (Gb 30)
Yinmen (Bl 37)
Chengshan (Bl 57)

Taiyang (EX-HN 5)

■ **Punktionsort:** beidseitig ■ **Gauge/Ø:** 30/0,32 mm ■ **Nadellänge:** 25 mm
Stichtechnik: 0,3 cun (in einem Winkel von 25°) in Richtung Ohrspitze einstechen
Nadelsensation: sich ausbreitender Schmerz in der Temporal-Region und/oder zu dem oberen Teil des Augapfels ausstrahlend

Verfahren

- Patient in sitzender Position
- Nadelung der Akupunkturpunkte für 40 min; während dieser Zeit Anwendung von Elektroakupunktur
- Akupunkturanwendung einmal täglich an 10 aufeinander folgenden Tagen (1 Behandlungszyklus)
- bei Bedarf erneute Behandlung nach 5 Tagen

Akupunkturpunkte und -techniken bei systemischer Form, 1. Gruppe

Jiaji (EX-B 2)

■ **Punktionsort:** beidseitig ■ **Gauge/Ø:** 26/0,45 mm (2 Nadeln à 175 mm), 28/0,38 mm (6 Nadeln à 125 mm), 28/0,38 mm (2 Nadeln à 25 mm)

- Beginn beim 1. *Jiaji*-Punkt
- die 175 mm-Nadel horizontal und nach unten 4,8 cun tief einstechen
- mit *Jiaji* 5 verbinden
- die erste 125 mm-Nadel horizontal in *Jiaji* 5 einstechen und mit *Jiaji* 9 verbinden
- die zweite 125 mm-Nadel verbindet *Jiaji* 9 mit *Jiaji* 13
- die dritte 125 mm-Nadel verbindet *Jiaji* 13 mit *Jiaji* 17
- die 25 mm-Nadel senkrecht 0,3–0,5 cun einstechen
- das Manöver ist auf beiden Seiten dasselbe

Nadelsensation: sich ausbreitender Schmerz in den Rücken und die Taille

Huantiao (Gb 30)

■ **Punktionsort:** beidseitig ■ **Gauge/Ø:** 28/0,38 mm ■ **Nadellänge:** 125 mm
Stichtechnik:

- 3,0–3,5 cun in Richtung des M. piriformis in das Foramen ischiadicum majus einstechen
- Cave: N. ischiadicus

Nadelsensation: lokal sich ausbreitender Schmerz oder elektrisierendes Gefühl in die ipsilateralen unteren Gliedmaßen ausstrahlend

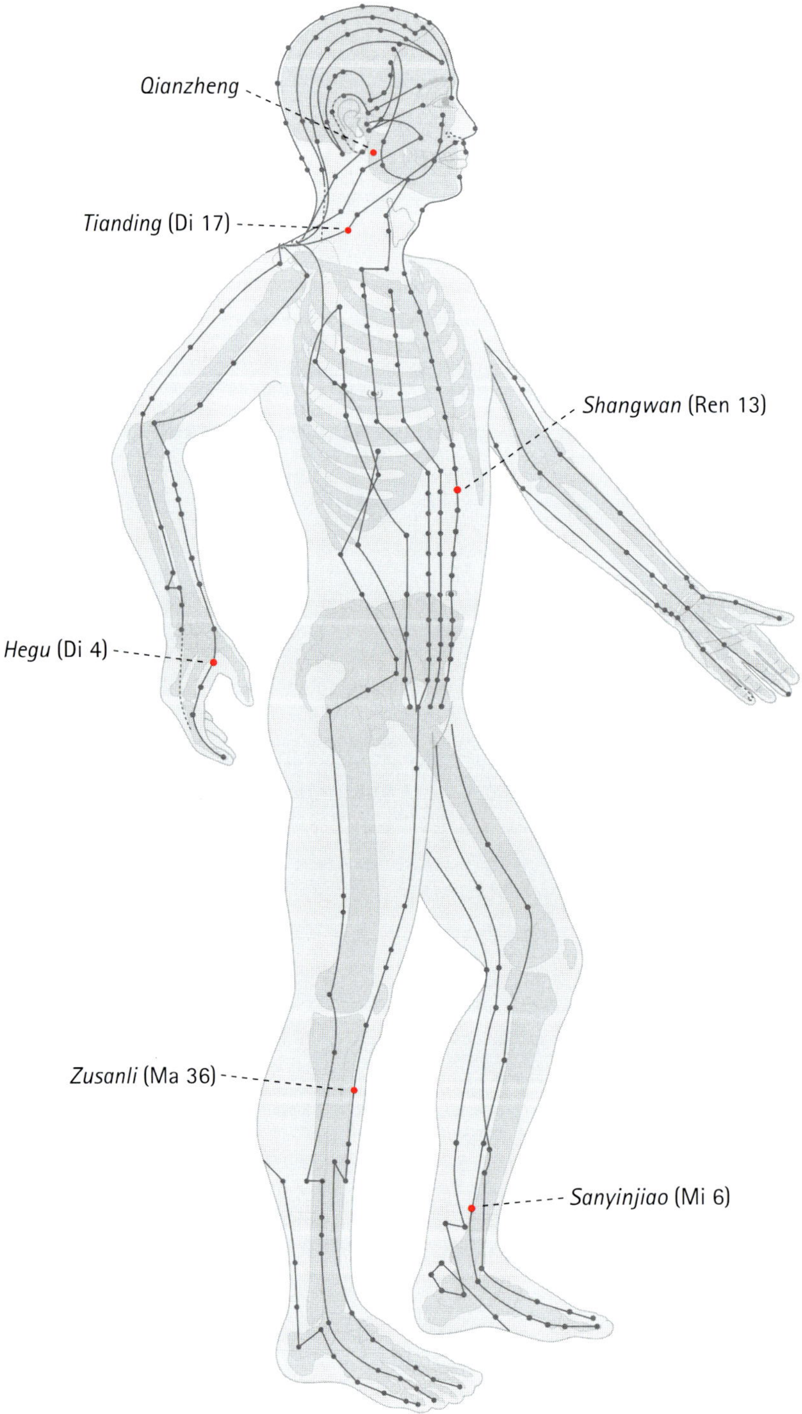
Qianzheng
Tianding (Di 17)
Shangwan (Ren 13)
Hegu (Di 4)
Zusanli (Ma 36)
Sanyinjiao (Mi 6)

Yinmen (Bl 37)

■ **Punktionsort:** beidseitig ■ **Gauge/Ø:** 30/0,32 mm ■ **Nadellänge:** 65 mm
Stichtechnik:

- 2,0 cun senkrecht einstechen
- Cave: N. ischiadicus

Nadelsensation: sich ausbreitender Schmerz in den Oberschenkel und/oder in die untere Extremität und den Fuß ausstrahlend

Chengshan (Bl 57)

■ **Punktionsort:** beidseitig ■ **Gauge/Ø:** 30/0,32 mm ■ **Nadellänge:** 50 mm
Stichtechnik:

- 1,0–1,5 cun senkrecht einstechen
- Cave: N. tibialis und die Popliteal-Gefäße

Nadelsensation: lokal sich ausbreitender Schmerz

Verfahren

- Patient in Bauchlage
- Nadelung der Akupunkturpunkte für 40 min; während dieser Zeit Anwendung von Elektroakupunktur
- nach Entfernen der Nadeln sofortige ca. einminütige Schröpftherapie
- Akupunkturanwendung täglich an 20 aufeinander folgenden Tagen (1 Behandlungszyklus), jeden 2. Tag Nadelung der Punkte aus Gruppe 2
- bei Bedarf erneute Behandlung nach 5 Tagen

Akupunkturpunkte und -techniken bei systemischer Form, 2. Gruppe

Tianding (Di 17)

■ **Punktionsort:** beidseitig ■ **Gauge/Ø:** 30/0,32 mm ■ **Nadellänge:** 25 mm
Stichtechnik:

- 0,5 cun in Richtung Spinalkanal einstechen
- Cave: V. jugularis externa und Nn. supraclaviculares

Nadelsensation: lokal sich ausbreitender und/oder in den Oberarm und die Hand ausstrahlender Schmerz

Hegu (Di 4)

■ **Punktionsort:** betroffene Seite ■ **Gauge/Ø:** 30/0,32 mm ■ **Nadellänge:** 50 mm
Stichtechnik: 1,0–1,5 cun in Richtung *Houxie* (Dü 3) einstechen
Nadelsensation: lokal sich ausbreitender Schmerz in der Hand

Qianzheng

0,5 cun vor und auf gleicher Höhe mit dem Ohrläppchen

■ **Punktionsort:** beidseitig ■ **Gauge/∅:** 30/0,32 mm ■ **Nadellänge:** 50 mm

Stichtechnik:

- 1,3 cun leicht schräg in Richtung Nasenspitze einstechen
- um die Parotis-Drüse und die Unterkiefergefäße nicht zu verletzen nicht zu tief einstechen

Nadelsensation: lokal sich ausbreitender Schmerz

Shangwan (Ren 13)

■ **Punktionsort:** median ■ **Gauge/∅:** 28/0,38 mm ■ **Nadellänge:** 125 mm

Stichtechnik: 3,8 cun leicht schräg (in einem Winkel von 15° zur Hautoberfläche) in Richtung *Shenque* (Ren 8) einstechen

Nadelsensation: lokal sich ausbreitender Schmerz

Zusanli (Ma 36)

■ **Punktionsort:** beidseitig ■ **Gauge/∅:** 30/0,32 mm ■ **Nadellänge:** 50 mm

Stichtechnik: 1,2–1,5 cun senkrecht einstechen

Nadelsensation: lokal sich ausbreitender und/oder in den Fußrücken ausstrahlender Schmerz

Sanyinjiao (Mi 6)

■ **Punktionsort:** beidseitig ■ **Gauge/∅:** 30/0,32 mm ■ **Nadellänge:** 50 mm

Stichtechnik: 1,0–1,5 cun in Richtung *Xuanzhong* (Gb 39) einstechen

Nadelsensation: lokal sich ausbreitender Schmerz

Verfahren

- Patient in Rückenlage
- Nadelung der Akupunkturpunkte für 40 min; während dieser Zeit Anwendung von Elektroakupunktur
- nach Entfernen der Nadeln sofortige ca. einminütige Schröpftherapie an Di 17, Ren 13, Ma 36 und Mi 6
- Akupunkturanwendung täglich an 20 aufeinander folgenden Tagen (1 Behandlungszyklus), jeden 2. Tag Nadelung der Punkte aus Gruppe 1
- bei Bedarf erneute Behandlung nach 5 Tagen

Anmerkungen

Die Myasthenia gravis ist eine Erkrankung, die unter Umständen nicht gut auf Medikamente anspricht. Die therapeutische Wirkung der Elektroakupunktur bei der okulären Form ist relativ gut; bei den anderen Formen hat die Therapie einen gewissen Effekt. Orale Pyridostigmin-Therapie während der Akupunktur führt zu besseren Ergebnissen als alleinige orale Pyridostigmin-Therapie. Augensymptome, die nicht vollständig auf Pyridostigmin ansprechen, bessern sich in der Regel durch Prednisolon-Therapie. Patienten mit ausgeprägter Symptomatik (wie z. B. Schwäche der Atemmuskulatur, Dyspnoe oder Schluckbeschwerden) sollten hospitalisiert werden. Die Akupunktur kann hier als Hilfstherapie eingesetzt werden. Die 2 Gruppen von Akupunkturpunkten für die systemische Form werden abwechselnd eingesetzt. Dies übt einen stärkenden Effekt auf die Atemmuskulatur und auf andere Muskeln des ganzen Körpers aus. Bei Vorliegen eines Thymoms muss wegen der Gefahr der lokalen Ausbreitung operativ behandelt werden. Die Symptome der Myasthenie bessern sich jedoch nur selten nach der Operation. Da die Myasthenia gravis eine komplexe Erkrankung mit vielfältigen Symptomen ist, sollten die oben beschriebenen Akupunkturpunkte gemäß den Variationen abgeändert werden.

55 Periodische Lähmung

Bei der periodischen Lähmung handelt es sich um eine Gruppe von Krankheiten, für die eine rekurrierende schlaffe Lähmung der Skelettmuskulatur kennzeichnend ist. Bei der Erkrankung werden, je nachdem wie hoch der Kaliumgehalt des Blutes zur Zeit des Anfalls ist, drei Formen unterschieden: periodische hyperkaliämische, hypokaliämische und normokaliämische Lähmung. Am häufigsten findet man eine periodische hypokaliämische Lähmung, die allerdings beim ersten Auftreten oft mit einer cerebrovasculären Erkrankung oder cerebralen Paralyse verwechselt wird. Durch die Bestimmung des Serumkaliumwertes während des Anfalls und das Elektrokardiogramm lässt sich die Diagnose bestätigen.

Klinik

Die 3 Krankheitsformen zeigen sich klinisch wie folgt:

Periodische hypokaliämische Lähmung

- tritt vor allem bei jungen Patienten auf – eher bei Männern als bei Frauen; in der Regel setzen die Anfälle nachts ein
- Der Patient bemerkt die (in der Regel symmetrische) Lähmung der Gliedmaßen nach dem Aufwachen.
- Der Anfall kann auch von den Beinen ausgehen und sich auf die Arme ausbreiten, wobei die proximalen Extremitätenabschnitte stärker betroffen sind; die Rumpfmuskulatur kann ebenfalls mit beteiligt sein.
- In schweren Fällen können Atmung und Schlucken beeinträchtigt sein.
- Manchmal kommt es zu einer Ptosis des Augenlids, Augenmuskeln werden allerdings selten gelähmt.
- Der Tonus der betroffenen Muskeln ist herabgesetzt, die Sehnenreflexe können abgeschwächt sein oder vollständig ausfallen; ein mechanischer oder elektrischer Reiz wird schwächer oder eventuell sogar überhaupt nicht beantwortet.
- In schweren Fällen mit wiederholten Anfällen kann es in den proximalen Beinabschnitten, auf der Vorderseite der Tibia sowie auf der Rückseite zu einer Schwäche und Atrophie der Muskulatur kommen.
- Zu den Prodromalsymptomen gehören anhaltende Schmerzen oder Blähgefühl, Taubheit in den Extremitäten, Durst, Schwitzen, Oligurie, Erröten und Erschrecken.
- In der Prodromal- oder der Anfangsphase kann man durch Bewegungen in den betroffenen Extremitäten den Anfall verhindern. Der als Erster gelähmte Muskel erholt sich auch wieder zuerst. Der Rückgang der Symptome kann oft von Schwitzen begleitet sein; bei einigen Patienten sind die betroffenen Muskeln steif und schmerzen, wenn die Muskelkraft zurückgekehrt ist.
- Der Serumkaliumspiegel fällt zwar während des Anfalls ab, liegt aber eigentlich nicht unterhalb des Normbereichs.

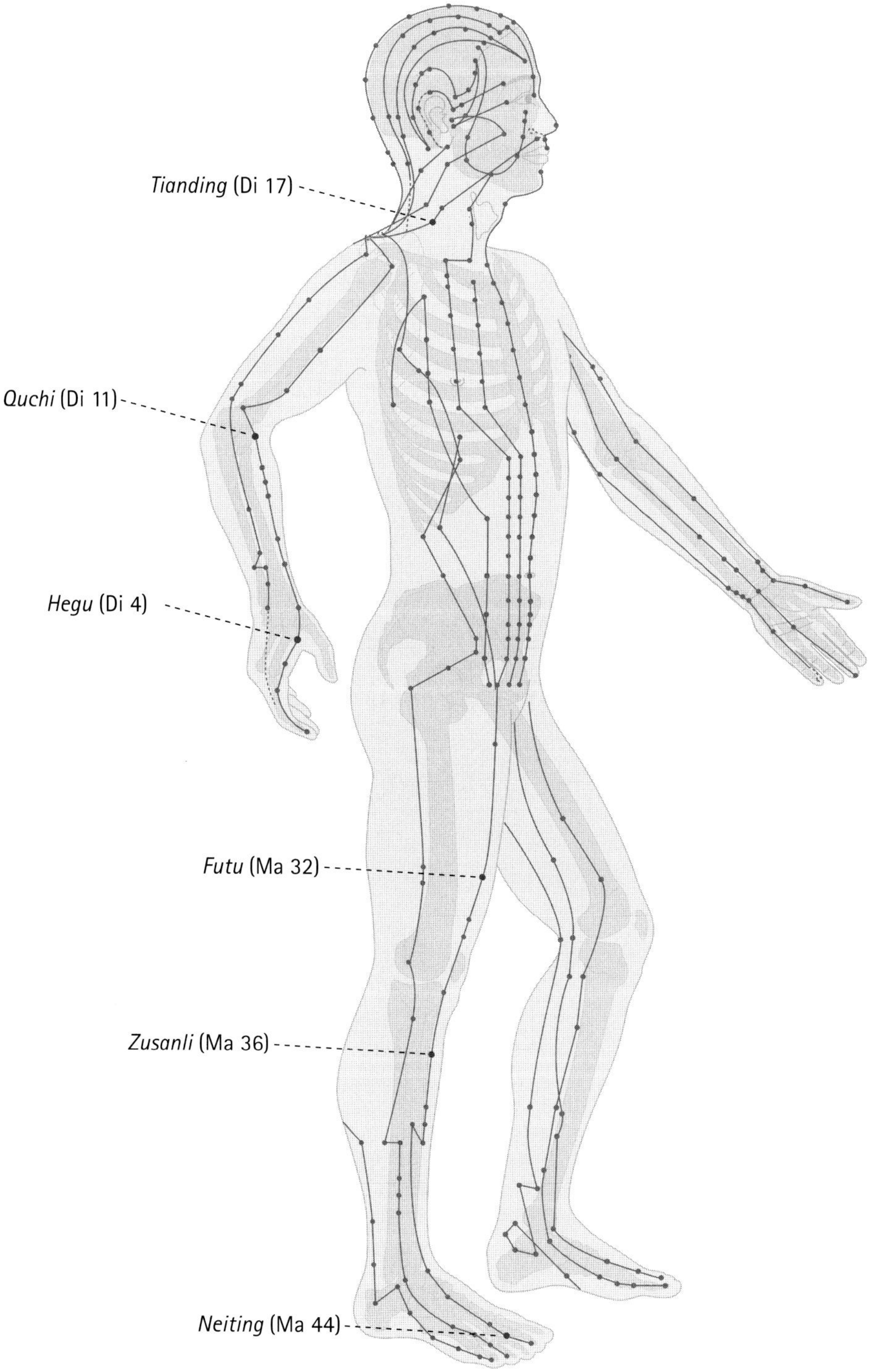
Tianding (Di 17)
Quchi (Di 11)
Hegu (Di 4)
Futu (Ma 32)
Zusanli (Ma 36)
Neiting (Ma 44)

- Das Elektromyogramm zeigt, dass die Exzitationsschwelle bei leichten Fällen erhöht ist, während sie bei schweren Fällen nicht mehr vorhanden ist.

Periodische hyperkaliämische Lähmung

- Wenn die Symptome einsetzen, erhöht sich zwar der Kaliumgehalt im Serum, aber eventuell nur geringfügig.
- Die Krankheit verschlimmert sich durch die Zufuhr von Kalium oder verbessert sich durch die Zufuhr von Natrium.
- Die Anfälle treten nicht bevorzugt bei einem Geschlecht auf, sie beginnen in der Regel vor dem zehnten Lebensjahr und kommen tagsüber – in schweren Fällen mehrmals am Tag für kurze Zeit, etliche Minuten bis zu einigen Stunden, gelegentlich dauern sie auch länger als 2 Tage.
- Zu den auslösenden Faktoren gehören die Ruhe nach einer intensiven körperlichen Betätigung, emotionale Belastung, Kälte, Hunger, Schwangerschaft, Alkoholaufnahme, Infektion und Narkose.
- Die Symptome und Anzeichen des Anfalls ähneln denen der hypokaliämischen Lähmung, treten jedoch eher in abgeschwächter Form auf. In einzelnen Fällen kommt es auch zu Arrhythmien wie einer Bigeminie oder einer paroxysmalen Tachykardie.

Periodische normokaliämische Lähmung

- Die Anfälle treten häufig vor dem 10. Lebensjahr auf und beginnen oft nachts oder frühmorgens. Während des Anfalls sind die Muskeln der Gliedmaßen teilweise oder insgesamt gelähmt.
- Die Anfälle dauern relativ lange: einige Tage bis zu einigen Wochen.
- Der Anfall kann ausgelöst werden, wenn sich der Patient nach körperlicher Anstrengung ausruht.
- Einige Patienten lieben salzige Lebensmittel; wenn sich die Salzaufnahme verringert oder stattdessen Kaliumsalz genommen wird, können die Symptome ausgelöst oder verstärkt werden.
- Wenn die Paralyse einsetzt, sind die Kaliumspiegel in Serum und Urin normal.

Behandlung

Akupunkturpunkte und -techniken

Tianding (Di 17)

■ **Punktionsort:** beidseitig ■ **Gauge/Ø:** 30/0,32 mm ■ **Nadellänge:** 25 mm

Stichtechnik:

- 0,5 cun in Richtung Spinalkanal einstechen
- Cave: V. jugularis externa und Nn. supraclaviculares

Nadelsensation: lokal sich ausbreitender und/oder in den Oberarm und die Hand ausstrahlender Schmerz

Quchi (Di 11)

■ **Punktionsort:** beidseitig ■ **Gauge/Ø:** 30/0,32 mm ■ **Nadellänge:** 50 mm
Stichtechnik:

- 1,5 cun senkrecht einstechen
- Cave: N. radialis

Nadelsensation: lokal sich ausbreitender Schmerz

Hegu (Di 4)

■ **Punktionsort:** beidseitig ■ **Gauge/Ø:** 30/0,32 mm ■ **Nadellänge:** 50 mm
Stichtechnik: 1,0–1,5 cun in Richtung *Houxie* (Dü 3) einstechen
Nadelsensation: sich ausbreitender Schmerz in der Handfläche

Futu (Ma 32)

■ **Punktionsort:** beidseitig ■ **Gauge/Ø:** 30/0,32 mm ■ **Nadellänge:** 65 mm
Stichtechnik: 2,0 cun leicht schräg nach oben (in einem Winkel von 45°) einstechen
Nadelsensation: lokal sich ausbreitender Schmerz

Zusanli (Ma 36)

■ **Punktionsort:** beidseitig ■ **Gauge/Ø:** 30/0,32 mm ■ **Nadellänge:** 50 mm
Stichtechnik: 1,2–1,5 cun senkrecht einstechen
Nadelsensation: lokal sich ausbreitender und/oder in den Fußrücken ausstrahlender Schmerz

Neiting (Ma 44)

■ **Punktionsort:** beidseitig ■ **Gauge/Ø:** 30/0,32 mm ■ **Nadellänge:** 40 mm
Stichtechnik: 1,0 cun schräg nach oben (in einem Winkel von 45°) einstechen
Nadelsensation: lokal sich ausbreitender Schmerz

Verfahren

- Patient in Rückenlage
- Nadelung der Akupunkturpunkte für 40 min; während dieser Zeit Anwendung von Elektroakupunktur
- nach Entfernen der Nadeln sofortige ca. einminütige Schröpftherapie an Di 17, Di 11 Ma 32 und Ma 36
- Akupunkturanwendung einmal täglich an 10 aufeinander folgenden Tagen (1 Behandlungszyklus)
- bei Bedarf erneute Behandlung nach 5 Tagen

Anmerkungen

Die Erkrankung ist oft selbstlimitierend. Die Akupunktur kann die Krankheitsdauer verkürzen und die allgemeine Abwehrkraft des Patienten unterstützen. Bei chronischer Erkrankung mit teilweiser Muskelatrophie sollten die oben angegebenen Punkte erweitert und modifiziert werden, um die Therapie an die vorhandenen Bedingungen anzupassen. Wenn z. B. eine Muskelatrophie am Thenar, Hypothenar und den Mm. lumbricales besteht, kann *Baxie* (EX-UE 9) der betroffenen Seite oder beidseitig hinzugefügt werden. Besteht Atrophie der Muskeln des Fußrückens, kann *Bafeng* (EX-LE 10) der betroffenen Seite oder beidseitig hinzugefügt werden. Auch wenn die Behandlung relativ lange dauert (30–60 Sitzungen), können doch zufriedenstellende Wirkungen erzielt werden.

56 Phantomschmerz

Als Phantomschmerz bezeichnet man eine Schmerzempfindung, bei der es dem Patienten so vorkommt, als wäre die amputierte Extremität noch vorhanden.

Klinik

- Phantomschmerzen treten oft nach einer Amputation auf (meist bei den unteren Extremitäten), nachdem die Wundoberfläche geheilt ist.
- In der Mehrzahl der Fälle kommen die Schmerzen nachts und können den Patienten aufwecken.
- Nach dem Aufwachen empfindet der Patient den Schmerz unter Umständen über mehrere Stunden bis Tage hinweg so, als wäre die amputierte Extremität noch vorhanden.
- Die Schmerzen sind heftig, lanzinierend oder brennend, sie können dauerhaft sein und sich anfallsweise verstärken.

Behandlung

Akupunkturpunkte und -techniken

Baihui (Du 20)

■ **Punktionsort:** median ■ **Gauge/Ø:** 30/0,32 mm ■ **Nadellänge:** 25 mm
Stichtechnik: 0,5 cun leicht schräg (in einem Winkel von 15°) in Richtung *Houding* (Du 19) einstechen
Nadelsensation: lokal sich ausbreitender Schmerz

Hegu (Di 4)

■ **Punktionsort:** beidseitig ■ **Gauge/Ø:** 30/0,32 mm ■ **Nadellänge:** 50 mm
Stichtechnik: 1,0–1,5 cun in Richtung *Houxie* (Dü 3) einstechen
Nadelsensation: sich ausbreitender Schmerz in der Handfläche

Zusanli (Ma 36)

■ **Punktionsort:** nichtbetroffene Seite ■ **Gauge/Ø:** 30/0,32 mm ■ **Nadellänge:** 50 mm
Stichtechnik: 1,2–1,5 cun senkrecht einstechen
Nadelsensation: lokal sich ausbreitender und/oder in den Fußrücken ausstrahlender Schmerz

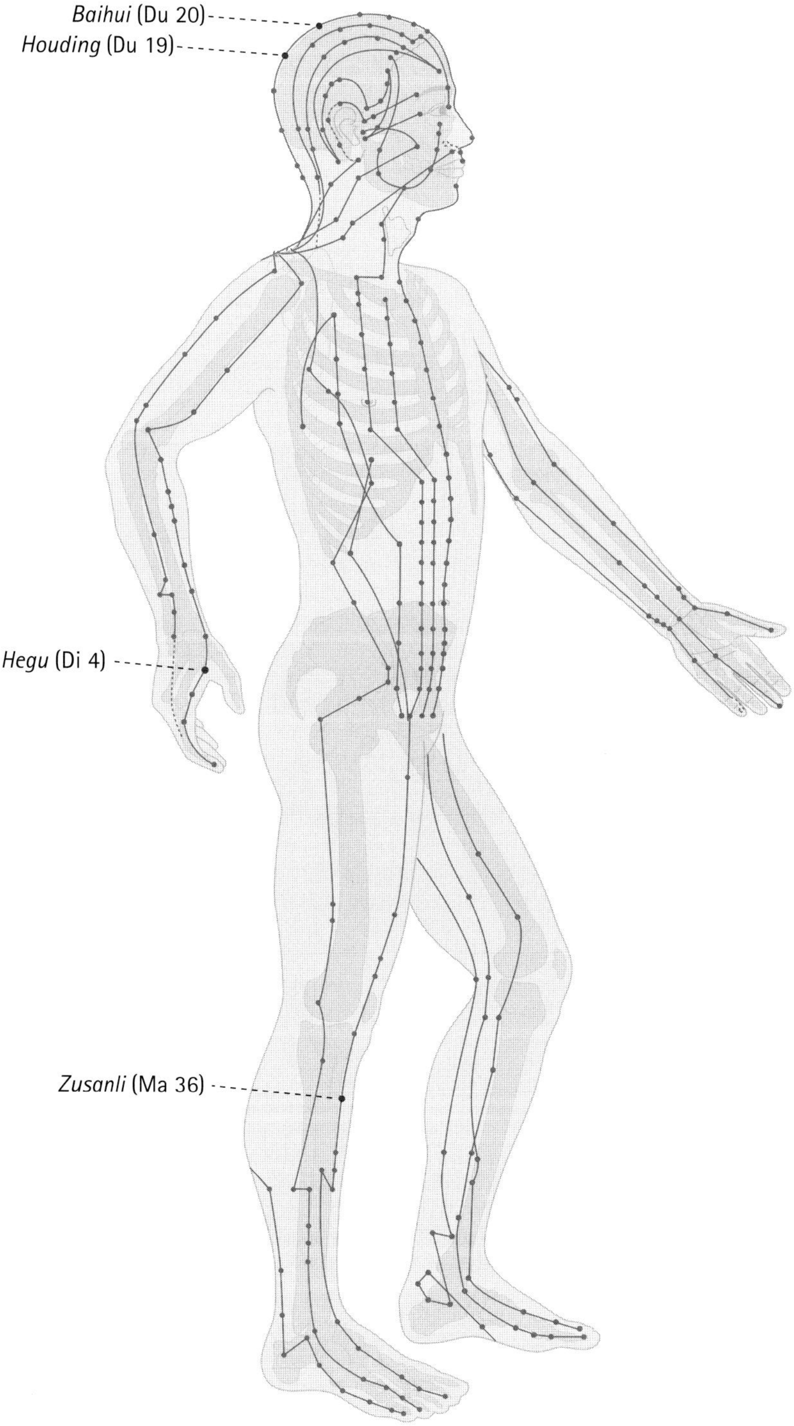
Baihui (Du 20)
Houding (Du 19)
Hegu (Di 4)
Zusanli (Ma 36)

Verfahren

- Patient in Rückenlage
- Nadelung der Akupunkturpunkte für 40 min; während dieser Zeit einmalige Nadelstimulation durch Drehen
- Akupunkturanwendung einmal täglich bis zur Schmerzbeseitigung

Anmerkungen

Die therapeutischen Wirkungen der Akupunktur beim Phantomschmerz sind relativ gut. Die Drehstimulation sollte kraftvoll erfolgen; je kräftiger die Stimulation, desto besser die therapeutischen Ergebnisse. Starke Stimulation kann meistens zur Beherrschung des Schmerzes führen, aber einige Stunden nach Linderung tritt er möglicherweise wieder auf. Bei täglicher Anwendung der Akupunktur bessern sich die Symptome allmählich.

57 Traumatische Paraplegie

Die Paraplegie wird durch ein Trauma des Rückenmarks verursacht; man unterscheidet eine Quadriplegie (Lähmung aller Gliedmaßen aufgrund einer Schädigung des Halsmarks) von einer Paraplegie (Lähmung beider Beine aufgrund einer Verletzung des Thorakal- oder Lumbalmarks).

Eine Paraplegie ist eine häufige Komplikation bei thorakalen oder lumbalen Wirbelsäulenverletzungen. Berstungsbrüche und Dislokationen von Bruchfragmenten in der Thorakolumbalregion sind die Verletzungsformen, die am ehesten zu einer Paraplegie infolge einer Rückenmarksschädigung führen.

Klinik

- Nach einer Rückenmarksschädigung kommt es zu einer vollständigen Paralyse und einer Anästhesie mit Verlust des Analreflexes (spinaler Schock); wenn der Analreflex zurückkehrt, ohne dass sich der neurologische Befund ändert, ist dies ein diagnostischer Hinweis auf eine vollständige Querschnittsläsion.
- Bei einer unvollständigen Querschnittsläsion dauert der spinale Schock eventuell nur kurze Zeit, im Allgemeinen weniger als 24–48 Stunden.
- Nach Rückgang des spinalen Schocks kann es unterhalb der Querschnittsläsion zu einer schlaffen Lähmung kommen.
- Ist das Rückenmark nicht verletzt oder komprimiert, ist eine rasche Erholung zu erwarten.
- Bei einem schweren Rückenmarkstrauma können jedoch die Muskeln der unteren Extremitäten, die anfänglich schlaff sind, nach und nach atrophieren.

Behandlung

Akupunkturpunkte und -techniken

Shenshu (Bl 23)

■ **Punktionsort:** beidseitig ■ **Gauge/Ø:** 28/0,38 mm ■ **Nadellänge:** 50 mm
Stichtechnik: 1,0–1,5 cun in Richtung des Zwischenrippenraums der LWK 1 und 2 einstechen
Nadelsensation: Taubheit und sich ausbreitender Schmerz, der in das ipsilaterale Bein ausstrahlt

Dachangshu (Bl 25)

■ **Punktionsort:** beidseitig ■ **Gauge/Ø:** 30/0,32 mm ■ **Nadellänge:** 50 mm
Stichtechnik: 1,5 cun in Richtung der knöchernen Oberfläche des Proc. transversus des LWK 5 einstechen

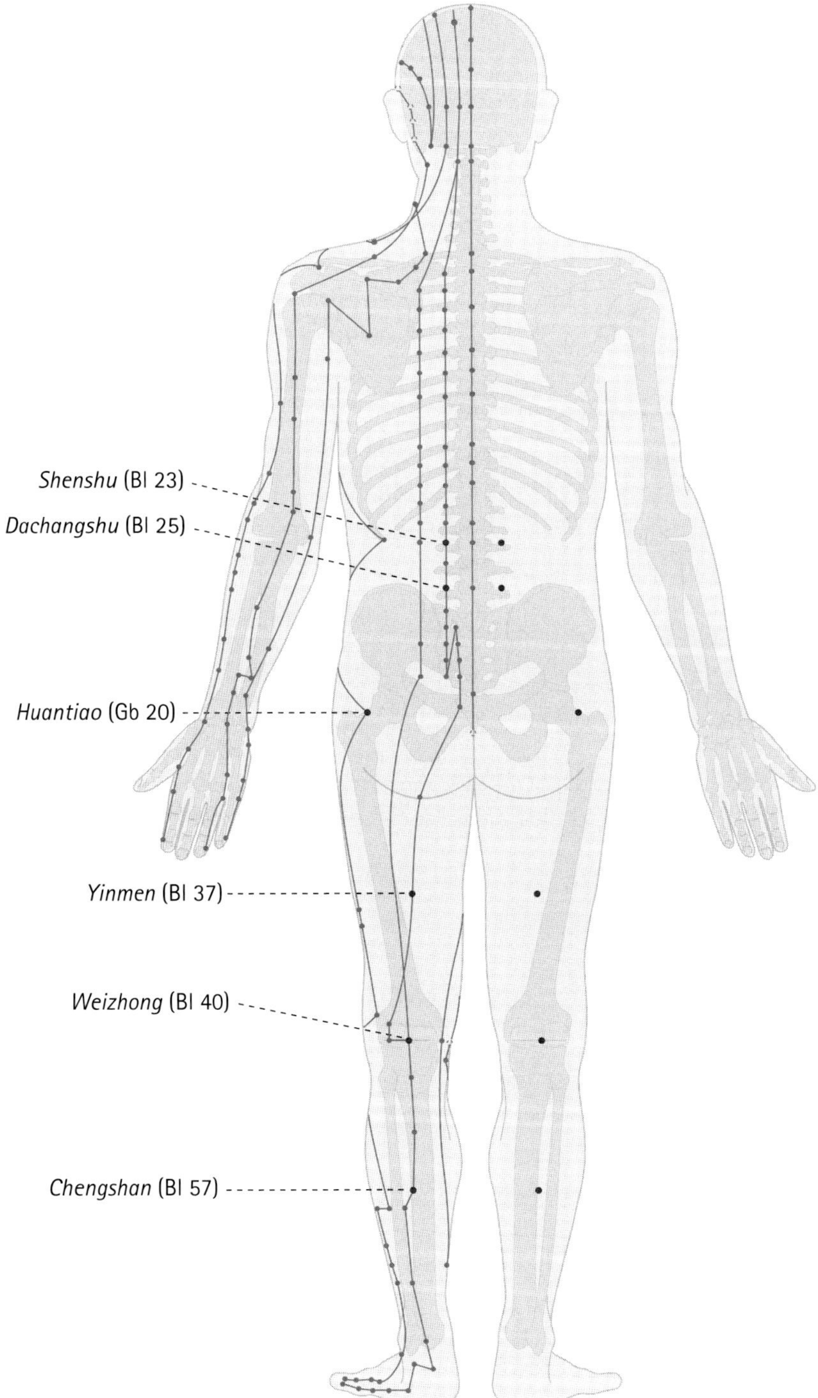
Shenshu (Bl 23)
Dachangshu (Bl 25)
Huantiao (Gb 20)
Yinmen (Bl 37)
Weizhong (Bl 40)
Chengshan (Bl 57)

Nadelsensation: lokal sich ausbreitender und/oder in die untere Extremität ausstrahlender Schmerz

Huantiao (Gb 30)

■ **Punktionsort:** beidseitig ■ **Gauge/Ø:** 28/0,38 mm ■ **Nadellänge:** 125 mm

Stichtechnik:

- 3,0–3,5 cun in Richtung des M. piriformis in das Foramen ischiadicum maius einstechen
- Cave: N. ischiadicus

Nadelsensation: lokal sich ausbreitender Schmerz oder elektrisierendes Gefühl in die ipsilateralen unteren Gliedmaßen ausstrahlend

Yinmen (Bl 37)

■ **Punktionsort:** beidseitig ■ **Gauge/Ø:** 30/0,32 mm ■ **Nadellänge:** 65 mm

Stichtechnik:

- 2,0 cun senkrecht einstechen
- Cave: N. ischiadicus

Nadelsensation: sich ausbreitender Schmerz in den Oberschenkel und/oder in die untere Extremität und den Fuß ausstrahlender Schmerz

Weizhong (Bl 40)

■ **Punktionsort:** beidseitig ■ **Gauge/Ø:** 30/0,32 mm ■ **Nadellänge:** 40 mm

Stichtechnik:

- 1,0–1,5 cun senkrecht einstechen
- Cave: N. tibialis und die Popliteal-Gefäße

Nadelsensation: sich ausbreitender Schmerz in die Fossa poplitea

Chengshan (Bl 57)

■ **Punktionsort:** beidseitig ■ **Gauge/Ø:** 30/0,32 mm ■ **Nadellänge:** 50 mm

Stichtechnik:

- 1,0–1,5 cun senkrecht einstechen
- Cave: N. tibialis und die Popliteal-Gefäße

Nadelsensation: lokal sich ausbreitender Schmerz

Verfahren

- Patient in Bauchlage
- Nadelung der Akupunkturpunkte für 40 min; während dieser Zeit Anwendung von Elektroakupunktur
- nach Entfernen der Nadeln sofortige ca. einminütige Schröpftherapie
- Akupunkturanwendung einmal täglich an 10 aufeinander folgenden Tagen (1 Behandlungszyklus)
- bei Bedarf erneute Behandlung nach 5 Tagen

Anmerkungen

Die Akupunktur ist wirksam bei der Behandlung der Paraplegie und besonders indiziert bei leichter Paraplegie durch Kompression oder bei Besserung der Kompression durch frühere operative Maßnahmen mit intaktem Rückenmark. Bei schwerer oder vollständiger Schädigung des Rückenmarks oder in den Fällen, in denen die Kompression nicht gebessert wurde, kann die Behandlung nur temporär (z. B. nach 30 Sitzungen und für 15–30 Tage nach Beendigung der Akupunktur) teilweise den Muskeltonus, die atrophischen Muskeln oder nicht ernsthaft verletzte Nerven wiederherstellen. Nach Abschluss der Akupunktur kann die Situation, wie sie vor der Behandlung war, wieder auftreten, oder die betroffenen Muskeln werden wieder atrophisch. In erster Linie hängt die Wirkung vom Ausmaß der Schädigung des Rückenmarks und vom Grad der Besserung der Kompression ab.

Bei Fraktur, Frakturdislokation oder Kompression durch Knochenfragmente sollte so früh wie möglich operativ behandelt werden, um die gebrochenen Knochen wieder einzurichten oder Knochenfragmente zu beseitigen. Die postoperative Paraplegie kann derjenigen vor der Operation ähnlich sein, also Paraplegie unterhalb des geschädigten Wirbels und Rückenmarksegments. Die betroffenen Muskeln können schlaff oder vollkommen spastisch sein. Die Akupunktur kann die Genesung dann unterstützen, wenn die Schädigung nicht sehr ausgeprägt ist oder die Kompression durch Hämatom oder Fraktur nur kurz dauert und im Frühstadium eine erfolgreiche Operation durchgeführt wurde.

58 Zonen der Schädelakupunktur

I

Motorik-Zone

Auf der Kopfhaut an der Projektionsstelle des Gyrus praecentralis. Die Linie der Motorik-Zone ist definiert als die längs verlaufende Zentralachse, die die oberen und unteren Punkte miteinander verbindet. Der obere Punkt befindet sich 0,5 cun hinter dem Mittelpunkt der Linie, die die Mittelpunkte zwischen den Augenbrauen und dem höchsten Punkt der **Tuberositas occipitalis** verbindet. Der untere Punkt ist der Schnittpunkt der temporalen Haarlinie mit der Augenbrauen-Occiput-Linie, die an dem seitlichen Ende der oberen Augenbraue beginnt und an dem höchsten Punkt der **Tuberositas occipitalis** endet (Abb. S. 264).

II

Sensorik-Zone

Auf der Kopfhaut an der Projektionsstelle des Gyrus postcentralis. Die Linie der Sensorik-Zone ist definiert als die zentrale Längsachse, die sich parallel zur und 1,5 cun hinter der Motorik-Linie befindet. Ihre Einteilung, Auswahl der Punkte und **Relais-Punktion** ist dieselbe wie für die Linie der Motorik-Zone (Abb. S. 264)

Sprach-Zone 2

Die Lokalisation beginnt an einem Punkt 2 cm hinter der und parallel zur Linie, die an der Tuberositas parietale beginnt und sich nach unten 3 cm erstreckt (Abb. S. 264)

Sprach-Zone 3

Eine horizontale Linie auf der Kopfhaut, deren longitudinale Achse im Mittelpunkt des Hör-Zone 1,5 cm über der Ohrspitze beginnt und sich 4 cm nach hinten erstreckt (Abb. S. 264) III

Gefäß-Zone

Diese Zone ist definiert als die Linie der longitudinalen Achse, die sich 3 cm vor und parallel zu der Motorik-Linie befindet. Die obere Hälfte ist angezeigt bei Ödemen der kontralateralen unteren Extremität und die untere Hälfte für Ödeme der kontralateralen oberen Extremität (Abb. S. 264)

Motorische und sensorische Bein-Zone

Diese Zone ist definiert als die Linie, die 1 cm nach dem oberen Punkt der Sensorik-Zone IV
und 1 cm lateral der Mittellinie beginnt und sich nach vorne und parallel zu der Mittellinie 3 cm lang erstreckt (Abb. S. 265)

Gleichgewichts-Zone

Eine 4 cm lange Linie, die sich nach unten parallel der Mittellinie von einem Punkt 3,5 cm lateral der Protuberantia occipitalis externa erstreckt (s. Abb. s. 265)

Tremor-Kontroll-Zone

Eine Linie parallel und 1,5 cm vor der Motorik-Zone-Linie (Abb. s.u.).

Indikation: Chorea und Parkinson-Krankheit

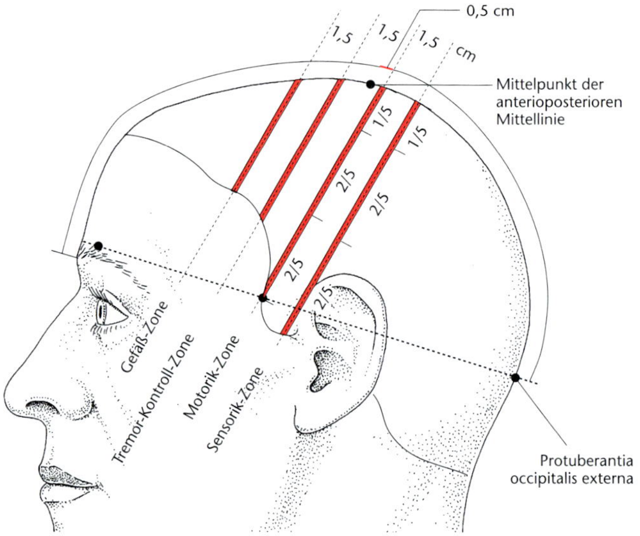

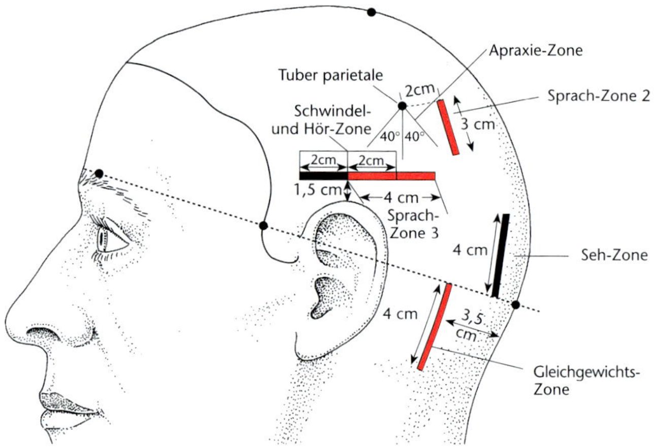

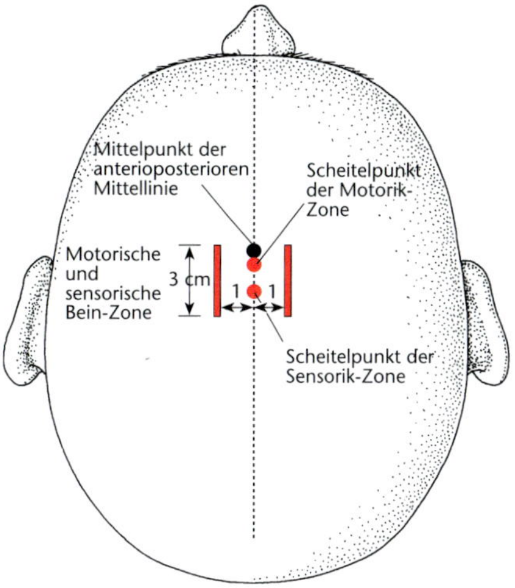
Mittelpunkt der anterioposterioren Mittellinie
Scheitelpunkt der Motorik-Zone
Motorische und sensorische Bein-Zone
3 cm
1
1
Scheitelpunkt der Sensorik-Zone

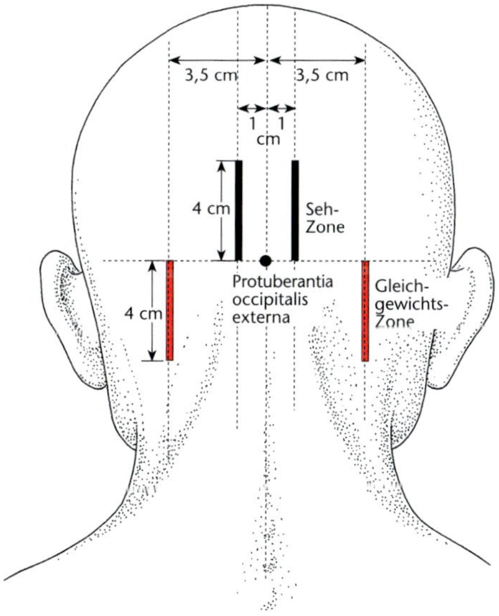
3,5 cm
3,5 cm
1
1
cm
4 cm
Seh-Zone
4 cm
Protuberantia occipitalis externa
Gleich-gewichts-Zone

Anhang: Lokalisation der in diesem Buch verwendeten Akupunkturpunkte

Lungen-Leitbahn, Lu

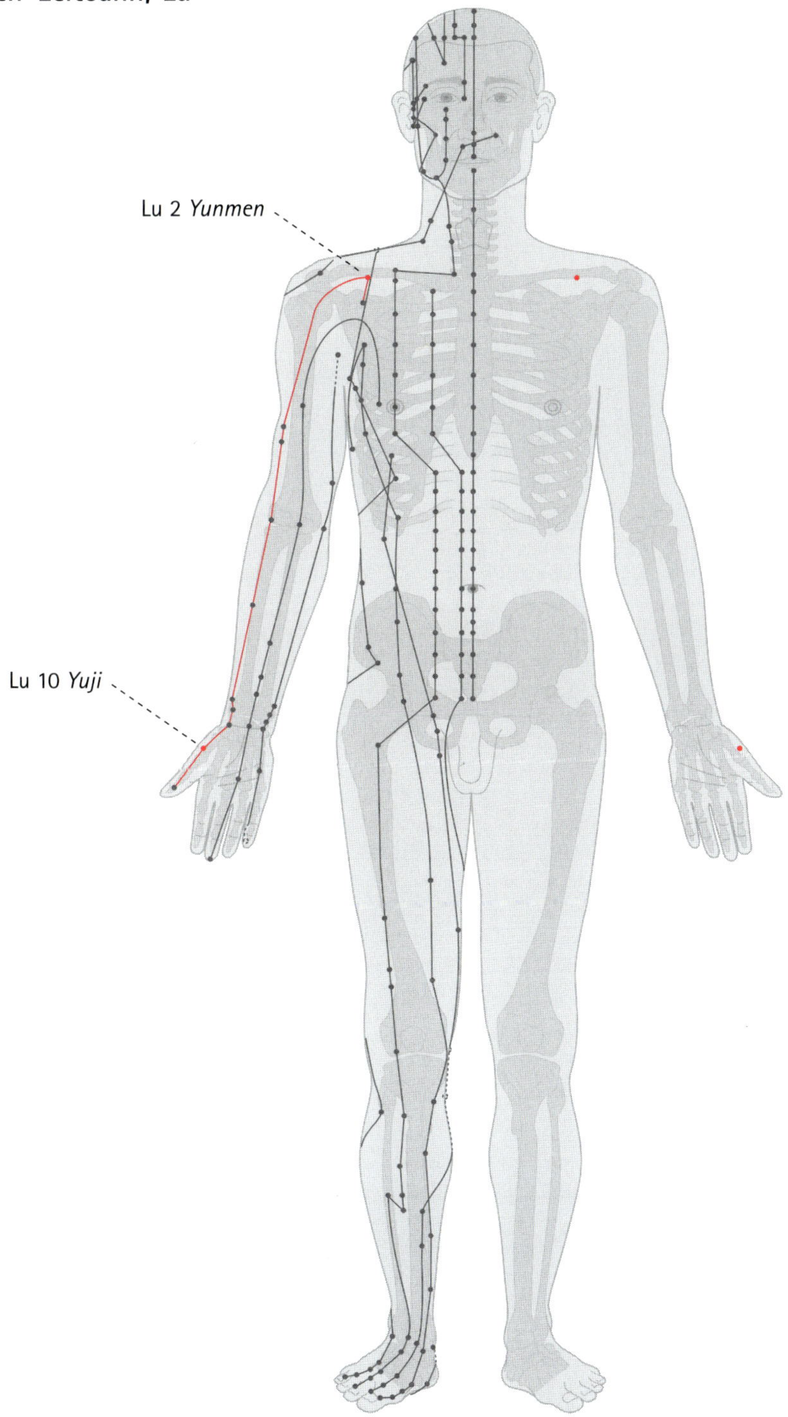

Dickdarm-Leitbahn, Di

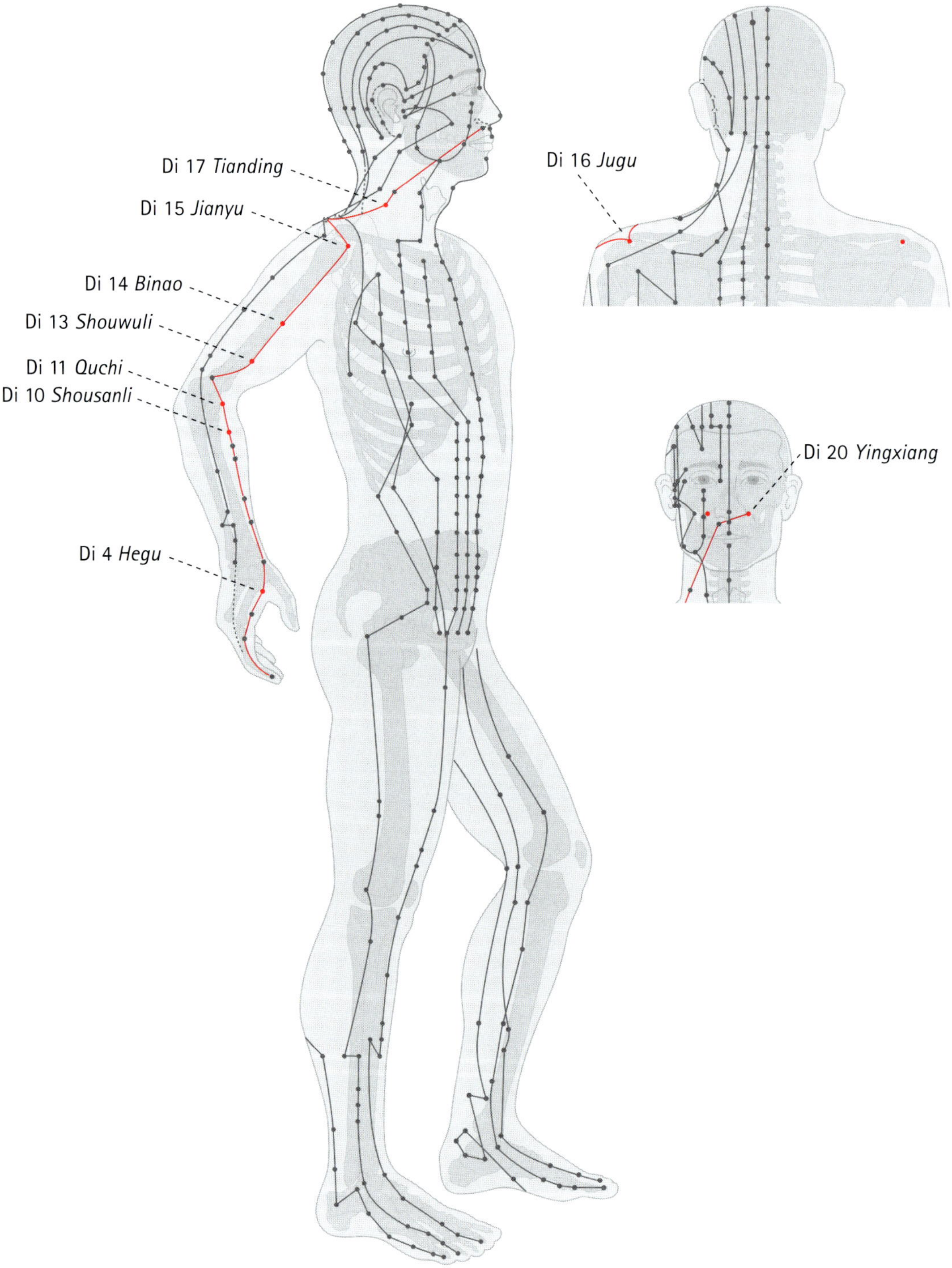

Magen-Leitbahn, Ma

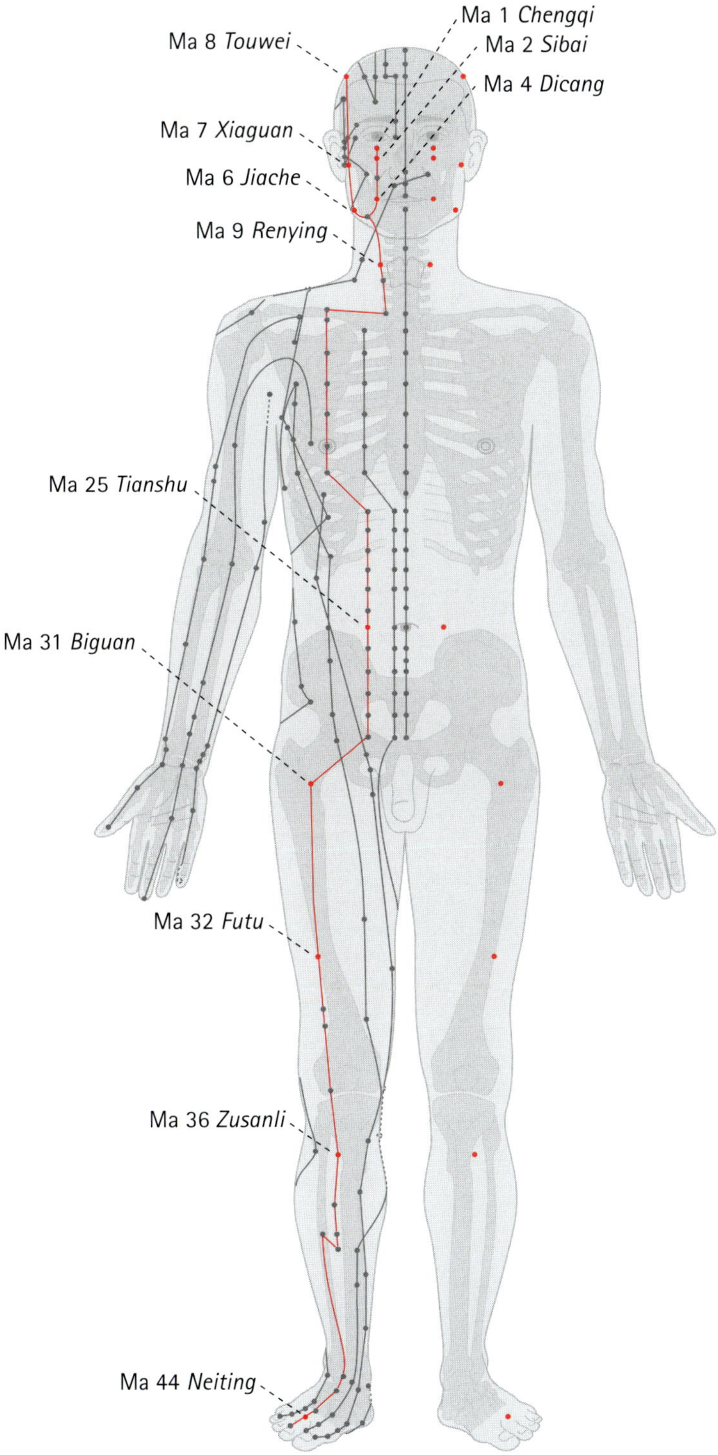

Milz-Leitbahn, Mi

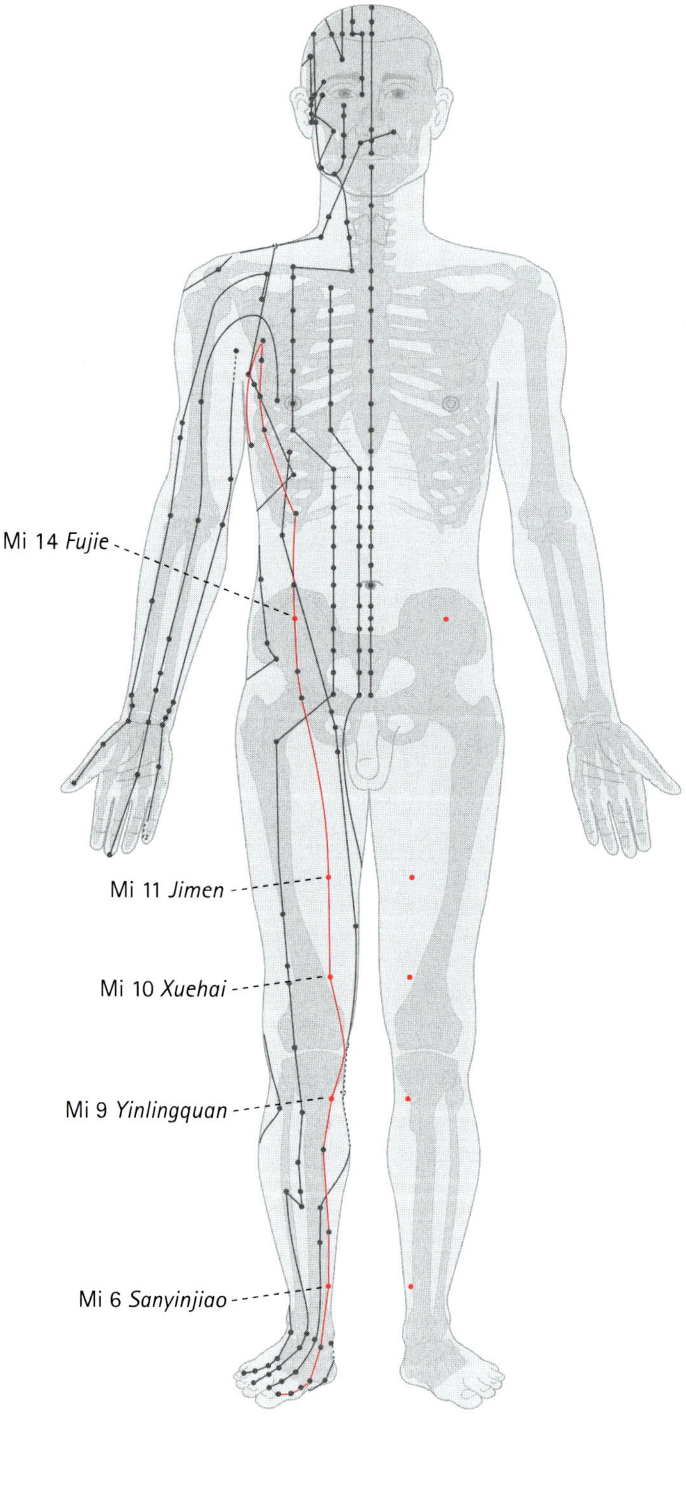

Herz-Leitbahn, He

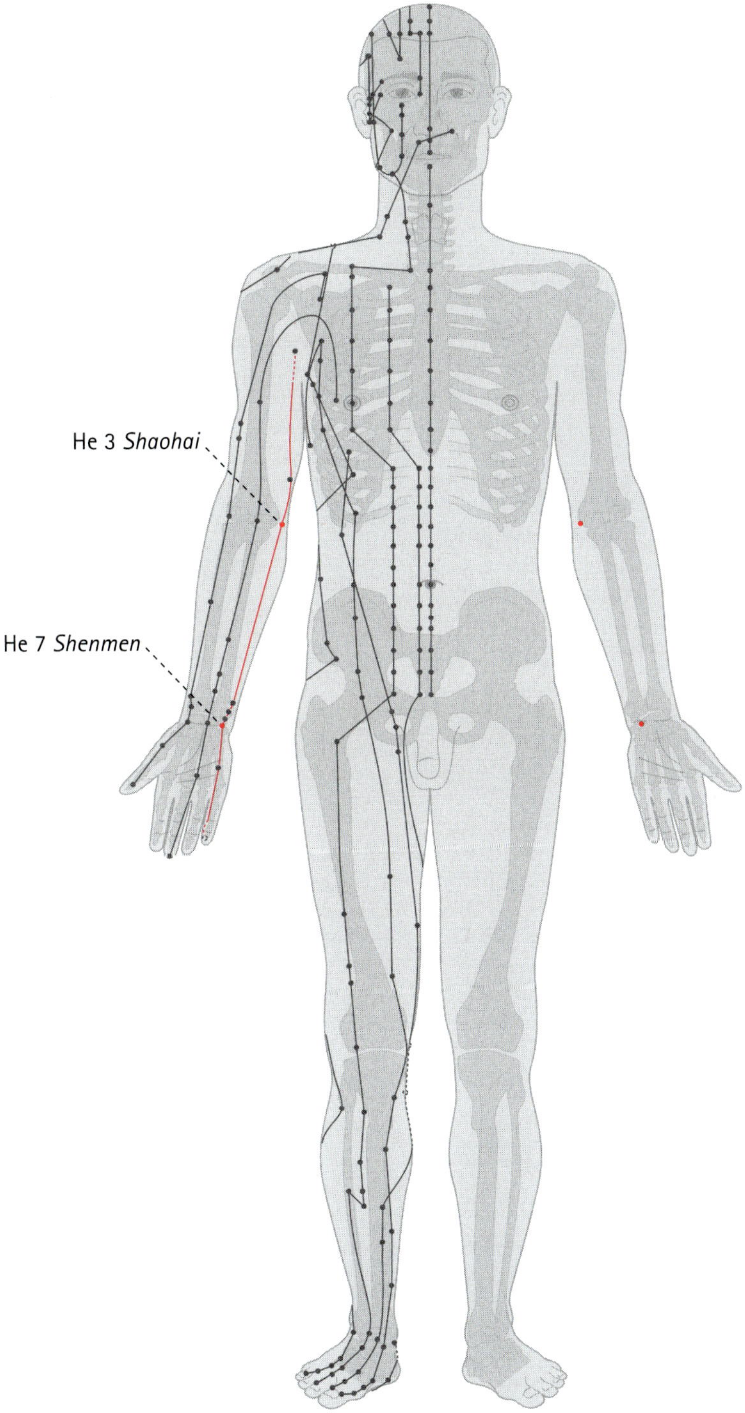

Dünndarm-Leitbahn, Dü

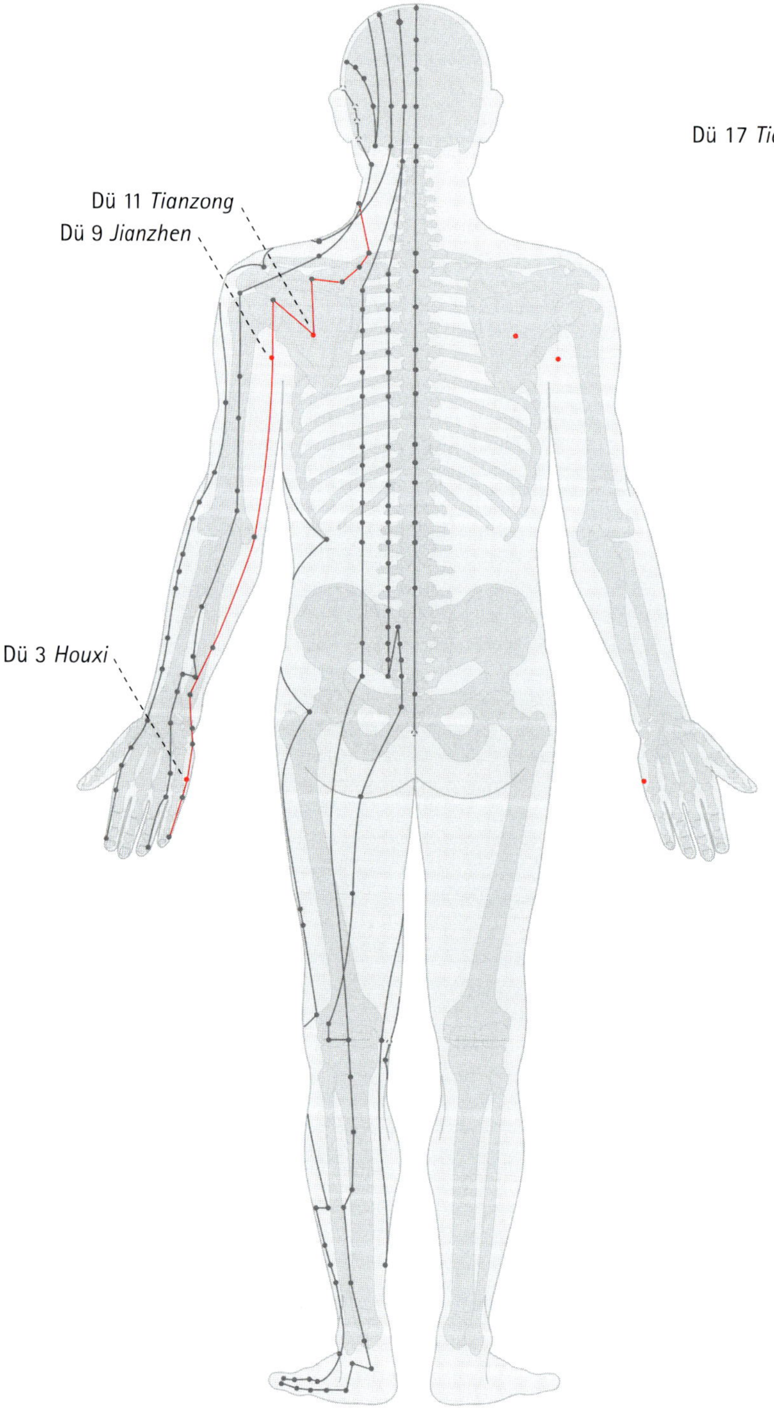

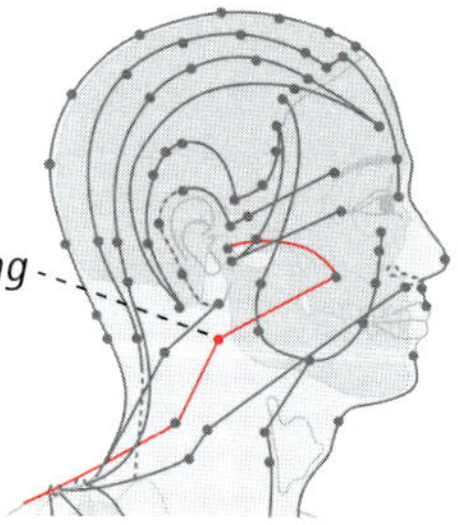

Blasen-Leitbahn, Bl

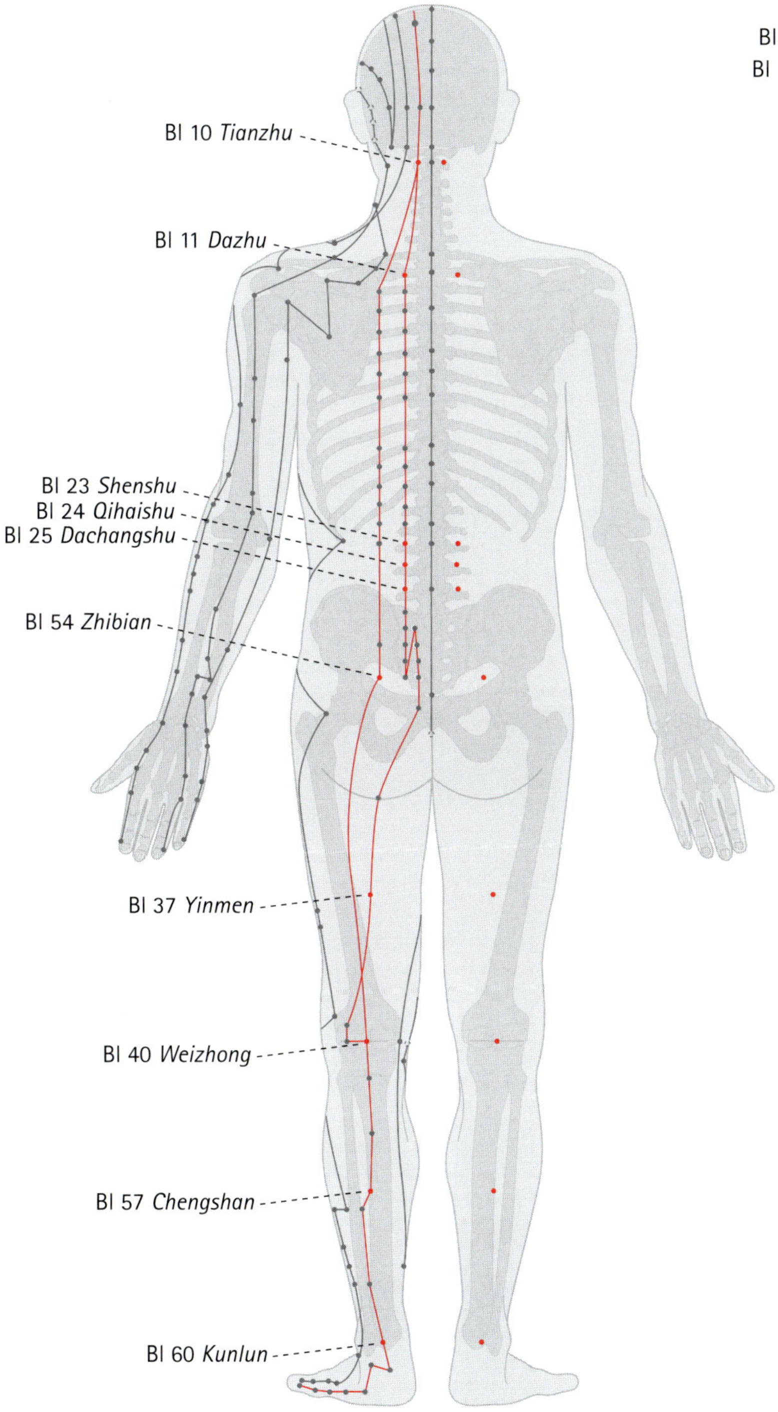

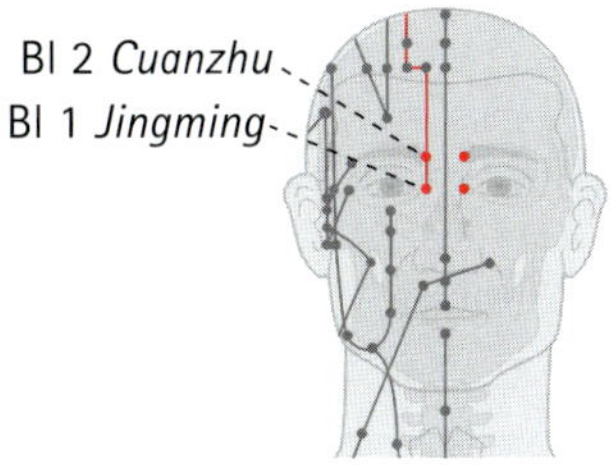

Nieren-Leitbahn, Ni

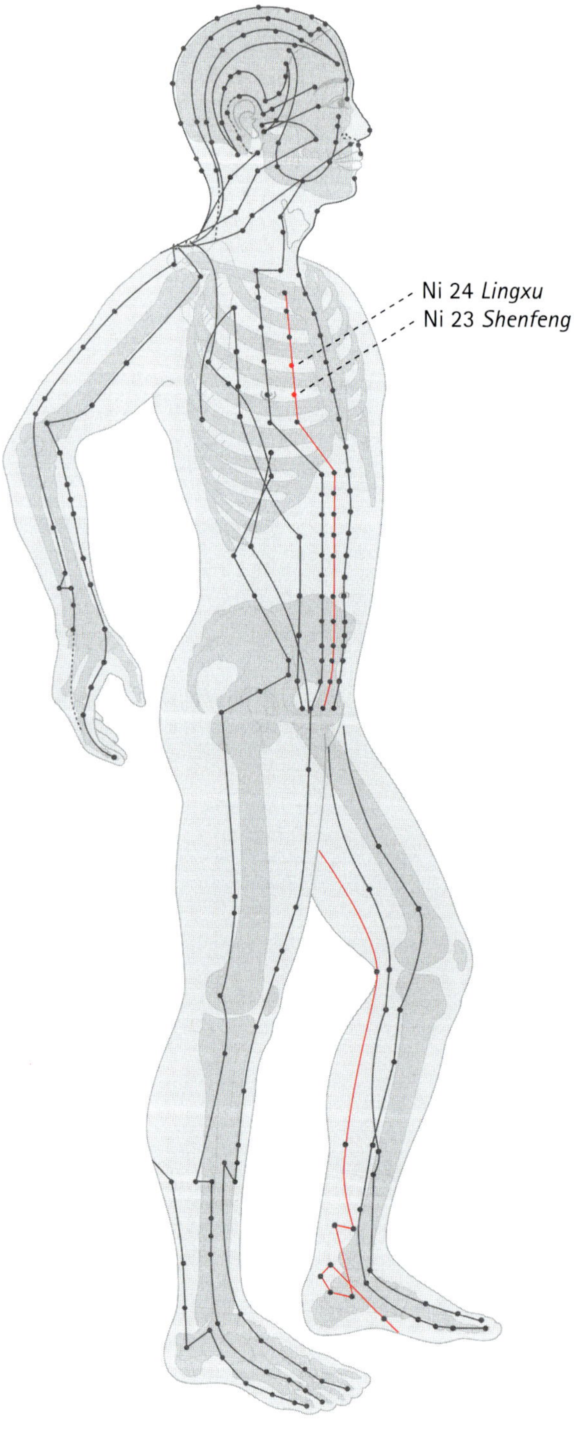

Pericard-Leitbahn, Pe

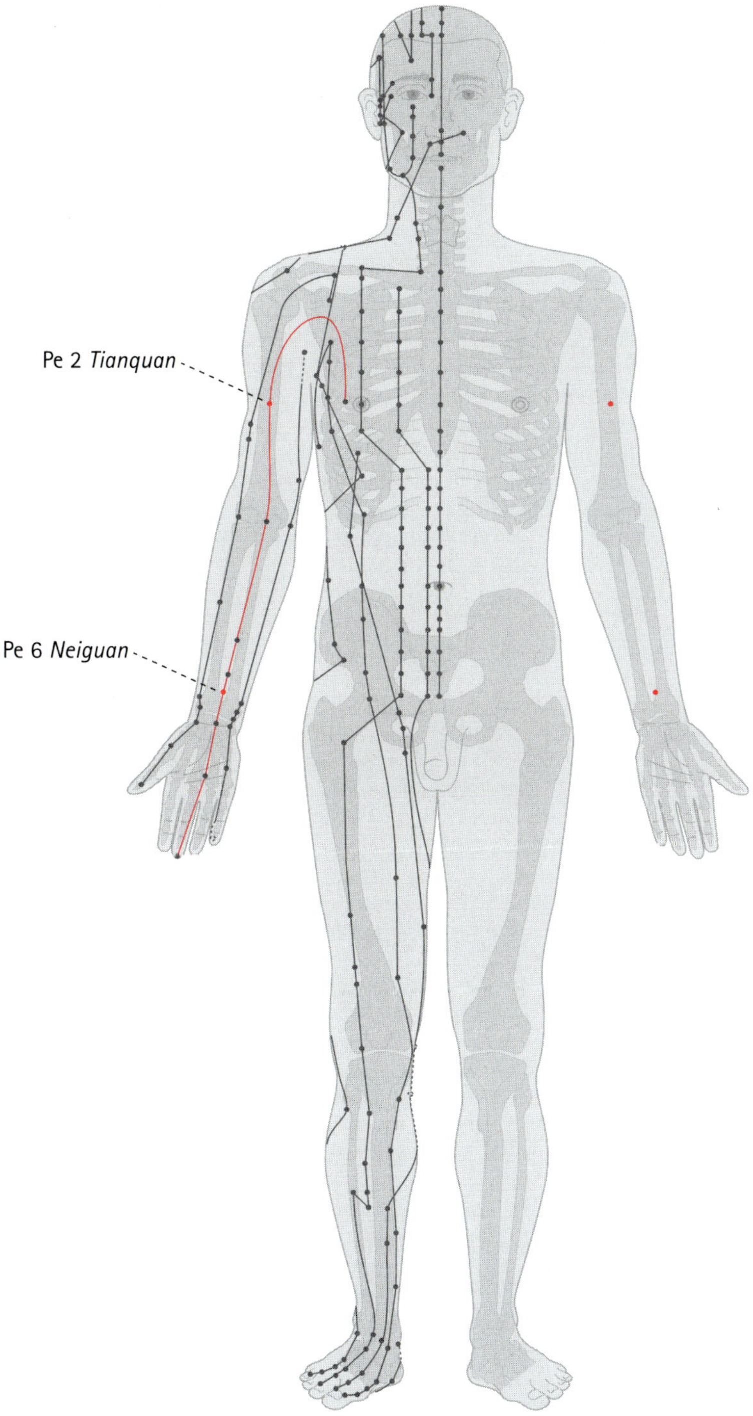

Sanjiao-Leitbahn, SJ

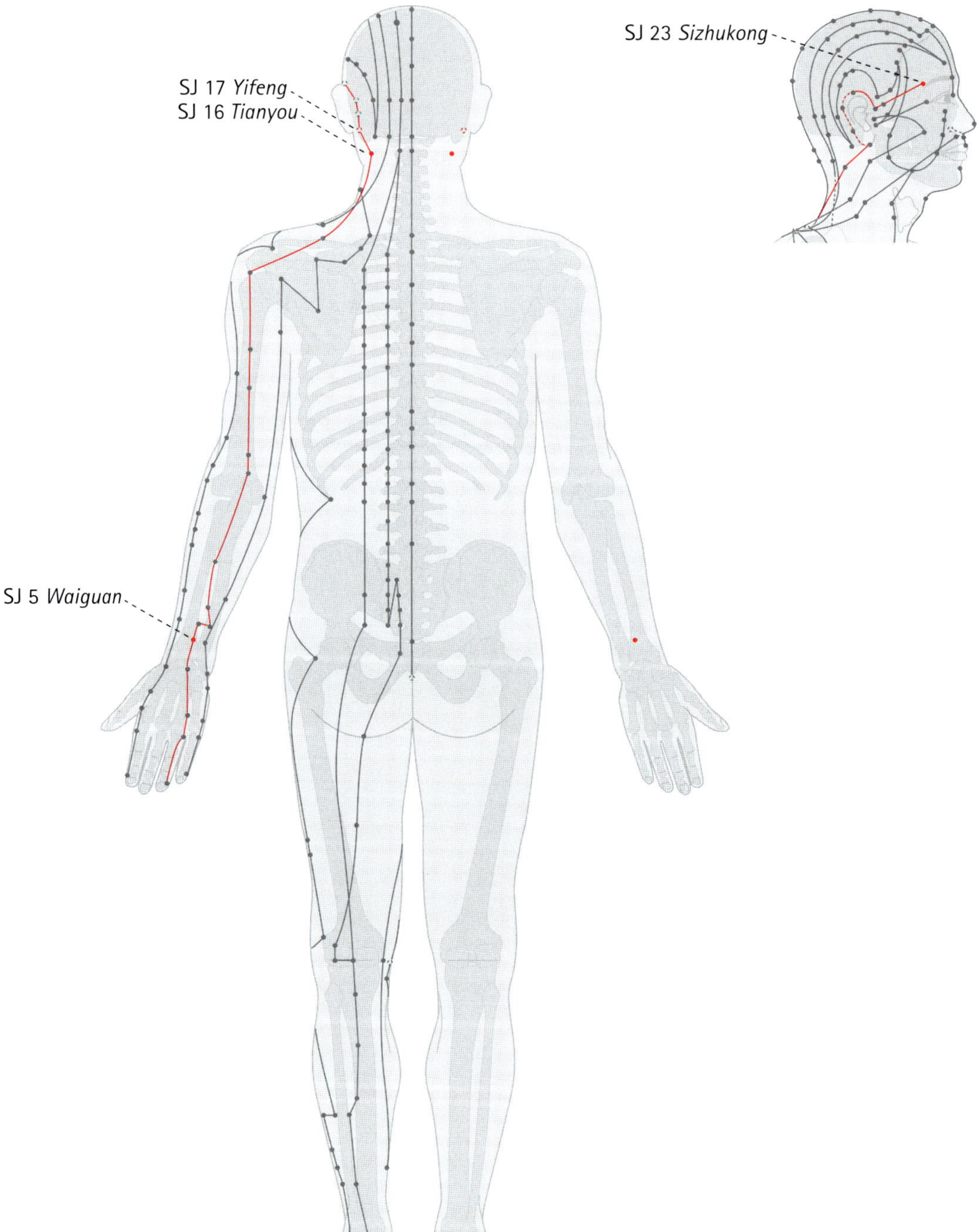

Gallenblasen-Leitbahn, Gb

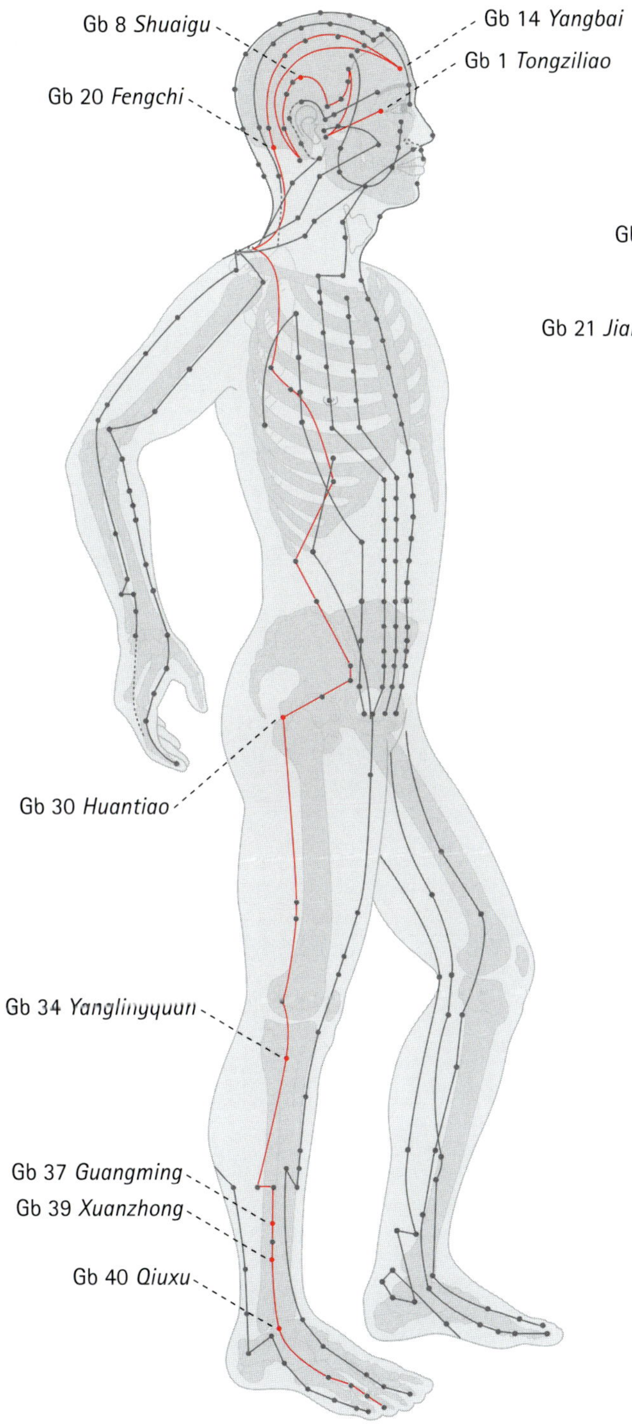

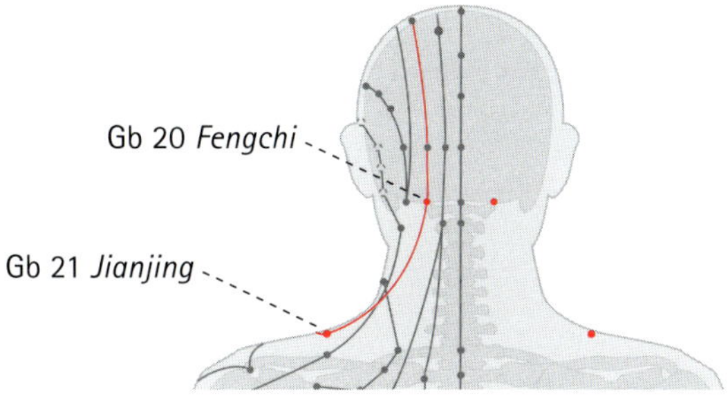

Leber-Leitbahn, Le

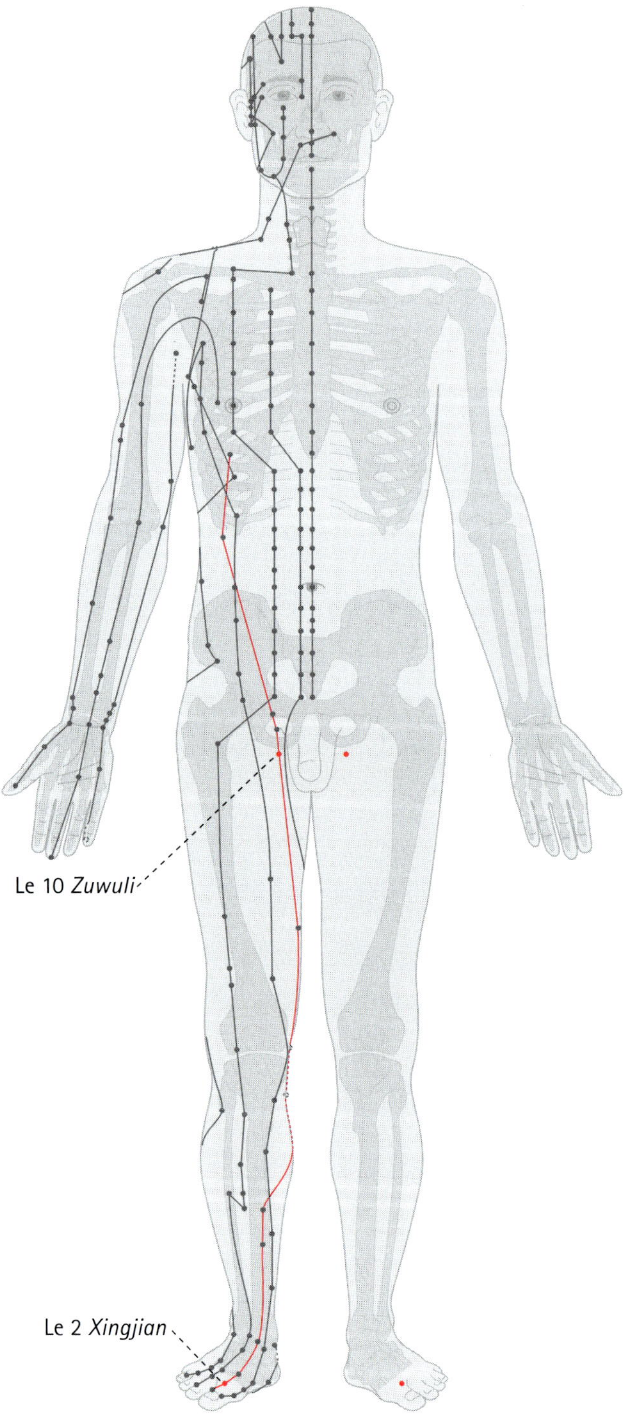

Ren Mai (Konzeptionsgefäß), Ren

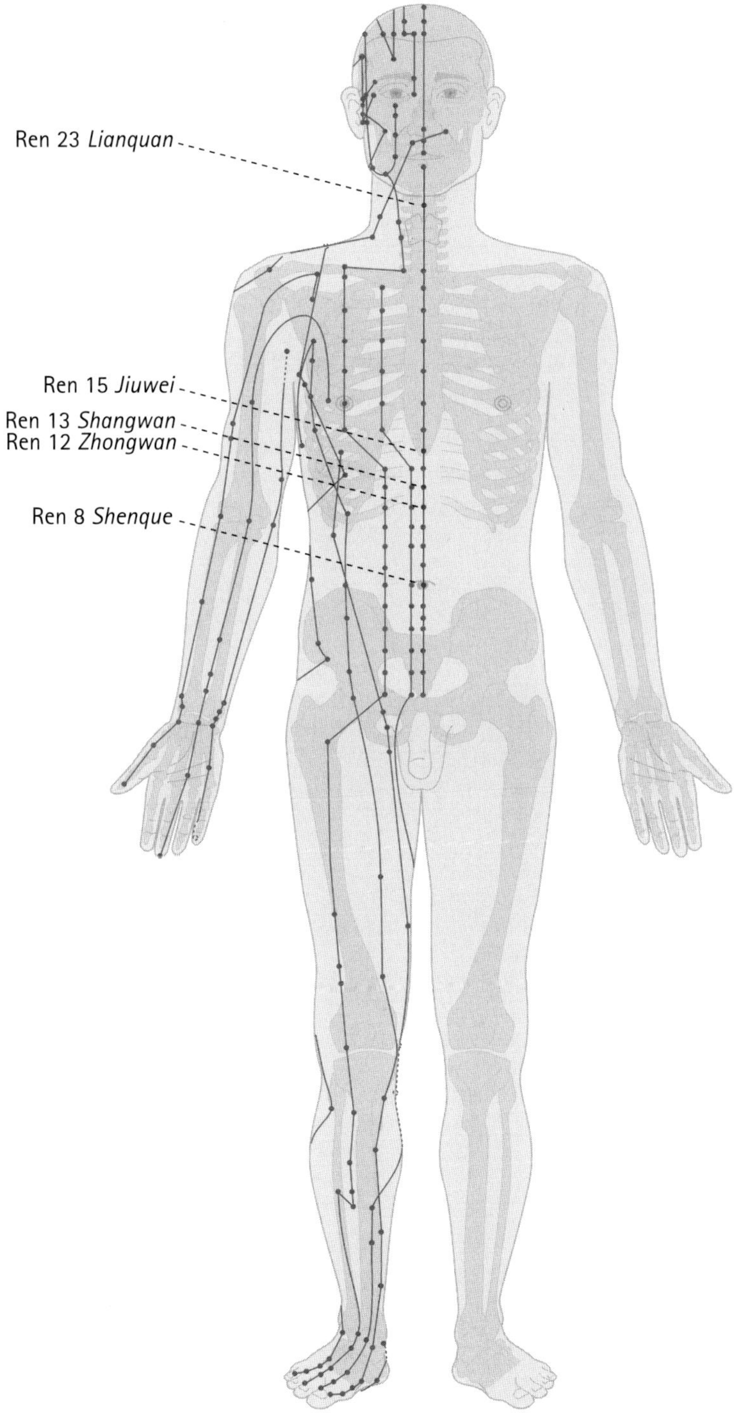

Du Mai (Lenkergefäß), Du

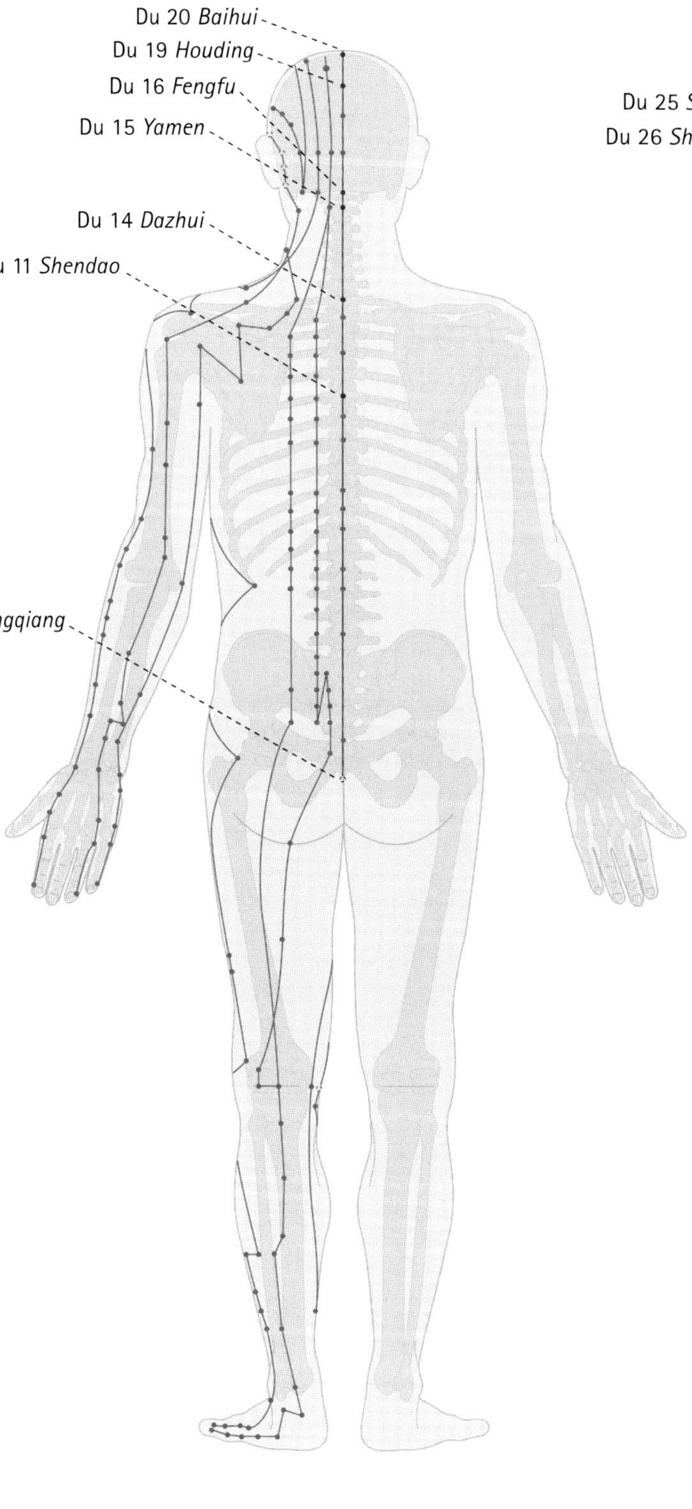

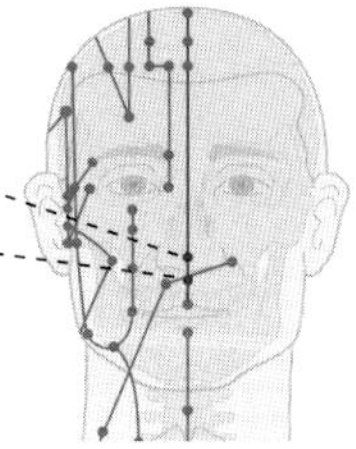

Extrapunkte und weitere Punkte

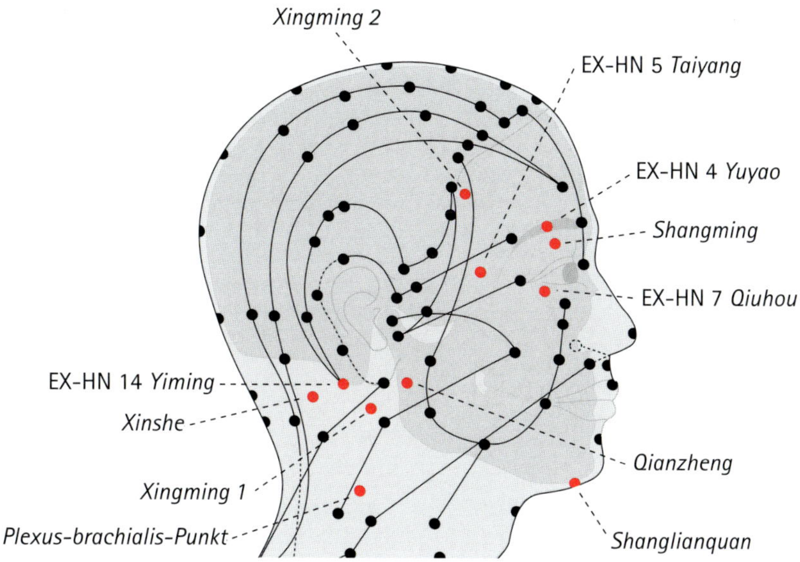

Extrapunkte und weitere Punkte

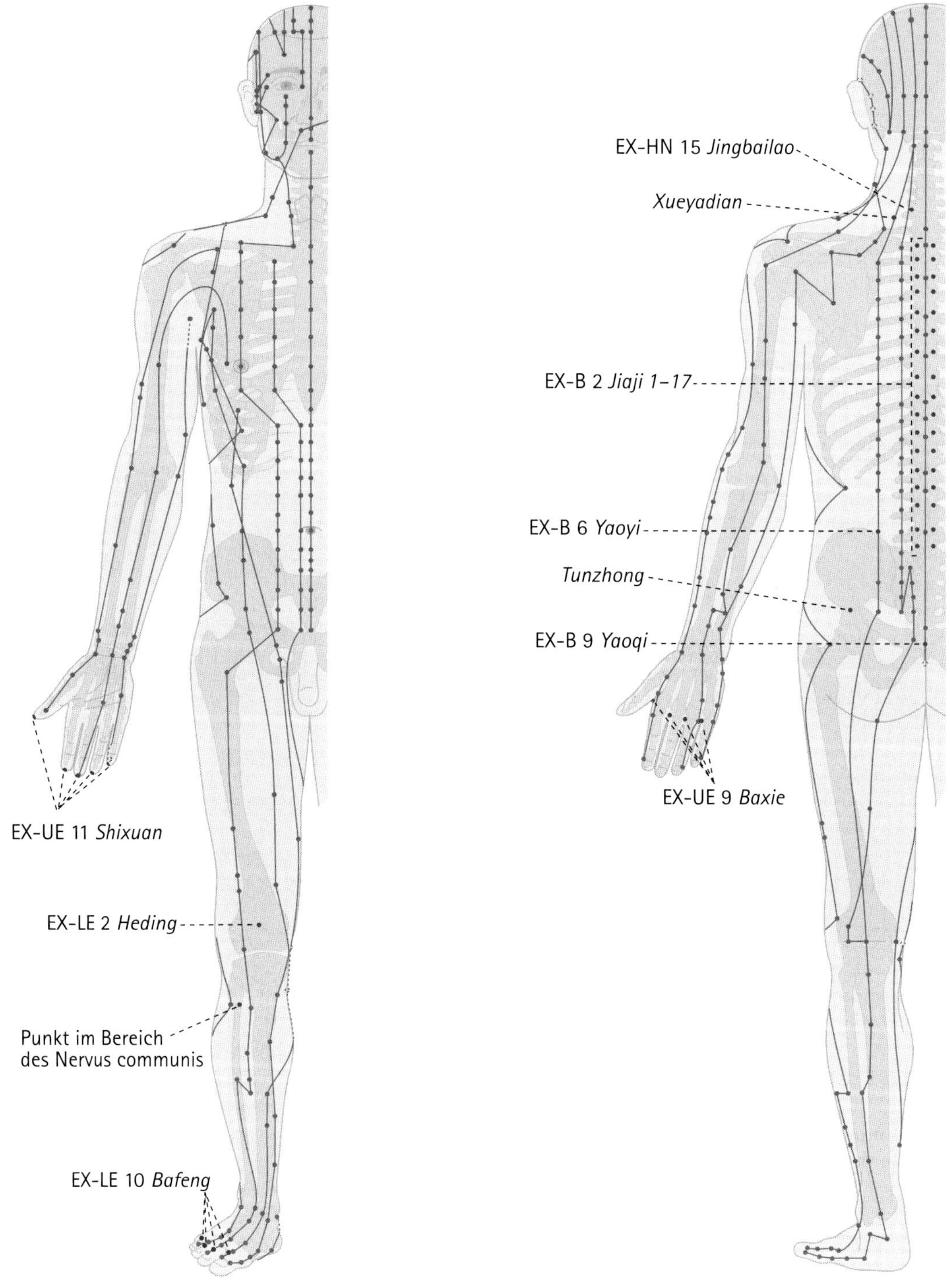

Register

Krankheitsverzeichnis

Akupunkturpunkte – Kurzname

Akupunkturpunkte – *pinyin*